临床
百家

中国医学临床百家·病例精解

中南大学湘雅二医院

皮肤性病科

病例精解

张桂英　肖　嵘◎主编

科学技术文献出版社
SCIENTIFIC AND TECHNICAL DOCUMENTATION PRESS
·北京·

图书在版编目（CIP）数据

中南大学湘雅二医院皮肤性病科病例精解/张桂英，肖嵘主编. —北京：科学技术文献出版社，2022.9（2024.1重印）

ISBN 978-7-5189-9481-6

Ⅰ.①中… Ⅱ.①张… ②肖… Ⅲ.①皮肤病—病案—分析 ②性病—病案—分析 Ⅳ.①R75

中国版本图书馆 CIP 数据核字（2022）第 150763 号

中南大学湘雅二医院皮肤性病科病例精解

策划编辑：孔荣华　　责任编辑：彭　玉　　责任校对：张吲哚　　责任出版：张志平

出 版 者　科学技术文献出版社
地　　址　北京市复兴路 15 号　邮编　100038
编 务 部　（010）58882938，58882087（传真）
发 行 部　（010）58882868，58882870（传真）
邮 购 部　（010）58882873
官方网址　www. stdp. com. cn
发 行 者　科学技术文献出版社发行　全国各地新华书店经销
印 刷 者　北京虎彩文化传播有限公司
版　　次　2022 年 9 月第 1 版　2024 年 1 月第 2 次印刷
开　　本　787 × 1092　1/16
字　　数　247 千
印　　张　20.5
书　　号　ISBN 978-7-5189-9481-6
定　　价　128.00 元

编委会

序

时光如梭，一转眼由张桂英教授和肖嵘教授主编的《中南大学湘雅二医院皮肤性病科病例精解》已经与我国广大皮肤性病科的同道见面了。近年来我国皮肤病性病学发展迅速，新的诊疗手段不断涌现，对很多经典疾病的诊疗也有了新的认识。然而面对很多疑难、易误诊病例，对于大部分初、中级皮肤科医生和基层皮肤科医生还是有很大的挑战性。目前国内已出版了大量的皮肤病学专著，为各层次的皮肤科医生提供了丰富的学习资源。但在实际的临床工作中，往往是先寻找病征，再考虑为何种疾病。因此，需要这样一种皮肤病学专著从真实具体的病例到概括一般的疾病理论知识，培养皮肤科医生理论联系实际的诊疗思维，从而提高皮肤科医生的临床诊疗水平。

我国的医学发展很不平衡，在现阶段各个区域的皮肤性病学水平仍有较大差别。在这种情况下，更需要采用有效的方式把最新的诊疗技术和经验广泛传播出去。中南大学湘雅二医院皮肤性病科经过几代人的努力，临床规模不断扩大、诊治能力不断提升，建科60多年来，继承了刘泽民教授等老一辈湘雅人“公勇勤慎，诚爱谦廉，求真求确，必遂必专”的作风，收集了大量典型、疑难和罕见的病例，对每一个病例都层层剖析，步步深入，索本求源，总结了一系列的皮肤性病学诊疗经验。为了帮助广大皮肤科医生，特别是初、中级皮肤科医生提高对皮肤疾病的认知以及诊疗水平，中南大学湘雅二医院皮肤性病科的专家特意精心策划编写了此书。

本书不是一本“字典式”的病例集，没有直接给出诊断来让读者进行机械式的阅读。每一个病例既全面阐述相关疾病的基本知识，又介绍了最新的研究进展，以及笔者本人和团队的临床经验和创新观点，图文并茂，条理清晰，内容深入浅出，是一本培养皮肤科临床思维能力、提高临床诊疗水平的书。通过本书中有限的病例，举一反三，能帮助读者加强理论与实际的联系，总结出正确的皮肤病诊疗思维模式，提高自己的临床诊疗水平。

本书的主编和副主编都是中南大学湘雅二医院皮肤性病科长期从事临床诊疗的资深专家，拥有非常丰富的临床经验和扎实的理论基础。所写的病例实用性强，学术水平高，相信能为广大皮肤性病科临床医师的临床思维和诊疗水平提高提供较大帮助。

最后，感谢为本书做出贡献的所有专家！

中国医学科学院皮肤病医院
中南大学湘雅二医院

前 言

目前国内已有大量皮肤病学专著出版，可谓百花齐放、百家争鸣，为各层次皮肤科医生提供了丰富的学习资源。纵观这些著作，绝大多数开篇先确定某种疾病，之后直接讲述该疾病的临床特点与诊治。这样便于将知识集中起来进行记忆，快速打好理论基础。同时，也便于读者按病种进行查询。但在实际的临床工作中，并不完全是先确定疾病，再到疾病特征，有时正好相反：先寻找病征，再考虑为何种疾病？因此，需要这样一本皮肤病学专著，针对那些已有一定皮肤病学理论知识基础的皮肤科医生，遵照实际的临床诊疗过程，从具体到一般，即从真实具体的病例到概括一般的疾病理论知识，从而培养皮肤科医生理论联系实际的诊疗思维，提高其临床诊疗水平。

中南大学湘雅二医院皮肤性病科经过几代人的努力，临床规模不断扩大，诊治能力不断提升。建科60 多年来，收集了大量典型、疑难和罕见的病例，从中我们遴选出部分有特色的病例，编成此书。本书的特点是从临床实际出发，遵照临床工作的实际情况，首先提出一个个具体的病例，然后对这些病例的病史和皮损情况进行发掘，再进行基本的实验室检查，之后提出可能的初步诊断，接着以此为思考方向，做进一步检查，直到做出最终诊断，随后给予针对性的治疗，并对整个病例总结分析。因此，本书不是一本“字典式”的直接给出答案或者知识来让读者背诵的书，而是一本培养皮肤科临床思维能力，提高临床诊疗水平的书。面对的主要读者人群是初级、中级和基层皮肤科医生，有助于帮助其加强理论与实际的联系。希望读者能从本书里有限的病例中举一反三，总结出正确的皮肤病诊疗思维模式，提高自己的临床诊疗水平。

本书得以面世，感谢中南大学湘雅二医院皮肤性病科的医护人员、技术人员、研究人员、广大学员的辛勤付出！感谢科学技术文献出版社在本书的出版过程中给予的帮助与大力支持。虽然我们为本书的编写做了大量精细的工作，但由于成书时间仓促，且为一家之言，难免会有疏漏和不妥之处，恳请广大读者和同行们不吝赐教，我们定当修改和完善。谢谢大家！

中南大学湘雅二医院

目 录

第一章 感染性皮肤病

第二章 红斑、丘疹、斑块性皮肤病

第三章　水疱、脓疱、大疱性皮肤病

第四章　结缔组织病

第五章　皮肤血管炎

第六章　皮肤肿瘤

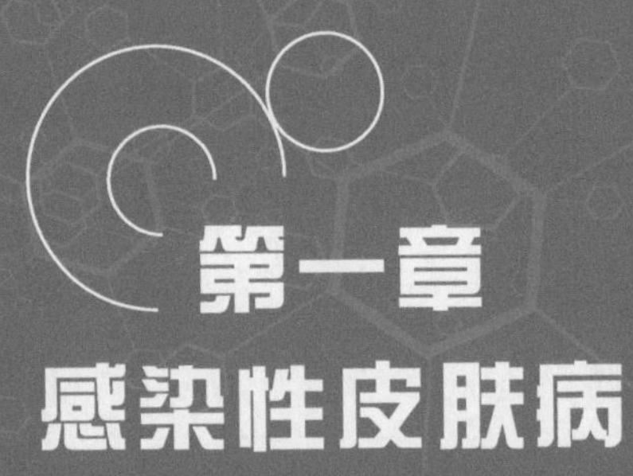

第一章 感染性皮肤病

病例1　鼻部丘疹，左耳前、颈部肿块

病历摘要

【一般情况】

患者，男，53 岁，工人。

【主诉】

鼻部丘疹 2 个月，左耳前、颈部肿块 1 月余。

【现病史】

患者 2 个月前鼻根部被生锈的养虾铁笼擦伤后未予特殊处理，1 周后鼻部伤口部位出现红肿，于外院门诊行清创及抗感染治疗

（具体不详），伤口无明显好转并逐渐出现红色丘疹，部分融合，伴少许脱屑，无疼痛及瘙痒。就诊于某省级大医院，建议活检，患者拒绝行活检。1个月前患者左耳前、颈部出现黄豆大小皮下结节，后逐渐增大，伴疼痛。遂就诊于（中南大学湘雅二医院皮肤性病科）（以下简称“我科”）门诊，完善鼻部皮肤活检后以“非典型分枝杆菌感染”收入我科。患者起病以来，精神、睡眠、饮食尚可，大小便正常，体重无明显变化。

【既往史及家族史】

3岁时外伤后行“腹部手术”史（具体不详），自诉有输血史，其他既往史无特殊。否认结核、肝炎等传染病病史，无药物、食物过敏史及血吸虫疫水接触史，无家族性遗传病病史。

【体格检查】

四测正常，一般情况良好，全身系统体查无明显异常。

【皮肤科专科检查】

鼻根部散在或群集分布的红色丘疹及小结节，中央融合成斑块，伴有结痂及少许鳞屑；左耳前可见约2 cm×2 cm大小的红色包块，稍突出皮肤表面，边界清楚，质地软，中央溃疡结痂，无明显压痛；颈部可见约5 cm×3 cm大小皮下包块，表面皮肤稍红，质软，有波动感，伴压痛。临床照片见图1－1。

【实验室检查】

血常规、尿常规、大便常规、肝肾功能、电解质均正常。鼻部皮损组织病理（图1－2）：表皮灶性增生，真皮内见大量混合炎症细胞浸润，见多核巨细胞及上皮样肉芽肿，未见干酪样坏死，抗酸染色阴性，考虑感染性肉芽肿，建议完善相关检查。

【思考：可能的诊断】

（1）非典型分枝杆菌感染？

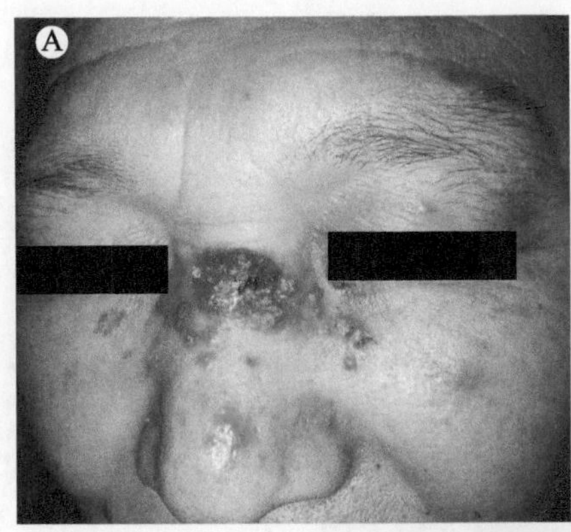
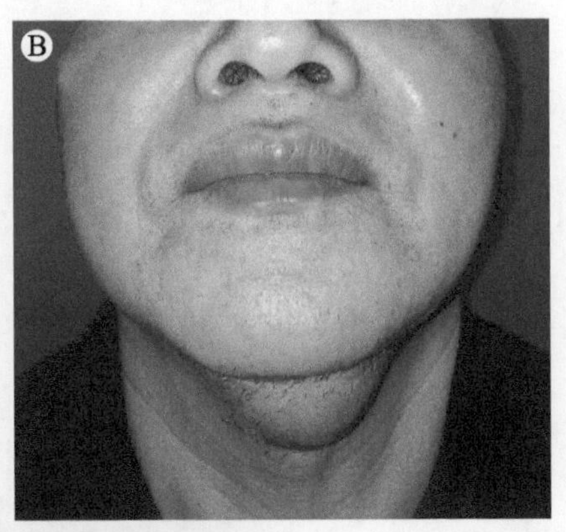
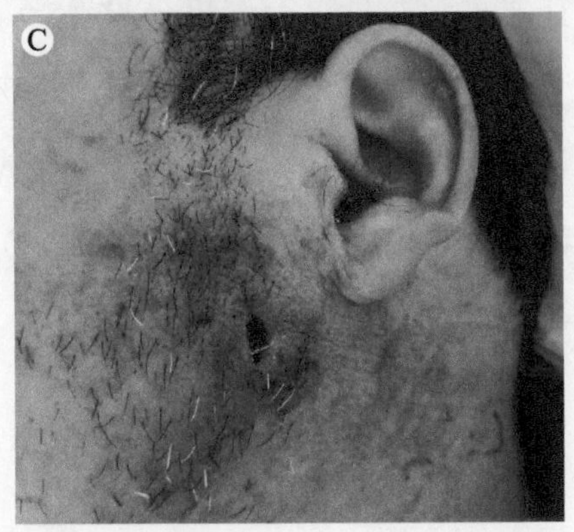

A：鼻部散在或群集分布的红色丘疹、小结节，中央融合成斑块，表面有结痂及少许鳞屑；B：颈前皮下包块；C：左耳前红色包块，质软，中央溃疡结痂。

图 1 -1　临床照片

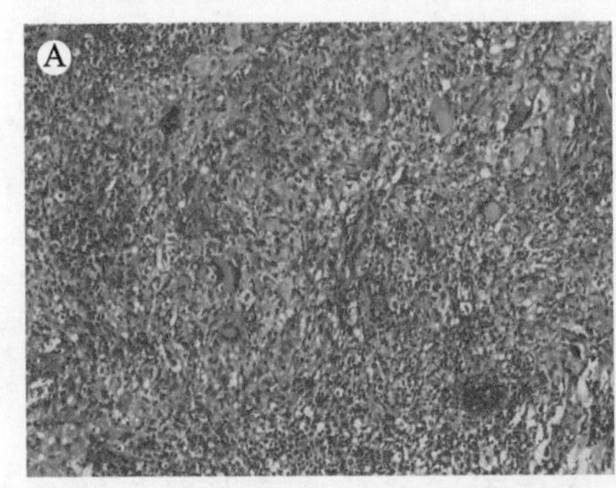
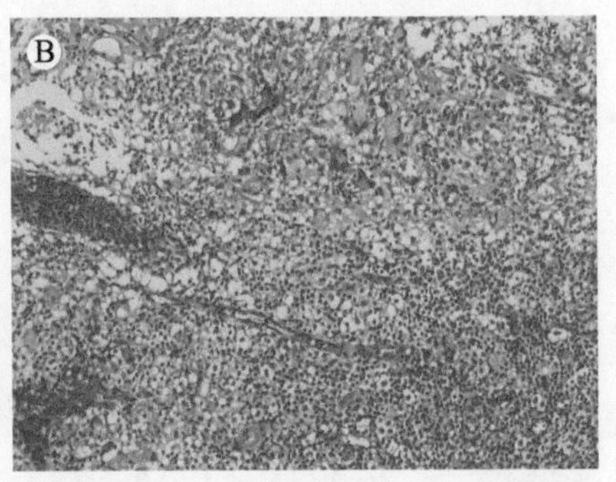

A：真皮结核样肉芽肿（HE 染色 ×200）；B：真皮内大量淋巴、组织细胞、浆细胞、多核巨细胞浸润（HE 染色 ×200）。

图 1 -2　鼻部皮损组织病理

（2）孢子丝菌病？

（3）皮肤结核？

【进一步检查】

结核感染 T 细胞斑点试验（T-SPOT）、血清结核杆菌抗体、1，3-β-D 葡萄糖检测（G 试验）、血清半乳甘露聚糖（GM 试验）、梅毒血清学试验、HIV 初筛试验、乙肝三对半及丙肝抗体检查均阴性。结核菌素试验（PPD 皮试）：1：2000（++），1：10 000（+）。脓肿穿刺液（左耳前及颈部）抗酸染色（液基夹层杯法）：均发现抗酸杆菌（菌量+），革兰氏染色正常。脓肿分泌物培养：无细菌生长。组织培养：海鱼分枝杆菌菌落生长，光产色试验阳性。头颈部淋巴结彩超：①双侧颈部多个淋巴结（部分肿大）；②右侧腮腺前方低回声结节，考虑肿大淋巴结。

【最后诊断】

皮肤海鱼分枝杆菌感染。

【诊断依据】

（1）患者有被生锈的养虾铁笼刮伤史。

（2）鼻部皮损组织病理表现为真皮感染肉芽肿性炎症改变。

（3）脓肿穿刺液发现抗酸杆菌阳性。

（4）组织培养：海鱼分枝杆菌菌落生长，光产色试验阳性。

【治疗】

局麻下行左耳前、颈部脓肿切开引流手术，术后先后予以阿米卡星（400 mg/12 h、连续 4 天）静脉滴注，左氧氟沙星（300 mg/d、连续 9 天）口服抗感染治疗，每天伤口引流换药，后根据药敏结果，予以利福平（450 mg/d）、乙胺丁醇（1250 mg/d）及米诺环素（200 mg/d）维持治疗，定期复查血常规和肝肾功能，3 个月后返院复查，鼻部及面颈部肿物已完全消退。

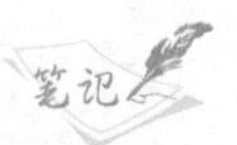

病例分析与讨论

海鱼分枝杆菌（mycobacterium marinum）属于非结核分枝杆菌的一种光产色菌，广泛存在于海水、淡水、死水等水生环境中，如天然水体、水族馆及未氯化的游泳池等，其从人体皮肤侵入可引起机会性感染。皮肤和皮下组织的海鱼分枝杆菌感染俗称游泳池肉芽肿，患者多有海鱼接触史，与年龄、性别无关，具有职业特点。皮损好发于肘、膝、小腿、手足等四肢易受外伤部位，肘部皮损最为常见，约占70%以上。皮损表现为受伤局部3～4周内出现暗红色丘疹、结节，可单发或沿淋巴管播散，呈慢性病程，多无全身症状，结核菌素试验一般呈阳性，皮损多数可在数月至3年内自愈，免疫功能低下者可出现播散性感染。本病临床诊断较为困难，容易误诊，海鱼接触史对于临床诊断尤为重要。常见的诊断手段包括组织病理学诊断及微生物学。组织病理表现为慢性肉芽肿性炎症，常无干酪样坏死，抗酸染色阳性率较低。微生物学研究表明，与其他分枝杆菌感染相比，海鱼分枝杆菌感染部位的载菌量非常低，使其较难获得微生物学阳性证据。此外，基因检测是本病诊断的另一途径，但也经常出现假阳性结果。治疗上多以抗菌药物治疗为主，目前多采用2～3种敏感药物联合使用。有报道磺胺类药物、利福平及乙胺丁醇具有明显的临床疗效，四环素类可预防新的皮肤损害。此外，硫酸阿米卡星、米诺环素、克拉霉素、环丙沙星亦有效，必要时可依据药敏试验选择抗菌药物。推荐维持治疗至病变消退后2～3周，总疗程往往需要3个月以上。局部治疗有温热疗法、红外线照射、冷冻，当脓肿形成或病变累及深层结构时可联合手术治疗。

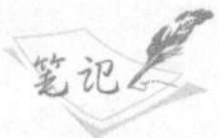

本例患者表现为鼻部散在丘疹及面颈部脓肿样包块，皮损无明显特异性，且海洋分枝杆菌感染较少发生于面部，国际上至今仅有7例报道，因此，极易被误诊为皮肤真菌感染或皮肤结核。此外，本例患者既往无直接海鱼接触史，而是通过被生锈的养虾铁笼刮伤间接感染，因此，仔细询问患者既往史对辅助诊断尤为重要。患者皮损部位活检提示真皮慢性肉芽肿性炎症改变，无干酪样坏死，组织培养有海鱼分枝杆菌生长，光产色试验阳性，可明确诊断。鉴于本例患者左耳前及颈部脓肿形成，予以手术切开引流，经验性予以阿米卡星、左氧氟沙星抗感染治疗，后根据药敏结果联合利福平、米诺环素及乙胺丁醇维持抗菌治疗，3个月后皮损完全消退。本例诊疗过程分析，提示临床医师应详细询问患者病史，特别是职业特点、海鱼接触史，即使无明确的海鱼接触史，一些接触过鱼类、海鲜或其他水生动物的物质所造成的伤口亦可成为传播疾病的媒介。结合临床、病史、实验室及病理检查综合判断，一旦确诊，应尽早对患者进行规范化治疗。

临床上，海鱼分枝杆菌需要与皮肤结核、孢子丝菌病等疾病鉴别。

（1）皮肤结核：结核分枝杆菌引起，皮疹坏死、溃疡或瘢痕较明显，容易形成疣状增生斑块。组织病理示肉芽肿中央常有干酪样坏死，有时抗酸染色可以查到抗酸杆菌，经典抗结核药治疗有效，无法鉴别时可结合分子生物学技术鉴别抗酸杆菌类别。

（2）孢子丝菌病：为感染申克氏孢子丝菌引起的皮肤、皮下组织及其附近淋巴管的慢性、化脓性炎症的深部真菌病。感染源多来自土壤、木材及植物，主要发生于农民，起疹前同样常有外伤史。皮肤孢子丝菌病临床分为固定型、淋巴管型、播散型。固定型多见，好发于单侧上下肢、手足及面部。孢子丝菌病在临床上与非典

笔记

型分枝杆菌相似，病理都属于感染性肉芽肿皮炎，但是孢子丝菌病组织病理切片过碘酸希夫染色（PAS 染色）可见 4 ~ 6 μm 大小的圆或卵圆形小体，有时还可见到 4 ~ 8 μm 长的雪茄烟形小体及星状小体。真菌培养可分离出申克氏孢子丝菌，碘化钾或其他抗真菌药有效，这是与非典分枝杆菌的不同之处。

（武瑞芳　苏玉文）

参考文献

1. ADHIKESAVAN L G, HARRINGTON T M. Local and disseminated infections caused by Mycobacterium marinum: an unusual cause of subcutaneous nodules. J Clin Rheumatol, 2008, 14(3): 156 – 160.
2. 张建中, 陈雪. 游泳池肉芽肿. 临床皮肤科杂志, 2002, 31(1): 55 – 56.
3. 张建中, 赵亭, 金江, 等. 游泳池肉芽肿 2 例报告. 临床皮肤科杂志, 2002, 31(1): 34 – 36.
4. AUBRY A, CHOSIDOW O, CAUMES E, et al. Sixty-three cases of Mycobacterium marinum infection: clinical features, treatment, and antibiotic susceptibility of causative isolates. Arch Intern Med, 2002, 162(15): 1746 – 1752.
5. 赵辨. 中国临床皮肤病学. 2 版. 南京: 江苏科学技术出版社, 2017.
6. PATE M, JENCIC V, ZOLNIR-DOVC M, et al. Detection of mycobacteria in aquarium fish in Slovenia by culture and molecular methods. Dis Aquat Organ, 2005, 64(1): 29 – 35.
7. 蔡林, 陈雪, 赵亭. 用 PCR-限制性片段长度多态性分析法检测游泳池肉芽肿中海分枝杆菌. 临床皮肤科杂志, 2007, 36(2): 71 – 73.
8. 丁敏, 齐焕英, 蔡林, 等. 游泳池肉芽肿 1 例. 临床皮肤科杂志, 2005, 34(3): 174 – 175.
9. OH H W, YOUN S H, KIM M S, et al. Mycobacterium marinum infection on the face diagnosed by polymerase chain reaction amplification and direct sequencing. Ann Dermatol, 2015, 27(5): 639 – 641.

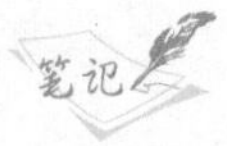

10. PHANT A, RELIC J. Sporotrichoid Mycobacterium marinum infection of the face following a cat scratch. Australas J Dermatol, 2010, 51(1): 45 - 48.

11. KO D Y, SONG K H. Mycobacterium marinum infection occurring on the face. J Dermatol, 2013, 40(9): 773 - 774.

12. HO W L, CHUANG W Y, KUO A J, et al. Nasal fish tank granuloma: an uncommon cause for epistaxis. Am J Trop Med Hyg, 2011, 85(2): 195 - 196.

13. KHOSROVANEH A, BRISKI L E, JANKOWSKI E, et al. Nostril infection due to Mycobacterium marinum in an immunocompetent host. Scand J Infect Dis, 2002, 34(12): 929 - 931.

病例2　咳嗽、咳痰伴面颈部及躯干多发红色丘疹、坏死

病历摘要

【一般情况】

患者，女，36岁，个体经营户。

【主诉】

咳嗽、咳痰50天，面颈部及躯干多发红色丘疹、坏死20天。

【现病史】

患者诉50天前无明显诱因出现咳嗽、咳痰，咳少量白色黏液痰，无咯血、胸痛及胸闷等不适，数天后突发高热，体温达39.7 ℃，伴畏寒、寒战，全身肌肉酸痛、乏力，全身多处浅表淋巴结肿大，无关节痛，无腹痛、腹泻及脓血便等不适，于当地医院行胸部X线检查示“粟粒性肺结核”，建议转至外院进一步检查，行PET/CT

检查后考虑淋巴瘤可能性大。之后患者反复出现不规则发热，20 天前患者面部出现多发红色丘疹，部分丘疹表面发生坏死、结痂，伴疼痛，无瘙痒，后皮损逐渐增多、增大，并蔓延至颈部、背部及腹部。为求进一步诊治，遂于我科就诊。自起病以来，精神、食欲尚可，睡眠一般，大小便正常，体重减少约 4 kg。

【既往史及家族史】

4 年前行剖宫产手术，否认肝炎、结核、疟疾病史，否认高血压、心脏病病史，否认糖尿病、脑血管病病史，否认外伤、输血史，否认食物、药物过敏史，否认血吸虫疫水接触史，否认不洁性交史。家族史无特殊。

【体格检查】

体温 37.8 ℃，脉搏 92 次/分，呼吸 22 次/分，血压 125/76 mmHg，双侧颈部、腋窝、腹股沟可扪及数个约黄豆至花生大小的淋巴结，质地中等，活动度可，有轻压痛。双肺呼吸音低，心脏、腹部及神经系统等各系统体查未见明显异常。

【皮肤科专科检查】

面颈部、胸背部、腹部多发红色丘疹、丘脓疱、小结节，呈米粒至花生米大小，质硬，部分皮疹中央呈脐窝状凹陷伴坏死结痂，表面无鳞屑。

临床照片见图 1－3。

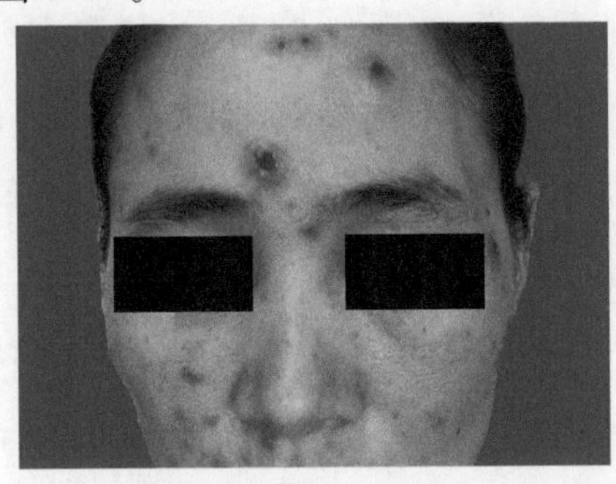

图 1－3　临床照片

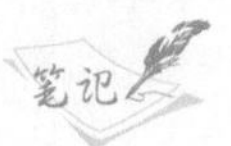

【实验室检查】

血常规：血红蛋白94 g/L↓（参考值：130～175 g/L），红细胞计数3.05×10^{12}/L↓［参考值：（4.3～5.8）×10^{12}/L］，淋巴细胞计数0.55×10^{9}/L↓［参考值：（1.1～3.2）×10^{9}/L］，淋巴细胞比值13.2%↓（参考值：20%～50%），余项正常。肝功能：谷丙转氨酶（GPT）及谷草转氨酶（GOT）正常，白蛋白27.2 g/L↓（参考值：40～50 g/L），球蛋白48.6 g/L↑（参考值：20.0～40.0 g/L），白蛋白/球蛋白比值（A/G）0.56↓（参考值：1.5～2.5）。尿常规：尿隐血，5～10个红细胞/μL。肾功能、电解质、血糖、大便常规均正常。乙肝、丙肝、梅毒全套均未见异常。外院PET/CT：①颈部双侧、颏下、双锁骨上、双腋窝、纵隔、右肺门、左内乳区、腹腔及腹膜后、双髂血管旁、盆腔两侧及腹股沟区多个大小不等肿大淋巴结，放射性浓聚影，考虑恶性肿瘤，淋巴瘤可能性大；②双肺散在多点片状、结节、团块状影，放射性浓聚影，考虑淋巴瘤浸润；③脾大，脾内放射性浓聚影，不除外淋巴瘤浸润可能。

【思考：可能的诊断】

（1）马尔尼菲篮状菌病?

（2）组织胞浆菌病?

（3）恶性淋巴瘤?

【进一步检查】

T淋巴细胞亚群：T淋巴细胞百分比26.13%↓（参考值：56%～86%），CD8^{+}T淋巴细胞百分比10.98%↓（参考值：13%～39%），CD4^{+}T淋巴细胞百分比5.34%↓（参考值：33%～58%），CD4^{+}/CD8^{+}比值0.49↓（参考值：0.85～2.70）。HIV初筛试验及确诊试验均阴性。淋巴结活检（右颈部）：HE染色切片镜下结合免疫组织化学结果符合增生型病变伴区域非典型增生，不能完全排除早期淋巴瘤累及，建议再送检或行*TCR*基因重排进一步确诊。皮

笔记

肤组织病理（左颈部，图1－4）：真皮全层可见大量组织细胞、浆细胞伴嗜中性粒细胞、多核巨细胞浸润，以围绕血管周围为主（图1－4A），并见肉芽肿结构（图1－4B），PAS染色见真菌孢子样结构（图1－4C），抗酸染色阴性，考虑真菌感染性皮肤病可能性大。组织真菌培养：马尔尼菲篮状菌。乳腺及腋窝淋巴结彩超：双侧腋下区间增大淋巴结声像，双侧乳腺小叶增生。心脏彩超：心内结构未见明显异常，左心舒张功能、收缩功能大致正常范围。肺部CT：双肺多发片状或结节状阴影并脓肿形成。痰液培养及涂片染色可见细长的分生孢子链呈帚状枝分布。G试验阳性。

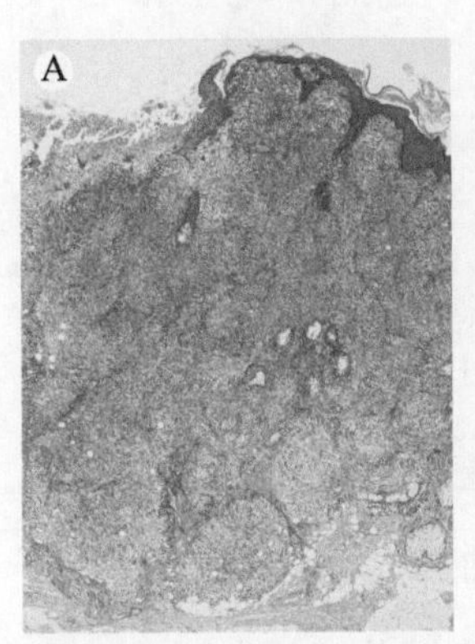

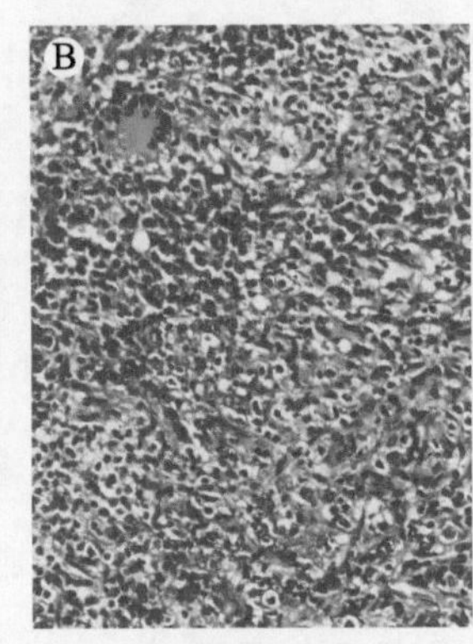

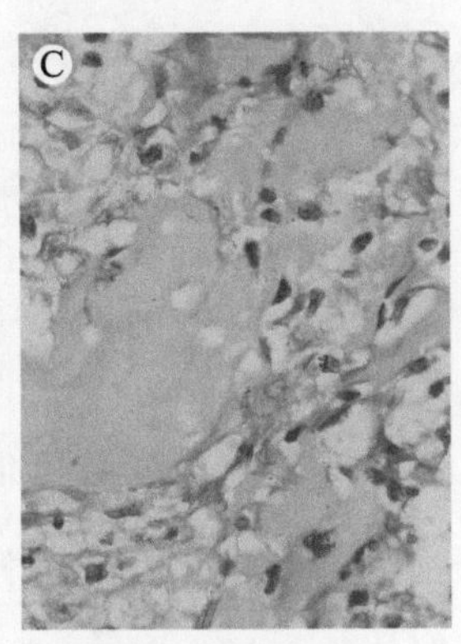

A：HE染色×40；B：HE染色×400；C：PAS染色×1000。

图1－4　皮肤组织病理

【最终诊断】

（1）播散性马尔尼菲篮状菌病。

（2）低蛋白血症。

（3）贫血。

【诊断依据】

（1）36岁女性，近2个月内体重减轻4 kg。

（2）系统受累：呼吸道症状起病，表现为咳嗽、咳痰，伴不规则发热；皮疹表现为面颈部及躯干多发性丘疹、脓疱、结节、坏死性丘疹；血液系统表现为低蛋白血症、贫血、淋巴细胞减少；全身

多处淋巴结肿大。

（3）皮损组织病理检查示真皮全层可见大量组织细胞、浆细胞伴嗜中性粒细胞、多核巨细胞浸润，以围绕血管周围为主，并见肉芽肿结构，PAS 染色见真菌孢子样结构。

（4）CT 示双肺多发感染灶并脓肿形成。

（5）皮肤组织真菌培养：马尔尼菲篮状菌病。

（6）实验室检查：$CD4^+$T 淋巴细胞百分比 5.34%，明显下降；$CD4^+/CD8^+$ 比值 0.49，明显下降。

（7）痰液培养及涂片染色可见细长的分生孢子链呈帚状枝分布。

（8）G 试验阳性。

【治疗】

（1）抗真菌治疗：予伏立康唑 200 mg q12h 静脉滴注 1 周后，因伏立康唑血药浓度低，改为伊曲康唑口服液 200 mg tid 口服 + 两性霉素 B［起始剂量为 0.1 mg/(kg · d)，逐渐增加至 80 mg qd］静脉滴注 2 周，停用两性霉素 B，后继续口服伊曲康唑 200 mg bid 治疗 6 个月。

（2）支持疗法：乌苯美司、薄芝糖肽增强免疫，输注白蛋白加强支持治疗。

（3）对症处理：两性霉素治疗期间出现丘疹、红斑伴瘙痒及低钾，予地塞米松抗过敏及护胃、补钾、补钙等对症支持治疗。3 周后患者咳嗽、咳痰好转，无发热，面颈部及躯干丘疹、结节较前消退。随访 3 个月后皮疹完全消退，出院后 3 个半月时咳嗽稍有加重，复查肺部 CT 示双肺多发病灶较前缩小，继续口服伊曲康唑 200 mg bid，共 6 个月，后逐步减量至 1 年半后停用，痊愈未复发。

笔记

病例分析与讨论

马尔尼菲篮状菌病是由马尔尼菲篮状菌［原名马尔尼菲青霉菌(penicillium marneffei)］感染引起的一种深部真菌病，主要流行于我国广东、广西及东南亚地区。马尔尼菲篮状菌是一种条件致病菌，属于温度依赖性双相真菌，酵母相为主要致病相，主要侵犯机体的单核—巨噬细胞网状内皮系统，故易累及皮肤、肺、肝脏、脾、淋巴结等富含单核—巨噬细胞的组织和器官。

马尔尼菲篮状菌病常起病隐匿，临床表现与受累的器官有关，临床上分为局限型和播散型。局限型马尔尼菲篮状菌病的病变局限于入侵部位，临床表现主要为局部皮下结节、皮下脓肿等。艾滋病合并马尔尼菲篮状菌病多为播散型，可侵犯皮肤及黏膜、呼吸系统、消化系统及淋巴系统等，典型表现包括发热、皮疹和肝、脾、淋巴结肿大等，全身症状严重，病死率高。艾滋病合并马尔尼菲篮状菌病的皮肤损害包括丘疹、结节、坏死性丘疹、痤疮样病变及溃疡等，丘疹中央坏死形成“脐凹状”是本病的特征性皮肤表现，常累及头面部、躯干上部及四肢。呼吸系统是最常累及的部位，主要表现为上、下呼吸道感染，如发热、咽喉部疼痛、咳嗽、咳痰、胸痛及呼吸困难等。肺部CT表现多样，无特征性，可呈斑片状浸润影、粟粒样病变、结节影、局限性肺实变、毛玻璃密度影、肺间质病变、肺门或纵隔淋巴结肿大等。侵犯消化系统时，可累及食管、胃肠道及肝脏，常表现为腹痛、腹泻、腹胀、肝大及肝功能不全。腹部CT主要表现为肝脾大、腹腔积液、腹腔内及腹膜后淋巴结肿大。此外，艾滋病合并马尔尼菲篮状菌病可出现全身淋巴结肿大、神经系统和骨骼系统等的症状。

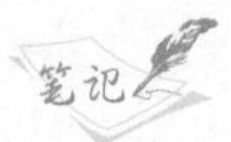

本例系HIV阴性的播散性马尔尼菲篮状菌病，可以没有基础疾

病，也可以合并抗 IFN-γ 自身抗体导致的成人免疫缺陷和继发性免疫抑制疾病，包括其他自身免疫性疾病如系统性红斑狼疮、实体器官和造血干细胞移植术后使用 T 淋巴细胞耗竭免疫抑制药物和抗 CD20 单克隆抗体、激酶抑制剂等新型抗癌靶向药物治疗者。本例患者在后续随访中未发现其他伴发疾病。

马尔尼菲篮状菌病确诊的金标准是病原学检查，骨髓及淋巴结活检组织培养是最敏感的诊断方法，也可采用皮损组织和血培养，但真菌培养耗时长，阳性率低，常致诊治延迟。聚合酶链式反应（PCR）如巢式 PCR、荧光定量 PCR 因检测快速、具有较高的特异性，近年来被逐步应用于临床。此外，G 试验和 GM 试验对本病也有一定的诊断价值。

马尔尼菲篮状菌病的皮肤组织病理学特征为肉芽肿性及坏死性病变。肉芽肿性病变表现为真皮内淋巴细胞、组织细胞呈结节状浸润，有多核巨噬细胞，可见中性粒细胞聚集形成脓肿；坏死性病变表现为真皮内数量不等的淋巴细胞、组织细胞浸润，伴有不同程度的坏死、血管壁纤维素沉积；PAS 染色阳性，见椭圆形或腊肠形孢子，部分中央有纵向分隔。

马尔尼菲篮状菌病首选两性霉素 B 诱导治疗和伊曲康唑巩固治疗的序贯疗法，先予以两性霉素 B 0.5 ~ 0.7 mg/(kg · d) 静脉滴注诱导治疗 2 周，后予以伊曲康唑 200 mg q12h 口服巩固治疗 10 周后进行二级预防。对于无法耐受两性霉素 B 的患者，可选用伏立康唑 200 mg q12h（首次 400 mg）口服诱导治疗 2 周后再进行巩固治疗。巩固治疗可选用伊曲康唑 200 mg q12h 治疗 10 周或伏立康唑 200 mg qd 口服治疗 10 周，再进行二级预防。对于艾滋病合并马尔尼菲篮状菌病的患者，需启动抗反转录病毒治疗（active anti-retroviral therapy，AART）方案。艾滋病患者当 $CD4^+$ T 细胞计数少于 200/μL 时，可口服伊曲康唑 200 mg qd 进行一级预防，从而降低马尔尼菲篮状菌病

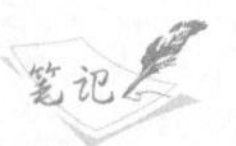

的发生率。马尔尼菲篮菌病的二级预防首选伊曲康唑 200 mg qd 口服，马尔尼菲篮状菌病患者在进行诱导及巩固治疗后，都应进行二级预防。对于已启动 AART 治疗的艾滋病合并马尔尼菲篮状菌病患者，$CD4^+T$ 细胞计数大于 100/μL 至少维持 6 个月后，可停止二级预防。

本病需与组织胞浆菌病、粟粒性肺结核等疾病鉴别。

（1）组织胞浆菌病：临床症状、体征、组织病理均与马尔尼菲篮状菌病相似，极易误诊。组织胞浆菌病除侵犯单核吞噬系统外，常侵犯中枢神经系统、心内膜，尤其易侵犯肾上腺，皮肤损害少见，组织病理示中性粒细胞和单核细胞内、外见典型芽状的酵母型组织胞浆菌，培养分离出组织胞浆菌即可确诊。马尔尼菲篮状菌病与组织胞浆菌病不同的是在肺部不形成钙化病灶，且在肾上腺未引起明显病变。

（2）粟粒性肺结核：多见于儿童，临床表现以发热、咳嗽、盗汗、食欲减退、消瘦等多为常见。肺部 CT 表现为双肺弥漫结节、斑片影，常有肺门、纵隔淋巴结肿大。马尔尼菲篮状菌病累及肺部时，肺部 CT 也可表现为结节状及粟粒样病变，有时难以鉴别，但马尔尼菲篮状菌病常有皮肤及其他系统表现，粟粒性肺结核皮肤损害少见，二者可通过病原学检查鉴别。

（黄文霞　邱湘宁）

参考文献

1. HU Y, ZHANG J, LI X, et al. Penicillium marneffei infection: an emerging disease in mainland China. Mycopathologia, 2013, 175(1/2): 57 - 67.

2. “十三五”国家科技重大专项艾滋病机会性感染课题组. 艾滋病合并马尔尼菲篮状菌病临床诊疗的专家共识. 西南大学学报（自然科学版），2020，42(7)：61 - 75.

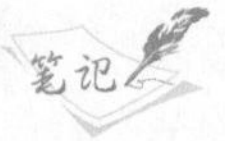

3. 秦英梅，董文逸，吴念宁，等. 艾滋病合并马尔尼菲篮状菌病的研究现状. 中国热带医学，2020，20(6)：572－577.

4. 曹静，袁雅璐，成卫英. HIV 阴性的马尔尼菲篮状菌病研究进展. 中国皮肤性病学杂志，2018，32(4)：462－465.

5. LU S, LI X, CALDERONE R, et al. Whole blood nested PCR and real-time PCR amplification of talaromyces marneffei specific DNA for diagnosis. Med Mycol, 2016, 54(2): 162－168.

6. LI X, ZHENG Y, WU F, et al. Evaluation of quantitative real-time PCR and platelia galactomannan assays for the diagnosis of disseminated talaromyces marneffei infection. Med Mycol, 2020, 58(2): 181－186.

7. 孙弦，刘栋华，罗虹. 马尔尼菲青霉病皮肤损害的临床与组织病理分析. 中国皮肤性病学杂志，2013，27(2)：145－147.

8. LE T, KINH N V, CUC N T K, et al. A trial of itraconazole or amphotericin B for HIV-associated talaromycosis. N Engl J Med, 2017, 376(24): 2329－2340.

9. CHAIWARITH R, CHAROENYOS N, SIRISANTHANA T, et al. Discontinuation of secondary prophylaxis against penicilliosis marneffei in AIDS patients after HAART. AIDS, 2007, 21(3): 365－367.

病例3　肛周红色增生物1个月

病历摘要

【一般情况】

患者，女，37 岁，酒吧工作人员。

【主诉】

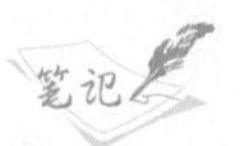

肛周红色增生物 1 个月。

【现病史】

患者1个月前无明显诱因肛门口长出1个绿豆大小的红色丘疹，无明显自觉症状，未予重视，后皮疹迅速增大、隆起，形成皮赘样增生物，之后周边再出现1个类似扁平的红色新生物，无自觉症状。1周前于当地医院就诊，诊断为“尖锐湿疣”，建议行激光治疗。起病以来，精神、睡眠可，大小便正常。

【既往史及家族史】

既往体健，3个月前曾有不洁性交史。

【体格检查】

一般情况良好，未触及浅表淋巴结肿大，全身系统体查无明显异常。

【皮肤科专科检查】

肛周见2个粉红色扁平丘疹或斑块，表面湿润呈轻度乳头状，未见明显破溃及出血，其他部位未见皮损。

临床照片见图1－5。

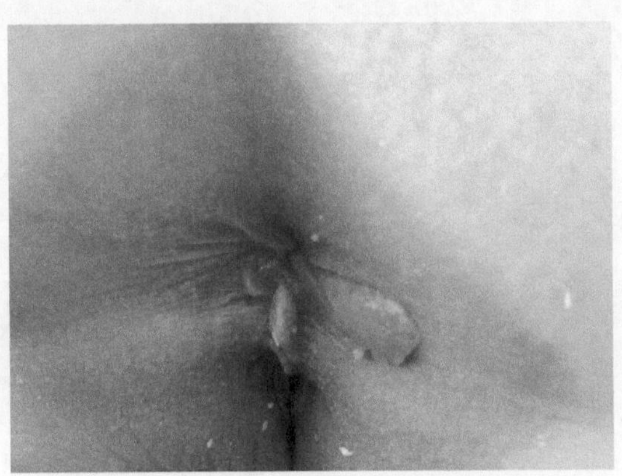

图1－5　临床照片

【实验室检查】

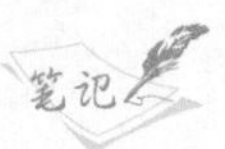

血常规、尿常规、大便常规、肝肾功能无明显异常；皮损PCR

检查示 HPV-6 型、HPV-11 型 DNA 阴性。

【思考：可能的诊断】

（1）尖锐湿疣？

（2）扁平湿疣？

（3）皮肤肿瘤？

【进一步检查】

醋酸白试验阴性。梅毒血清学检查：梅毒快速血浆反应素试验（RPR）1∶16 阳性，梅毒螺旋体明胶颗粒凝集试验（TPPA）阳性，人免疫缺陷病毒（HIV）抗体阴性。皮肤组织病理：融合性角化不全，表皮银屑病样增生伴颗粒层变薄，角质层及表皮内可见中性粒细胞移入，真皮浅层血管周围淋巴细胞、浆细胞及中性粒细胞浸润（图 1－6）。免疫组织化学显示梅毒螺旋体阳性（图 1－7）。

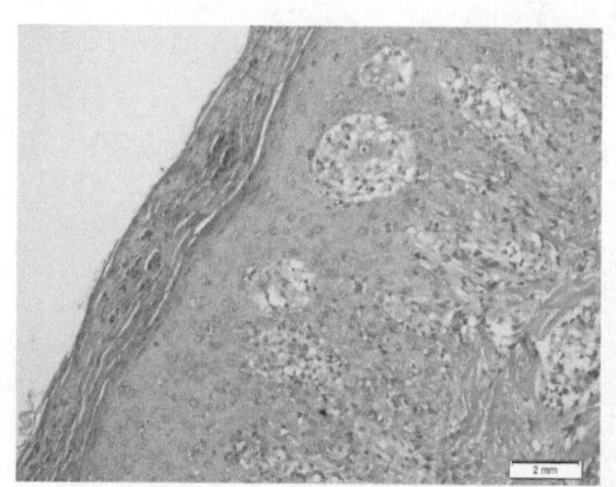

图 1－6　皮肤组织病理（HE 染色 ×200）

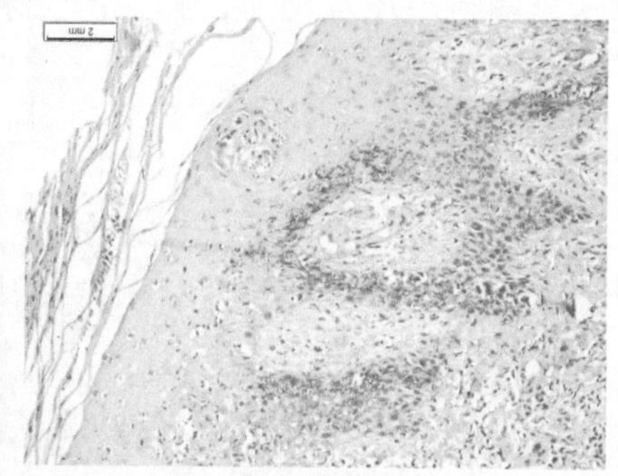

图 1－7　免疫组织化学显示表皮内大量梅毒螺旋体（SP 法染色 ×200）

【最后诊断】

二期梅毒（扁平湿疣）。

【诊断依据】

（1）肛周扁平粉红斑块 1 个月，无明显瘙痒及疼痛不适，既往

有不洁性交史。

（2）皮损粉红色斑块，扁平丘疹，表面湿润呈轻度乳头状。

（3）梅毒血清学检查：梅毒快速血浆反应素试验 1∶16 阳性、梅毒螺旋体明胶颗粒凝集试验阳性提示梅毒感染。

（4）组织病理符合梅毒特点，免疫组织化学发现梅毒螺旋体。

【治疗】

予苄星青霉素 240 万单位，每周 1 次肌内注射，共 3 周；甲泼尼龙片 8 mg，每日 3 次，共 4 天，预防吉海反应；外用 1∶8000 高锰酸钾溶液坐浴。治疗后第 7 天复查，肛周肿物已明显缩小，1 个月后复查，肛周肿物已完全消退。

病例分析与讨论

梅毒是由梅毒螺旋体感染引起的一种性传播疾病，主要通过性接触传播。根据临床表现的不同可分为三期：一期梅毒主要表现为硬下疳，二期梅毒主要表现为梅毒疹、扁平湿疣等，三期梅毒主要表现为梅毒树胶肿。扁平湿疣是二期梅毒常见的皮肤表现，常发生于身体褶皱的部位，如肛周、外生殖器、腋下、腹股沟及股内侧等。皮损初期为表面湿润的扁平丘疹，随后扩大融合为直径 1 ~ 3 cm 大小的扁平斑块，基底宽、无蒂，常有表面轻度糜烂及渗液。病理表现为银屑病样皮炎，角质层及表皮内常见中性粒细胞，真皮浅层血管周围淋巴细胞、浆细胞及中性粒细胞浸润，六胺银及梅毒特异性抗体免疫组织化学检查可以发现梅毒螺旋体。二期梅毒出现扁平湿疣较常见，有时候可以形成巨大的扁平斑块。本例患者经过规范的抗梅毒治疗后皮损消退迅速，1 个月后皮疹完全消退，提示苄星青霉素仍是治疗梅毒的首选药物。

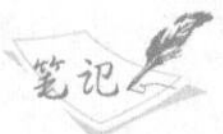

梅毒临床表现复杂多样，有“模仿大师”之称，而且经常还会遇到未曾出现硬下疳等一期梅毒症状的二期梅毒患者，因此临床十分容易误诊、漏诊。本例误诊原因分析，提示临床医师面对不典型皮损，尤其是不痛不痒的红斑、外阴斑块、扁平丘疹等，应详细询问患者病史，特别是不洁性接触史，结合临床、病史及实验室检查综合判断，一旦确诊，尽早对患者进行规范化治疗。

临床上肛周扁平湿疣需要与肛周尖锐湿疣、肛门外痔等疾病进行鉴别。

（1）尖锐湿疣：是由人乳头瘤病毒（HPV）感染引起的以局部皮肤黏膜菜花样增生物为主的性传播疾病，临床也可表现为大的肛周肿物。PCR 检查可检测到人乳头瘤病毒，醋酸白试验阳性，但梅毒血清试验阴性，暗视野检查示梅毒螺旋体阴性。病理活检可见表皮疣状增生、棘层上方及颗粒层出现空泡化的细胞。

（2）肛门外痔：外痔是齿线以下的痔外静脉曲张或炎症所致，主要表现为肛门息肉样肿物脱出。严重时可伴有便血，手纸上带血或便后滴血，但梅毒血清学检查阴性。

（罗帅寒天　张桂英）

参考文献

1. 张学军，郑捷. 皮肤性病学. 9 版. 北京：人民卫生出版社，2018.

2. 赵辨. 中国临床皮肤病学. 2 版. 南京：江苏科学技术出版社，2017.

笔记

病例 4　全身皮肤反复起红斑、结节伴疼痛、发热

病历摘要

【一般情况】

患者，女，35 岁，农民。

【主诉】

全身皮肤反复起红斑、结节伴疼痛 1 年，发热 3 天。

【现病史】

患者 1 年前无明显诱因右上肢出现散在约蚕豆大小结节，表面光滑，自觉疼痛，后皮损逐渐增多，渐累及颜面部、躯干及四肢，表现为全身散在分布的浸润性红斑、结节，无发热，无关节痛，无咳嗽、咳痰、腹痛、腹泻，无口腔及外阴溃疡等不适。曾于外院多次诊断为“结节性红斑”，予以泼尼松、雷公藤多苷片及羟苯磺酸钙等治疗后无好转。近一年来患者双侧眉毛渐脱落，但无四肢麻木等不适。3 天前无明显诱因出现发热，体温最高达 39.2 ℃，伴畏寒、寒战，躯干及四肢出现多处新发的浸润性红斑及结节，左前臂皮损中央有水疱。于当地医院予以抗感染等治疗后无好转。起病以来一般情况可，饮食睡眠及体重无变化。

【既往史及家族史】

既往体健，否认传染病病史，否认药物、食物过敏史及血吸虫

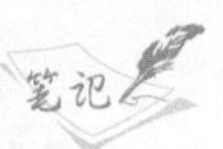

疫水接触史，家族中无类似患者。

【体格检查】

一般情况可，体温38.2 ℃，脉搏122 次/分，血压120/90 mmHg，呼吸25 次/分，颈部、腋窝及腹股沟可触及肿大的淋巴结，约绿豆至蚕豆大小，质韧，活动可，有压痛。全身系统体查未见明显异常。

【皮肤科专科检查】

躯干及四肢见多发对称分布的暗红色结节，约蚕豆至板栗大小，边界清楚，质中，表面光滑，活动度欠佳，轻压痛，左前臂见一个直径约核桃大小的红色斑块，中央有一个约黄豆大小的水疱，疱壁厚，疱液清亮。双侧眉毛稀疏。无口腔及外阴溃疡。无关节肿胀及畸形，四肢肌力正常，未扪及粗大神经，无浅表感觉（痛觉、温觉、触觉）异常。

临床照片见图1－8。

【实验室检查】

血常规：白细胞计数9.69 × 10^9/L↑［参考值：(3.5 ~9.5) × 10^9/L］，中性粒细胞比值88% ↑（参考值：40% ~ 75%），血红蛋白96 g/L↓（参考值：115 ~ 150 g/L)，红细胞计数3.22 × 10^{12}/L↓［参考值：(3.8 ~5.1) × 10^{12}/L］。肝功能：谷丙转氨酶及谷草转氨酶正常，总蛋白57.3 g/L↓（参考值：65 ~ 85 g/L)，白蛋白29.5 g/L↓（参考值：40 ~ 55 g/L)。红细胞沉降率（ESR）63 mm/h↑（参考值：0 ~ 15 mm/h)，C 反应蛋白(CRP)64 mg/L↑（参考值：0 ~ 8 mg/L)，降钙素原（PCT）1.47 ng/mL↑（参考值：0 ~ 0.05 ng/mL)。病毒全套：风疹病毒抗体 IgG(+)，柯萨奇病毒抗体 IgG(弱 +)。结核菌素试验、T-SPOT、血清铁蛋白、肌酶、免疫球蛋白、肾功能、电

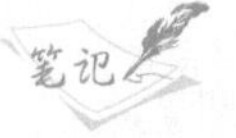

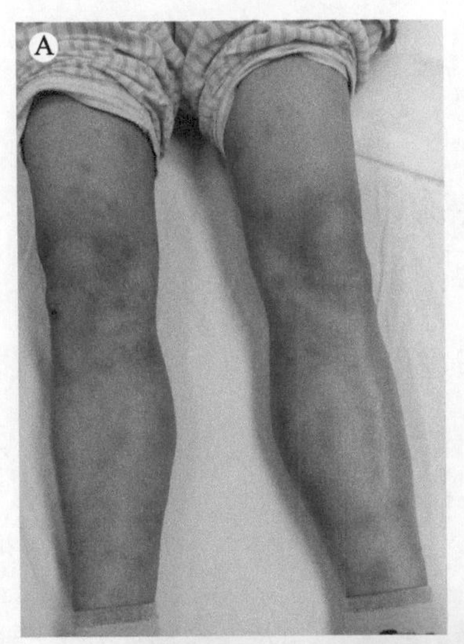
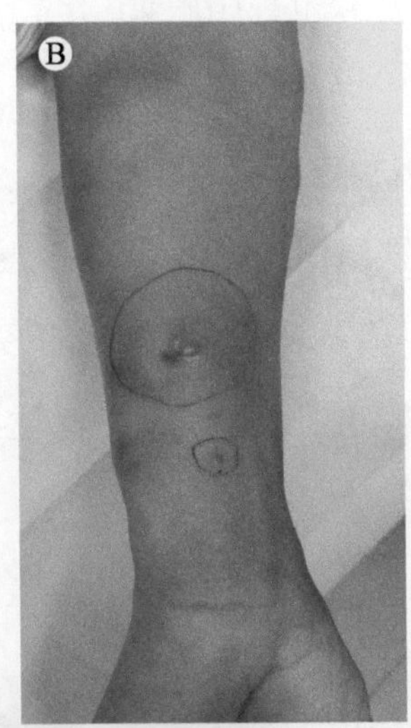
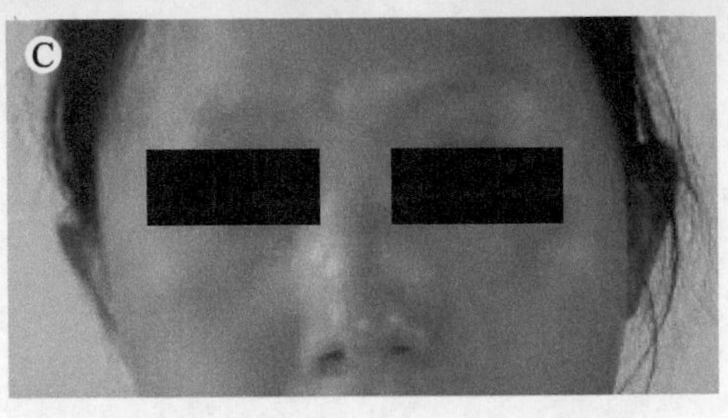

A：双下肢多发对称分布的暗红色结节；B：左前臂直径约核桃大小的红色斑块，中央见黄豆大小的水疱；C：双侧眉毛脱落、稀疏。

图 1－8　临床照片

解质、尿常规、ANA、抗双链 DNA 抗体（抗 dsDNA 抗体）、抗 ENA 抗体谱、血管炎三项、抗心磷脂抗体、补体 C3、补体 C4、心电图、胸部 X 线检查及腹部 B 超均未见异常。

【思考：可能的诊断】

（1）结节性红斑？

（2）结节性发热性非化脓性脂膜炎？

（3）结节病？

（4）麻风？

（5）皮下脂膜炎样 T 细胞淋巴瘤？

（6）狼疮性脂膜炎？

（7）结节性多动脉炎？

【进一步检查】

皮肤组织病理（图1－9）：表皮大致正常，真表皮间有“无浸润带”，真皮及皮下脂肪组织见大量大小不一的炎细胞结节，主要为泡沫样组织细胞及嗜中性粒细胞，小血管壁纤维素样变性、栓塞及核尘，抗酸染色见点状、棒状的断裂抗酸杆菌及麻风菌球（BI 4.3）。

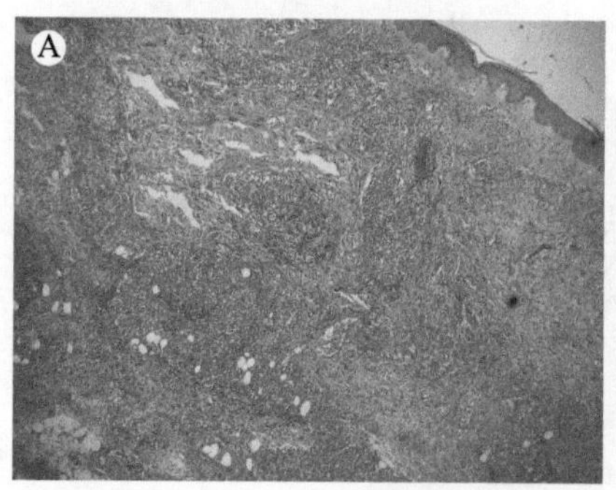

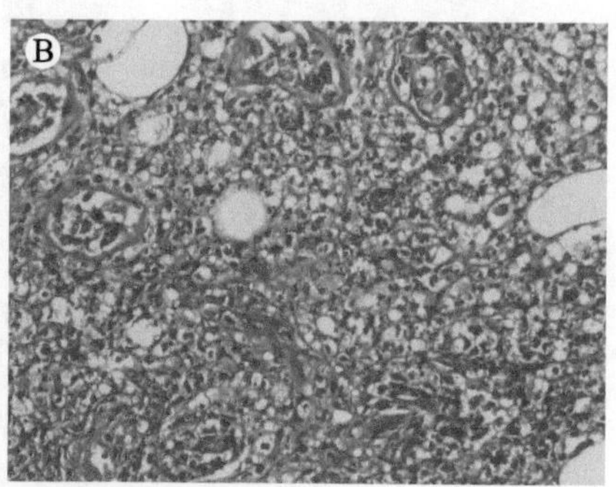

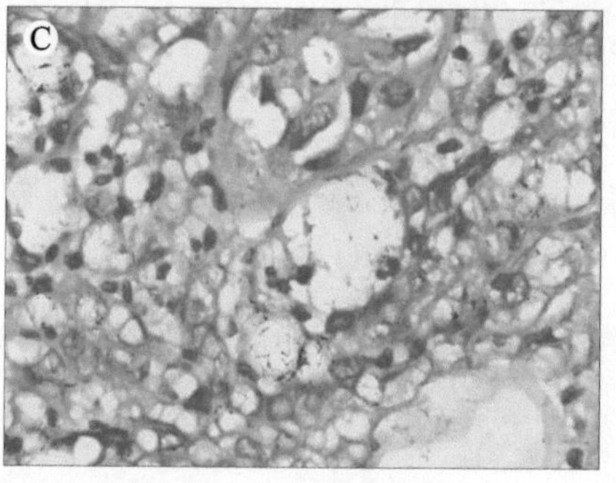

A：真表皮间可见无浸润带，真皮浅深层血管、附属器周围炎症细胞结节状浸润，累及脂肪小叶（HE 染色×40）；B：皮下脂肪层大量泡沫样组织细胞伴淋巴细胞、中性粒细胞浸润，可见核尘，汗腺有破坏（HE 染色×400）；C：抗酸染色见点状、棒状的断裂抗酸杆菌及麻风菌球（抗酸染色×1000）。

图1－9　组织病理

【最终诊断】

界线类偏瘤型麻风合并Ⅱ型麻风反应。

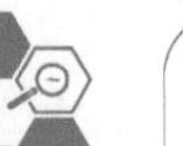

【诊断依据】

（1）患者为35岁女性，表现为反复发作的暗红色疼痛性结节，双侧眉毛稀疏、脱落。

（2）近期高热，寒战，皮疹加重，并出现斑块、水疱。

（3）组织病理及抗酸染色符合界线类偏瘤型麻风合并Ⅱ型麻风反应。

【治疗】

（1）联合化疗：利福平600 mg，每月1次；氯法齐明300 mg，每月1次；氨苯砜100 mg，每天1次。疗程为12个月。

（2）沙利度胺：初始剂量每天300～400 mg，待反应控制后每周减量100 mg，至每天50～100 mg维持3～6个月。完成联合化疗后应监测至活动性症状完全消失，查菌阴性。

病例分析与讨论

麻风病是由麻风分枝杆菌感染引起的一种慢性传染性疾病，主要侵犯皮肤、外周神经及上呼吸道黏膜，亦可播散至全身各器官，是导致人类残疾的疾病之一。目前国内的麻风患者主要分布在云南、贵州及四川。麻风病的传播方式主要是飞沫传播、长期接触未治疗的麻风患者。根据麻风免疫光谱学说，麻风病分为5种类型：①结核样型麻风（TT）；②界线类偏结核样型麻风（BT）；③中间界线类麻风（BB）；④界线类偏瘤型麻风（BL）；⑤瘤型麻风（LL），对于临床上无法分类的患者，称为未定类麻风（I）。WHO-MDT分类法将麻风病分为多菌型麻风及少菌型麻风。多菌型麻风包括皮肤查菌阳性的中间界线类麻风、界线类偏瘤型麻风、瘤型麻风及其他病例，或皮肤查菌阴性但皮损≥6处或神经损害≥2处的

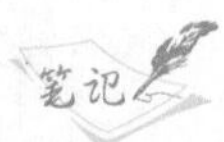

病例；少菌型麻风包括皮肤查菌阴性，且皮损≤5 处或神经损害≤1 处的结核样型麻风、界线类偏结核样型麻风、未定类麻风病例。麻风反应是机体对麻风分枝杆菌抗原产生的一种急性或亚急性超敏反应，分为Ⅰ型麻风反应、Ⅱ型麻风反应及混合型麻风反应，常由妊娠、手术、感染、精神创伤及接种疫苗等诱发。Ⅰ型麻风反应是一种迟发型超敏反应，主要见于中间界线类麻风、界线类偏结核样型麻风及界线类偏瘤型麻风患者，表现为原有的皮损全部或部分加重，出现红斑、水肿甚至溃疡、坏死，伴疼痛，偶有水肿性、疼痛性的新皮损，多伴有急性神经炎表现，严重者可出现面瘫、爪形手等。Ⅱ型麻风反应是麻风杆菌抗原和相应抗体结合引起的一种免疫复合物反应，多见于瘤型麻风患者，偶可见于界线类偏瘤型麻风患者，好发于面部及四肢伸侧，特征性损害为玫瑰红色有触痛的结节性红斑，严重者可出现水疱、大疱、坏死、破溃及结痂，常伴有畏寒、高热、乏力等全身不适。

麻风病的临床表现复杂多样，典型症状为皮损伴有外周神经系统受累，皮损有浅色斑疹、浸润性红斑、斑块、结节等，外周神经受累表现为神经干粗大，浅感觉障碍或支配的肌肉无力。不同类型麻风的组织病理有所不同，结核样型麻风的病理表现：真表皮之间没有“无浸润带”，真皮内见上皮样细胞肉芽肿，肉芽肿内可见朗汉斯巨细胞，肉芽肿外围有密集的淋巴细胞浸润，真皮内可见神经束肿胀、破坏，抗酸染色常阴性。瘤型麻风的组织病理表现：表皮萎缩，真表皮之间有明显“无浸润带”，真皮内弥漫分布组织细胞和泡沫细胞肉芽肿，淋巴细胞少或无，神经束膜呈洋葱皮样改变，抗酸染色阳性。未定类麻风的组织病理表现为非特异性淋巴细胞为主的慢性炎症细胞浸润。

笔记

根据2018 年 WHO 最新推出的《麻风病诊断、治疗和预防指南》(以下简称“指南”)，推荐多菌型及少菌型麻风患者均采用利福平、氯法齐明和氨苯砜三联疗法，即利福平 600 mg、每月 1 次，氯法齐明 300 mg、每月 1 次，氨苯砜 100 mg/d。多菌型麻风的疗程为 12 个月，少菌型麻风的疗程为 6 个月。对于利福平耐药的麻风病患者，指南建议至少使用两种二线药物（克拉霉素、米诺环素或喹诺酮类）加氯法齐明强化治疗 6 个月，然后再用氯法齐明加这些药物中的一种维持治疗 18 个月。治疗麻风反应的常用药物有糖皮质激素、沙利度胺、氯法齐明。此外，甲氨蝶呤、硫唑嘌呤、秋水仙碱、己酮可可碱、英夫利昔单抗等对麻风反应也有一定的治疗效果。

由于麻风的临床表现多样，部分临床医生对麻风的认识不足，易造成误诊。本例患者以躯干及四肢出现红斑、结节伴疼痛、发热为特点，皮损区皮肤麻木及神经粗大等临床表现不明显，家族中无麻风患者，无明确的麻风患者接触史，且临床上易忽视眉毛稀疏等麻风特征，故在临床上容易造成误诊、漏诊。本例患者曾一度被误诊为结节性红斑，国内文献亦报道诸多麻风患者被误诊的病例，甚至有Ⅱ型麻风反应被误诊并死亡的病例。因此，通过本例患者的误诊分析，需加强对结节性红斑样皮损各种病因的思考，且需加强临床医生对麻风知识的学习，对类似诊断不明、治疗效果不佳的病例，应重视病史、查体仔细，及时进行皮肤活检和相关检查，早期诊断及治疗。

本病在临床上需与结节性红斑、结节病、结节性发热性非化脓性脂膜炎、皮下脂膜炎样 T 细胞淋巴瘤及狼疮性脂膜炎等疾病进行鉴别。

（1）结节性红斑：好发于小腿伸侧，临床表现为红色或紫红色疼痛性炎性结节，对称分布，结节不破溃，发病急，病程短，一般不伴有发热，数周可自行消退，但易反复发作，组织病理表现为间

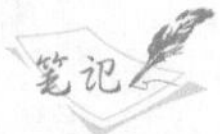

隔性脂膜炎，抗酸染色阴性。

（2）结节病：临床分为皮肤型和系统型。皮肤型也可表现为结节红斑样皮疹，系结节病的急性期表现，最常见于胫前，组织病理表现为真皮内或皮下组织由上皮样细胞组成的非干酪样坏死性肉芽肿，呈裸结节样改变，抗酸染色阴性。系统型可累及肺部、淋巴结等器官，Kveim 试验阳性。

（3）结节性发热性非化脓性脂膜炎：又称韦伯—克里斯琴脂膜炎（Weber-Christian panniculitis），临床上主要表现为反复发生的皮下结节，好发于四肢，尤其是小腿，常伴有发热，愈后留有瘢痕。组织病理表现为小叶性脂膜炎，以脂肪细胞变性和坏死为特征。

（4）皮下脂膜炎样 T 细胞淋巴瘤：是一种与脂膜炎类似的主要累及皮下脂肪组织的皮肤 T 细胞淋巴瘤，好发于四肢及躯干，皮损表现为单发或多发的皮下结节和斑块，大多数病例皮损泛发，常伴有发热及消瘦等全身症状。组织病理学特征为皮下脂肪组织见密集的肿瘤细胞浸润，细胞大小不等，肿瘤细胞可围绕单个脂肪细胞形成花环状排列，常见脂肪组织坏死、核分裂象、组织细胞吞噬现象，可伴有血管炎及肉芽肿形成。

（5）狼疮性脂膜炎：好发于面部、肩部及臀部等脂肪较厚的部位，皮损为单个或多个皮下结节或斑块，呈肤色或暗红色，少数破溃，皮损愈后形成萎缩性瘢痕，可单独存在，亦可与盘状红斑狼疮或系统性红斑狼疮并发。组织病理表现为小叶性或混合性脂膜炎，淋巴细胞、浆细胞为主，可见基底细胞液化变性、真皮血管及附属器周围淋巴细胞浸润，晚期皮损可见脂肪组织弥漫透明样变性，ANA 常阳性。

（罗　雯　张　静）

参考文献

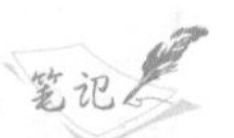

1. 陈亮，石卫东，胡权. 国内外麻风病相关情况的研究进展. 公共卫生与预防医

学，2018，29(1)：79－81.

2. 中华人民共和国国家卫生和计划生育委员会. 中华人民共和国卫生行业麻风病诊断标准：WS 291-2018（2018-03-06）[2021-09-18]. http://www.zqenorth.com.cn/att_default/0/11/17/85/11178537_876565.pdf.

3. 孙迎，胡洁，宋宁，等. 麻风化疗药物研究进展. 中国麻风皮肤病学杂志，2020，36(7)：434－439.

4. 王景权，归婵娟，谭又吉，等. 2 型麻风反应的治疗研究进展//2014 年全国麻风皮肤性病学术年会论文集. [出版者不详]，2014：198－207.

5. 管洁，李红宾，黄云丽，等. 界线类偏瘤型麻风误诊 1 例. 中国皮肤性病学杂志，2018，32(5)：600－602.

6. 樊俊威，吕金，张丽娟，等. 界线类偏瘤型麻风误诊为银屑病 1 例. 中国皮肤性病学杂志，2017，31(1)：111－112.

7. 龙福泉，蒙秉新，陈浩，等. Ⅱ型麻风反应误诊并死亡 1 例. 中国皮肤性病学杂志，2011，25(4)：318－319.

8. 侯慧，梁英宏，袁继龙，等. 皮下脂膜炎样 T 细胞淋巴瘤 9 例临床病理分析. 中国美容整形外科杂志，2018，29(3)：171－173.

病例 5　全身红斑、松弛性大疱伴疼痛

病历摘要

【一般情况】

患儿，女，5 岁，21 kg。

【主诉】

全身红斑、松弛性大疱伴疼痛 5 天。

【现病史】

患儿于5天前无明显诱因口周、眼周出现红斑，未引起注意，后皮疹迅速蔓延至躯干、四肢，特别是腋窝、腹股沟等褶皱部位，红斑基础上出现松弛性大疱，易剥脱，似烫伤样外观，口周、眼周皮肤及鼻旁大量脓性分泌物，伴皮肤触痛。患儿自起病以来无发热、咳嗽、腹痛、腹泻、呕吐、心悸等不适，精神可，食欲、睡眠稍差，大小便正常。

【既往史及家族史】

既往体健，否认食物、药物过敏史，否认发病前服用药物史，否认传染病病史和传染病接触史，否认家族中类似病史。

【体格检查】

营养良好，急性病容，双侧颈部可触及黄豆大小淋巴结，活动度可，咽部黏膜充血红肿，扁桃体无肿大，双肺呼吸音清，心音可，腹部软，肝脾肋下未触及。

【皮肤科专科检查】

双眼红斑肿胀，结膜充血明显，较多脓性分泌物；口周、鼻旁、颈部较多分泌物及痂皮；面颈部、躯干、双上肢、双大腿弥漫性潮红斑，特别是腋窝、腹股沟等褶皱部位，散在表皮剥脱面，呈烫伤样外观，尼氏征阳性，皮肤触痛明显。口腔黏膜未见损害。

临床照片见图1－10。

【实验室检查】

血常规：白细胞计数 $12.39\times10^9/L$↑［参考值：$(3.5\sim9.5)\times10^9/L$］，中性粒细胞比值80%↑（参考值：40%～75%），血红蛋白137 g/L（参考值：130～175 g/L），血小板计数 $177\times10^9/L$［参考值：$(125\sim350)\times10^9/L$］。肝肾功能正常。

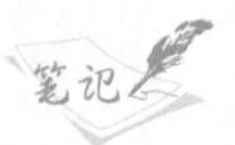

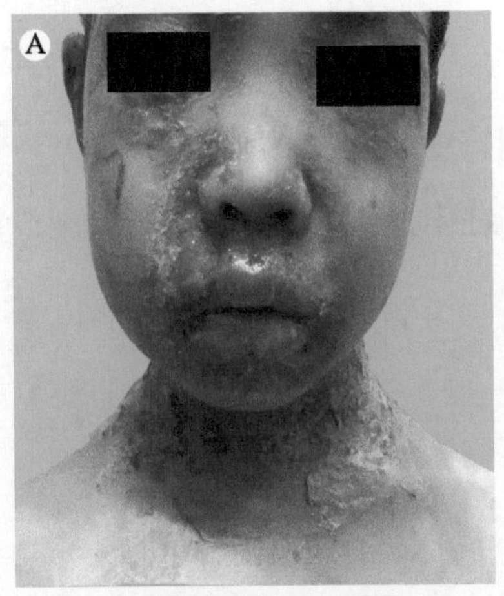
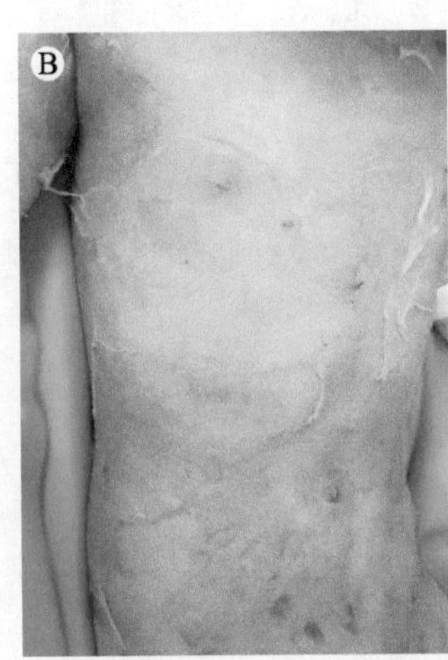

图 1－10　临床照片

【思考：可能的诊断】

（1）葡萄球菌性烫伤样皮肤综合征？

（2）中毒性表皮坏死松解症？

（3）败血症？

【进一步检查】

电解质：血清钠 132 mmol/L↓（参考值：135～145 mmol/L），血清氯 90 mmol/L↓（参考值：96～108 mmol/L）。肌酶：肌酸激酶（CK）142.0 U/L↑（参考值：26～140 U/L），肌酸激酶同工酶（CK-MB）32.00 U/L↑（参考值：0～24 U/L）。C 反应蛋白 21 mg/L↑（参考值：0～8 mg/L）。红细胞沉降率 65 mm/h↑（参考值：0～15 mm/h）。降钙素原 0.326 ng/mL↑（参考值：0～0.05 ng/mL）。口周分泌物培养：金黄色葡萄球菌感染（对青霉素、阿莫西林、克林霉素耐药，对头孢类药物、万古霉素敏感）。血培养：无菌生长。大小便常规均无异常。

【最后诊断】

（1）葡萄球菌性烫伤样皮肤综合征。

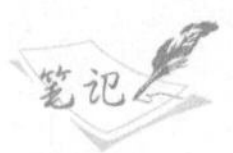

（2）低钠、低氯血症。

【诊断依据】

（1）急性起病，发病前无用药史。

（2）表皮剥脱似烫伤，尼氏征阳性，口周有放射状皲裂，口腔黏膜无累及。

（3）皮肤触痛明显。

（4）分泌物培养出金黄色葡萄球菌。

【治疗】

予头孢硫脒（每次 1 g，1 日 2 次）静脉滴注抗感染，1∶8000 高锰酸钾溶液湿敷，重组人表皮生长因子溶液、氯锌油外用，加强眼部护理，局部生理盐水清洗，外用红霉素眼膏。住院 7 天后皮疹基本消退，留有少量糠秕状脱屑。嘱加强保湿剂外用，出院后注意手卫生。

病例分析与讨论

葡萄球菌性烫伤样皮肤综合征是指由凝固酶阳性的第Ⅱ噬菌体组金黄色葡萄球菌（主要是 71 型）感染引起的一种急性感染性皮肤病，以口周放射状皲裂和皮肤烫伤样外观为典型临床表现。其作用机制为金黄色葡萄球菌分泌一种可溶性毒素，称为表皮剥脱毒素，作用于表皮层的桥粒芯蛋白-1（Dsg1），引起角质形成细胞间桥破坏，表皮出现剥脱，似烫伤样外观。本病多发生于婴幼儿及儿童，与该年龄段特异性免疫尚未发育完善（体内抗表皮剥脱毒素抗体不足）、肾排泄毒素能力较差有关。日本的一项研究发现正常人血浆内抗表皮剥脱素 IgG 抗体滴度有显著年龄相关性，1～3 岁呈逐渐降低趋势，3～8 岁逐渐升高并趋于稳定，因而 1～3 岁的婴幼儿

更易患此病。目前诊断主要依赖典型临床表现，即表皮剥脱似烫伤、口周放射状皲裂、不累及口腔、伴皮肤触痛，分离出产表皮剥脱毒素的金黄色葡萄球菌可确诊。本例患儿急性起病，发病前无用药史，有口周放射状皲裂及皮肤烫伤样外观典型临床表现，口腔黏膜未受累，分泌物培养出金黄色葡萄球菌，可明确诊断。

本病治疗原则：早期使用有效抗生素，支持治疗及皮肤护理。抗生素首选β内酰胺酶半合成青霉素（苯唑西林或氟氯西林）或头孢菌素，疗程为7～10天。对于青霉素过敏患者可选用克林霉素。治疗时注意维持水电解质平衡。本例患儿因口周皮疹影响进食从而出现低钠、低氯血症，予以补充电解质治疗。皮肤护理在本病治疗过程中相当重要，本病前期以红斑、疼痛为主，护理原则同烫伤患者，注意接触隔离，予以1：8000高锰酸钾溶液或臭氧水水浴，采用表皮生长因子和氯锌油进行暴露疗法，有分泌物处外用莫匹罗星软膏；后期表现为脱屑、瘙痒，主要加强保湿剂外用，每日3～5次。而对于累及眼部的患者，注意加强眼部护理，用生理盐水清理眼部分泌物后外涂红霉素眼膏。本病可并发肺炎、细菌性心内膜炎、败血症等，注意完善生化和血培养检查，特别对于3岁以内婴幼儿。严重病例可考虑静脉使用丙种球蛋白治疗。本例患儿无发热，且血培养阴性已排除败血症。

本病需要与中毒性表皮坏死松解症、儿童天疱疮等疾病鉴别。

（1）中毒性表皮坏死松解症：主要由药物过敏引起，同样可以出现表皮剥脱似烫伤样外观，常有用药史和口腔黏膜损害。葡萄球菌性烫伤样皮肤综合征与中毒性表皮坏死松解症皮肤病理有根本差异：葡萄球菌性烫伤样皮肤综合征表皮内裂隙发生在颗粒层，真皮内炎症细胞几乎缺如；中毒性表皮坏死松解症为表皮下裂隙，全层表皮坏死，炎症细胞较多。

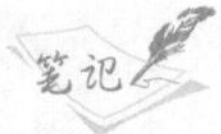

（2）儿童天疱疮：表现为红斑基础上松弛性大疱和广泛的糜烂，尼氏征阳性。寻常型天疱疮常有口腔黏膜损害，无口周、眼周放射状皲裂，病程呈慢性经过，且外周血存在抗桥粒芯蛋白-3 抗体，组织病理表现为基底层上水疱。而对于亦较少累及口腔黏膜的落叶型天疱疮，临床表现有很大差异。落叶型天疱疮患者皮损以红斑基础上结痂和鳞屑为主，皮损广泛时呈剥脱性皮炎样改变。此外，天疱疮皮损周边皮肤直接免疫荧光显示表皮棘层细胞间 IgG 或 C3 网状沉积，而葡萄球菌性烫伤样皮肤综合征无此现象。

（罗鸯鸯　张桂英）

参考文献

1. 马琳. 儿童皮肤病学. 北京：人民卫生出版社，2014.
2. YAMASAKI O, YAMAGUCHI T, SUGAI M, et al. Clinical manifestations of staphylococcal scalded-skin syndrome depend on serotypes of exfoliative toxins. J Clin Microbiol, 2005, 43(4): 1890 - 1893.
3. 张霞，马琳，刘盈. 葡萄球菌烫伤样皮肤综合征 208 例临床分析. 中国皮肤性病学杂志，2010，24(6)：525 - 527.
4. 李明勇，魏光辉，邱林，等. 葡萄球菌烫伤样皮肤综合征 177 例临床分析. 中华皮肤科杂志，2012，45(6)：431 - 433.
5. 刘启文，李建红，刘建中，等. 葡萄球菌烫伤样皮肤综合征 152 例临床分析. 中国麻风皮肤病杂志，2008，24(5)：349 - 350.
6. 赵国庆，李薇，冉玉平，等. 临床结合疱顶表皮病理鉴别诊断葡萄球菌性烫伤样皮肤综合征. 中华皮肤科杂志，2007，40(7)：399 - 401.

笔记

病例 6　右手食指外伤后皮肤溃烂结痂伴轻微瘙痒、疼痛

病历摘要

【一般情况】

患者，男，65 岁，农民。

【主诉】

右手食指外伤后皮肤溃烂结痂伴轻微瘙痒、疼痛 1 年。

【现病史】

患者 1 年前右手食指伸侧皮肤外伤后引起一个甲盖大小浅溃疡面，当时未予特殊处理，伤口持续不愈合。受伤 1 个月后伤口处周边出现红肿，溃烂面不断扩大伴表面渗液，反复结痂，在当地医院按皮肤感染治疗，伤口仍不愈合，有时感觉局部轻微瘙痒及疼痛。患者自起病以来，精神、睡眠一般，食欲尚可，二便正常，体重无明显改变。

【现病史及家族史】

既往体健，无高血压、糖尿病及传染病病史，无烟酒嗜好，配偶及子女健康，家族史无特殊。

【体格检查】

一般情况良好，未触及浅表淋巴结肿大，全身系统体查无明显异常。

【皮肤科专科检查】

右手食指末端伸侧红斑基础上类圆形增生性结节，约蚕豆大

小，中央见鳞屑、黄褐色厚痂皮（图1－11）。

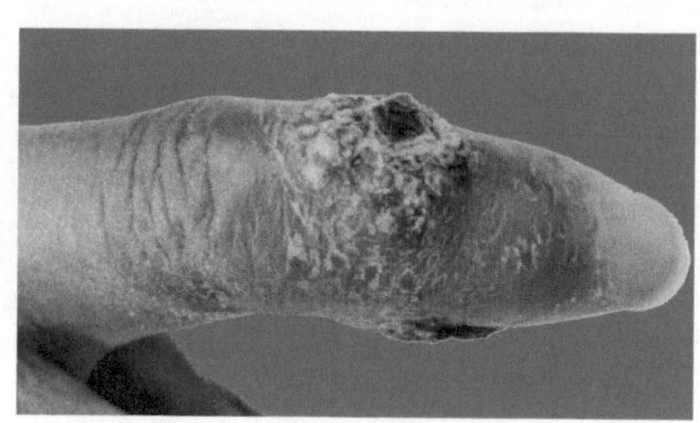

图1－11　临床图片

【实验室检查】

血尿常规、肝肾功能、血糖、血脂无明显异常。

【思考：可能的诊断】

（1）孢子丝菌病？

（2）非典型分枝杆菌感染？

（3）皮肤结核？

（4）手湿疹？

【进一步检查】

皮肤组织病理：表皮假上皮瘤样增生伴表皮内微脓肿，真皮内上皮样肉芽肿伴混合炎症细胞浸润（图1－12）。PAS染色：真皮中下层内见可疑圆形或卵圆形真菌孢子结构。真菌培养结果：申克孢子丝菌生长（图1－13）。真菌鉴定：球形孢子丝菌。

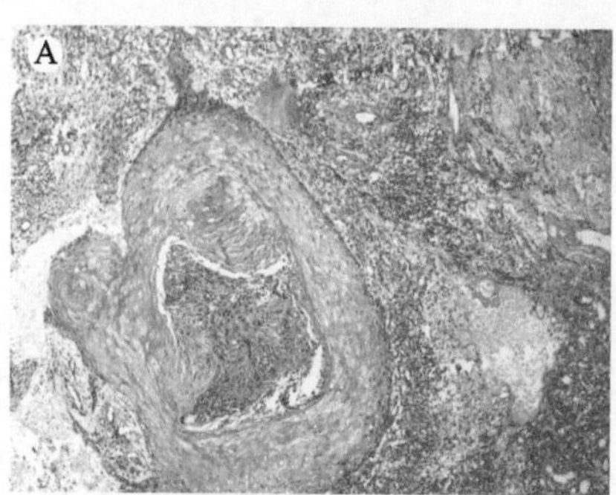

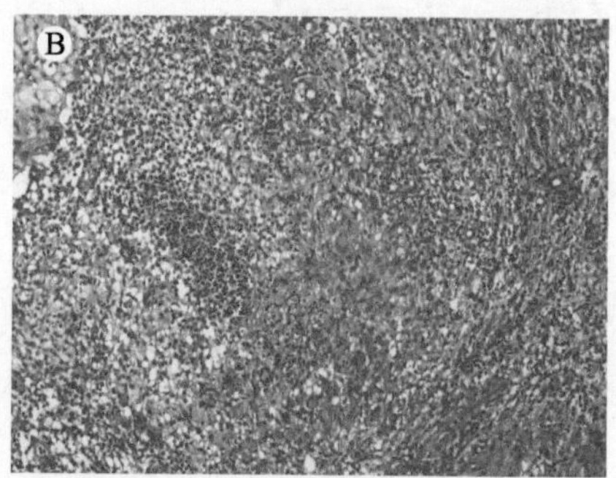

A：HE染色×100；B：HE染色×200。

图1－12　皮肤组织病理

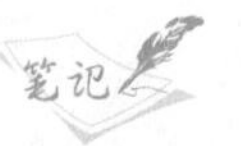

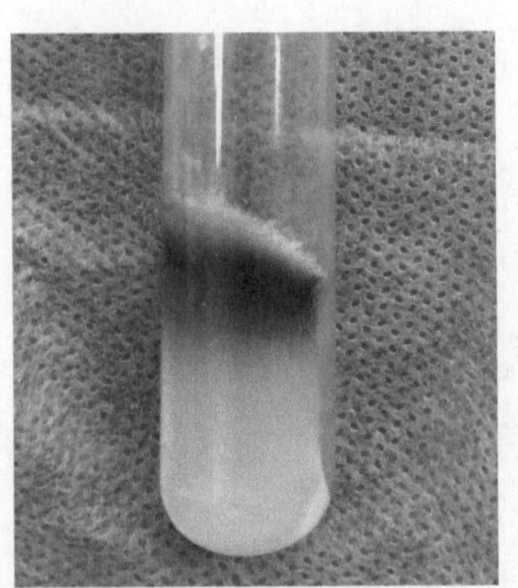

图 1-13　真菌培养

【最后诊断】

孢子丝菌病（固定型）。

【诊断依据】

（1）病史：65 岁男性，农民，明确外伤史，右手食指溃烂结痂 1 年。

（2）皮肤组织病理学：感染性肉芽肿，发现真皮内有可疑真菌孢子。

（3）皮损组织真菌培养结果：申克孢子丝菌生长。真菌鉴定：球形孢子丝菌。

【治疗】

予伊曲康唑 200 mg/d、特比萘芬 250 mg/d 联合治疗，局部外用络合碘及咪康唑软膏，1 日 2 次，3 个月后皮损愈合。

病例分析与讨论

孢子丝菌病（sporotrichosis）是全球范围内最常见的深部真菌病，由申克孢子丝菌复合体（sporothrix schenckii complex，简称孢子丝菌）感染皮肤、皮下组织、黏膜和局部淋巴管所引起的慢性感

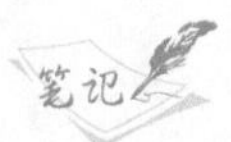

染性疾病，偶可播散至全身，可引起多系统性损害。皮损主要表现为慢性炎症性肉芽肿损害，可形成丘疹、脓疱、结节、斑块、溃疡伴表面结痂，常累及面部、四肢等暴露部位。

目前认为申克孢子丝菌是由至少6个种系组成的复合体。该复合体包括狭义的申克孢子丝菌、巴西孢子丝菌、球形孢子丝菌、墨西哥孢子丝菌、卢艾里孢子丝菌和白孢子丝菌，我国临床常见的病菌是球形孢子丝菌。

本病主要通过损伤的皮肤或黏膜、上呼吸道或消化道而传染。系统感染可由皮肤型播散引起，因此，本病发生常与职业暴露有关，多见于农民、园艺工人等，而在经济条件卫生差的地区更为常见。根据感染的病原菌的数量、致病力、侵犯组织的深度、机体的免疫状态，可分为4种类型：①固定型：皮损好发于面、颈、四肢、手背等暴露部位，多有外伤史。皮损表现为孤立的炎性丘疹、结节，呈红色或暗红色，逐渐增大，表面可出现溃疡、结痂，称为孢子丝菌病“初疮”。此型皮损临床表现多样，除上述表现外，还可见鳞屑性斑片、疣状斑块、痤疮样、肉芽肿及囊肿样等改变。一般不侵犯近卫淋巴结，无自觉症状。此型在我国最多见，多见于儿童，面部皮疹常表现为这种类型。②皮肤淋巴管型：也是较常见的类型，好发于手、前臂、面部、小腿等，常为单侧，同样也多有外伤史，初疮出现后逐渐扩大、加重，沿淋巴管向近心端方向出现多个炎性结节，常呈串珠状排列，结节中心可发生坏死，形成溃疡，结节间可出现淋巴管炎，但附近淋巴结肿痛不明显。面部淋巴管型常表现为初疮周围出现卫星灶，呈放射状排列。此型在美国、欧洲及我国东北更常见。③皮肤播散型：少见，多继发于淋巴管型，通过自身接种或血行播散而引起皮肤散在性多发损害，皮损表现为炎

笔记

性结节、斑块、囊肿、脓肿、溃疡等，可伴有发热、疲乏等症状。此型主要发生于免疫低下或免疫缺陷患者，如酗酒者及糖尿病、结节病、结核病、恶性肿瘤、器官移植、长期应用免疫抑制剂和 AIDS 患者。如能及时诊治，预后尚好；如延误诊断，预后不良。④系统型孢子丝菌病或称内脏型：罕见，通常经血行播散引起，好发人群与皮肤播散型相同，根据其受累器官不同，可分为骨/关节孢子丝菌病、气管/肺孢子丝菌病、眼孢子丝菌病及孢子丝菌脑膜炎等。

孢子丝菌病的确诊需结合皮肤组织病理及真菌学检查来进行，一般认为孢子丝菌病具有如下特点：①典型临床表现：结合患者外伤病史、流行区域、皮损沿淋巴管呈串珠状排列的炎性丘疹、结节、斑块或溃疡等，考虑淋巴管型孢子丝菌病的诊断。皮肤固定型及播散型的损害形态多样，对有明确外伤史、临床表现不典型又久治不愈的炎性丘疹、结节、溃疡、疣状损害、肿瘤样损害等应考虑本病。②真菌学检查：临床标本取病灶渗出液、脓液及痂皮、组织块等，进行直接镜检涂片，革兰氏染色或 PAS 染色，高倍镜下可见染色阳性的卵圆形或梭形小体。孢子丝菌为温度双相真菌，在沙氏培养基上室温下培养为菌丝相生长，在脑心浸液血培养基上 37 ℃培养为酵母相。观察菌落生长及显微镜下结构，符合孢子丝菌特点即可确诊。真菌培养是诊断孢子丝菌病的金标准。需注意的是，球形孢子丝菌常在 37 ℃不生长或生长非常缓慢。临床标本直接镜检常由于菌数少而阳性率低。PCR、巢式 PCR、肽指纹图谱分析等分子生物学诊断技术可用于孢子丝菌的鉴定，并在菌种分类上有显著的优势。病变组织提取核酸分子生物学鉴定的成功率低。③组织病理学检查：孢子丝菌病组织病理特征性改变是混合性炎性细胞肉芽

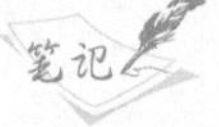

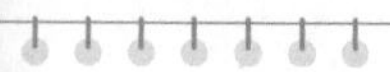

肿改变，可见典型的“三区病变”：中央为“化脓区”，由中性粒细胞及少量嗜酸性粒细胞构成；其外为“结核样区”，由组织细胞、上皮样细胞及少量的多核巨细胞构成；最外层为“梅毒样区”，由淋巴细胞及浆细胞构成。皮损内可见 PAS 染色阳性的圆形或卵圆形孢子，有时可见“星状体”。组织病理学检查对诊断有重要意义，活组织标本中鉴定出病原体也可确诊。ELISA、间接免疫荧光法、直接免疫荧光法检测孢子丝菌均有高特异性及高敏感性。④精制孢子丝菌素皮肤试验：在墨西哥和其他拉美国家已被应用，有研究显示，其诊断的阳性率为 100% 。在我国尚未被广泛推广应用。

本例患者临床以手部境界清楚的红斑上溃烂结痂为主要表现，有外伤史，外院考虑皮肤结核，予以抗结核治疗后无好转。皮肤组织病理学提示表皮假上皮瘤样增生伴表皮内微脓肿，真皮内感染性肉芽肿伴上皮样细胞增生及大量浆细胞浸润，PAS 染色示真皮中下层内圆形或卵圆形孢子和星状体结构。皮损组织真菌培养显示申克孢子丝菌生长，真菌鉴定为球形孢子丝菌，诊断孢子丝菌病明确。本例患者确诊后予以伊曲康唑和特比萘芬联合抗真菌治疗有效。

临床上，孢子丝菌病需要与化脓性肉芽肿、着色芽生菌病、非典型分枝杆菌感染、皮肤结核等疾病进行鉴别。

（1）化脓性肉芽肿：是一种常见的皮肤黏膜良性血管增生。临床特征为迅速增大的红色结节，发展为带蒂的红色肿物，通常为黄豆大小或花生豆大小，表面易糜烂、结痂，触之易出血，好发于头颈部和指（趾）部位。临床上观察到本病与妊娠、外伤、免疫抑制及某些药物如维甲酸类、抗反转录病毒药物等有关。病理特点表现为毛细血管瘤，此点与孢子丝菌病不同。

笔记

（2）着色芽生菌病：好发于身体暴露部位，常发生于小腿、足部、前臂和手部，多单侧。接种部位开始为粉红色小丘疹，逐渐扩大成突出的结节，融合成斑块，高出皮肤之上。表面疣状或乳头瘤样增生，呈污秽状，常有溃疡并结褐色的痂，可伴有脓液溢出，此种现象在病理上称为“通过表皮排除现象”。本病组织病理学特征与孢子丝菌病类似，但着色芽生菌病患者皮损组织切片 PAS 染色常在表皮脓肿内及异物巨细胞内见到棕色的圆形“硬壳小体”，此点具有特征性，不同于孢子丝菌病。

（3）皮肤非典型分枝杆菌感染：是由除结核分枝杆菌和麻风杆菌以外的抗酸分枝杆菌引起的皮肤感染性疾病。一些非典型分枝杆菌除能引起皮肤损害外，也能引起肺、股、关节等感染。在缺乏临床症状时，从一个伤口或炎症组织中培养出单一的分枝杆菌通常有诊断意义。分枝杆菌感染的临床症状是有变异的，包括肺部感染、淋巴结炎和伤口感染。对于外伤部位的损害，有慢性过程，应考虑该病。一些病原体可直接通过微生物培养来鉴别。对于一些至今不能培养的分枝杆菌，可通过 PCR 鉴定基因序列来鉴别。

（4）皮肤结核：是由结核杆菌引起的皮肤黏膜感染，主要表现为结节、溃疡、疣状斑块、丘疹、坏死等，好发于面部、臀部、颈部及胸部等部位，各种皮肤结核类型有其特殊的好发部位。诊断主要根据临床表现、细菌检查、组织病理、结核菌素试验、抗结核治疗的疗效、结核杆菌培养和聚合酶链式反应等方法进行，有无伴发内脏结核及有无传染性患者接触史对诊断本病有参考意义。治疗常以口服及外用抗结核药物治疗为主，皮损早期损害较小时可行外科手术切除。

（郭子瑜　龙　璇　张桂英）

参考文献

1. 赵辨. 中国临床皮肤病学. 2 版. 南京：江苏凤凰科学技术出版社，2017：916 – 918.

2. 李福秋，王爱平，冉玉平，等. 孢子丝菌病诊疗指南. 中华皮肤科杂志，2016，49(7)：456 – 459.

3. 赵晓红，杨建勋. 孢子丝菌病的临床表现与组织病理学的研究进展. 临床与病理杂志，2020，40(5)：1311 – 1314.

4. OROFINO-COSTA R，MACEDO P M，RODRIGUES A M，et al. Sporotrichosis：an update on epidemiology，etiopathogenesis，laboratory and clinical therapeutics. An Bras Dermatol，2017，92(5)：606 – 620.

5. 俞梦微，郭亚南，刘慧瑜. 孢子丝菌病诊断及治疗进展. 中国现代医学杂志，2021，31(21)：47 – 52.

6. 商润萍，刘瑞风，刘薇拉. 孢子丝菌病 3 例临床分析及致病菌分子分型. 中国皮肤性病学杂志，2021，35(3)：353 – 354.

7. 陈英俊，陈艳丽. 淋巴管型和固定型皮肤孢子丝菌病误诊为化脓性肉芽肿和皮肤结核各 1 例. 皮肤病与性病，1997(4)：45 – 46.

8. 李雪莉，黄玉成，李小红，等. 孢子丝菌病误诊为皮肤结核 1 例. 临床皮肤科杂志，2009，38(5)：319 – 320.

9. 王建军，张楠. 皮肤孢子丝菌病误诊 2 例分析. 中国中医药现代远程教育，2011，9(2)：116 – 117.

10. 王金贤，白星灼. 皮肤非结核分枝杆菌感染误诊 3 例. 中国麻风皮肤病杂志，2005(7)：556 – 558.

11. 杨洁，周亚彬，万喆，等. 皮肤固定型孢子丝菌病 1 例及其相关实验检查. 中国皮肤性病学杂志，2018，32(6)：672 – 675.

笔记

病例7 外阴溃疡10个月

病历摘要

【一般情况】

患者，女，29岁，职员。

【主诉】

外阴溃疡10月余，加重1周。

【现病史】

患者10个月前无明显诱因外阴出现一个芝麻大小溃疡，伴疼痛，无口腔溃疡，无其他部位皮损，无发热、盗汗，于当地诊所予头孢类抗生素抗感染治疗后效果欠佳，溃疡逐渐增大、加深。4个月前于当地医院住院治疗，考虑“感染性溃疡？白塞氏病？坏疽性脓皮病？皮肤肿瘤？”，予抗生素、甲泼尼龙、沙利度胺及伤口清洗、换药等治疗后，溃疡较前明显愈合，疼痛缓解。出院后服用甲泼尼龙12 mg qd控制病情，激素逐渐减量至8 mg qd时病情复发，加量至16 mg时病情可缓解，但激素再次减量病情仍有复发。起病以来无畏寒、发热，大小便、精神、睡眠正常。

【既往史及家族史】

2008年因宫颈裂伤予输血治疗。否认不洁性交史，否认有口腔或其他部位皮疹史，否认肝炎、结核、梅毒等传染病病史。

月经史：初潮13岁，每28天来1次月经，每次持续5~6天。2015年剖宫产第2胎后，出现阴道分泌物增多，月经不规律，常有

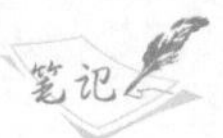

白带带血，2017 年 3—4 月月经持续半月，2018 年 5 月至今一直无月经来潮。

【皮肤科专科检查】

外阴近肛门处见一个大小约 3 cm × 4 cm 肉红色溃疡创面，基底面湿润，浸润较深，覆有黄白色脓性分泌物，溃疡周围皮肤潮红、肿胀，局部触痛明显。

临床照片见图 1 – 14。

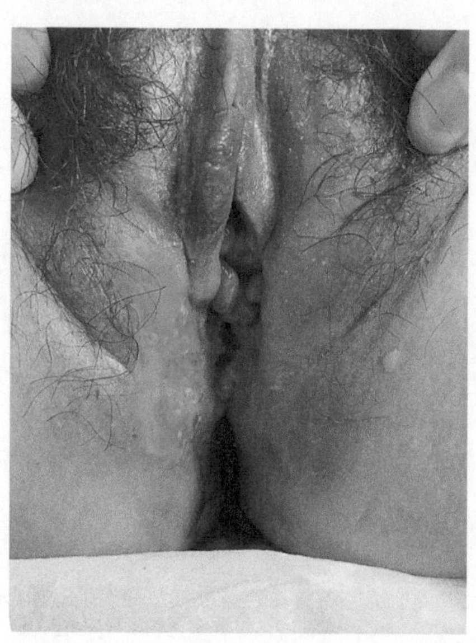

图 1 – 14　临床照片

【实验室检查】

血常规：白细胞计数 10.81 × 10^9/L↑ ［参考值：(3.5 ~ 9.5) × 10^9/L］，中性粒细胞比值 86.6% ↑（参考值：40% ~ 75%），尿酸 428 μmol/L↑（参考值：155.0 ~ 357.0 μmol/L）。肝功能、血糖、血脂无明显异常。

【思考：可能的诊断】

(1) 白塞氏病？

(2) 溃疡性皮肤结核？

(3) 坏疽性脓皮病？

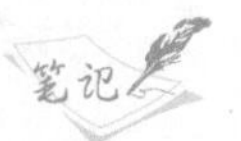

（4）硬下疳？

（5）皮肤肿瘤？

【进一步检查】

T-SPOT：早期分泌抗原6（ESAT-6）23 U↑，培养滤液蛋白10（CFP-10）24 U↑，ANA、抗ENA抗体谱、抗dsDNA抗体、HLA-B27、血管炎三项、类风湿因子、结核全套、免疫球蛋白、补体C3、补体C4、人免疫缺陷病毒抗体、梅毒全套、单纯疱疹病毒Ⅰ及Ⅱ型抗体、肝炎全套、胸部X线检查、腹部彩超均无异常。盆腔彩超：子宫前壁与腹壁紧贴，不排除粘连。右侧卵巢内囊性暗区声像。肺部CT：右肺结节，右下肺少许渗出灶，考虑感染。宫腔镜检查：镜下见宫颈管内黄白色组织，宫颈内口稍上方可见少许黄白色组织，进入宫腔见形态欠规则，宫腔狭小呈锥状，双侧宫角及双输卵管开口均不可见。皮肤组织病理检查：表皮呈轻度假上皮瘤样增生，真皮浅深层及皮下脂肪小叶见多个上皮样肉芽肿，肉芽肿中央见少量干酪样坏死，并见较多的多核巨细胞、组织细胞，周围见淋巴细胞浸润，PAS染色及抗酸染色阴性（图1－15）。痰液培养未发现结核杆菌。

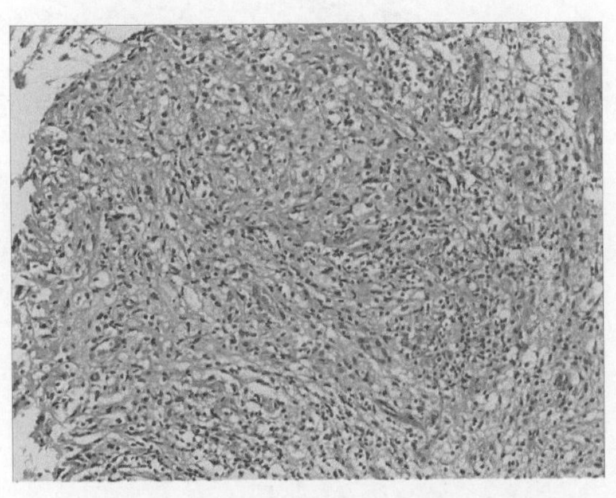

图1－15　组织病理（HE染色×400）

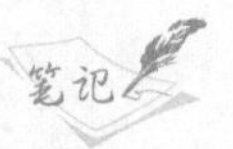

子宫内膜组织结核杆菌荧光定量 PCR 检测：结核杆菌阳性。

宫腔刮出物组织病理：真皮胶原纤维增生，弥漫性混合性炎症细胞浸润，少量内膜样组织，可见肉芽肿伴干酪样坏死。

【最后诊断】

（1）溃疡性皮肤结核。

（2）子宫内膜结核。

【诊断依据】

（1）外阴溃疡 10 月余，进展较慢，抗炎、抗感染治疗效果欠佳。

（2）皮损呈鲜红色基底较深的溃疡，伴有脓性分泌物。

（3）T-SPOT 阳性；右肺结节，右下肺少许渗出灶；闭经，盆腔粘连；子宫内膜组织结核杆菌荧光定量 PCR 检测阳性；组织病理见肉芽肿伴干酪样坏死。

【治疗】

予利福平、异烟肼、乙胺丁醇三联抗结核治疗；甲泼尼龙 20 mg，每日 1 次，每 2 周减量 5 mg，1 个月后停药；沙利度胺 50 mg，每日 1 次；创面局部外用医用生物胶体分散剂。3 个月后随访溃疡已痊愈（图 1－16）。

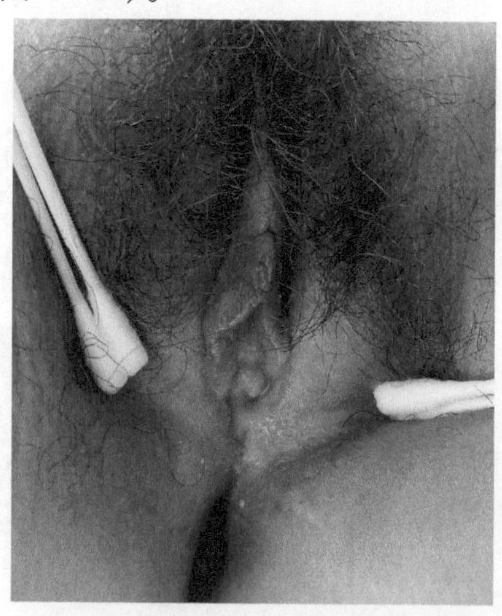

图 1－16　随访 3 个月后溃疡已痊愈

病例分析与讨论

结核病是由结核分枝杆菌感染所致的慢性传染病，80% 发生在肺部，皮肤结核少见，在结核病中占比小于 2% 。皮肤结核主要包括原发皮肤结核综合征、寻常狼疮、疣状皮肤结核、瘰疬性皮肤结核、急性粟粒性皮肤结核、结核性树胶肿、溃疡性皮肤结核等临床类型。溃疡性皮肤结核仅占皮肤结核的 2% ，常来源于结核分枝杆菌的自身接种，像本例发生于外阴的少见。溃疡性皮肤结核的皮损初起为淡红色丘疹，逐渐破溃形成溃疡，边界欠规则，基底不平，伴有少量脓液，周围有红晕。溃疡面可伴瘙痒、疼痛。典型的组织病理改变是真皮内结核性结节，50% 患者皮损中央出现干酪样坏死。本例患者查出有子宫内膜结核的确切证据，最终出现外阴溃疡，临床表现、实验室检查和组织病理都符合溃疡性皮肤结核（继发于盆腔子宫内膜结核）。

皮肤结核的治疗与系统性结核病的治疗一致，应注意早期、足量和规则使用抗结核药物，经典方案为强化阶段使用异烟肼、利福平、吡嗪酰胺、乙胺丁醇联合治疗，维持阶段口服异烟肼、利福平。本病例中因患者的尿酸轻度升高，而吡嗪酰胺有导致尿酸升高的不良反应，且患者在服用利福平、异烟肼、乙胺丁醇时有一些胃肠道反应，综合考虑没有使用吡嗪酰胺。

临床上溃疡性皮肤结核需要与白塞氏病、坏疽性脓皮病、硬下疳、皮肤肿瘤等疾病进行鉴别。

（1）白塞氏病：又称口—眼—生殖器综合征，常伴复发性、顽固性口腔溃疡，部分患者出现皮肤症状、关节炎、眼炎等症状。组织病理基本病变为血管炎，无结核样结节。激素治疗效果好。

（2）坏疽性脓皮病：一种慢性复发性溃疡性免疫炎症性皮肤

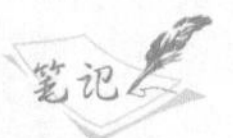

病，皮损初发常为炎症性丘疹、脓疱或小结节，中央很快破溃形成溃疡，向周围呈潜行性扩大，疼痛明显，溃疡边缘常有紫红色晕，溃疡底部潮湿，常有脓性分泌物及坏死肉芽组织，中心愈合后形成瘢痕。50% 患者常伴有潜在的系统疾病，如溃疡性结肠炎、类风湿关节炎等。组织病理表现为非感染性嗜中性皮病，有时可伴有白细胞碎裂性血管炎。

（3）硬下疳：初起为小红斑，迅速发展为无痛性炎性丘疹，数天内丘疹扩大形成硬结，表面发生坏死形成单个直径为 1 ~ 2 cm 圆形或椭圆形无痛性溃疡，表面附有浆液性分泌物，溃疡边界清楚，周围水肿隆起，触之有软骨样硬度。组织病理基本病变为表皮银屑病样增生，角质层及棘层可见中性粒细胞，真皮血管周围浆细胞、淋巴细胞浸润。银染或免疫组织化学染色常可见梅毒螺旋体，梅毒血清学试验阳性。苄星青霉素治疗后皮损能很快痊愈。

（4）皮肤肿瘤：外阴鳞状细胞癌、鲍温病、乳房外佩吉特病（乳房外 Paget 病）均可发生在外阴部位，呈现皮肤溃疡的表现。上述疾病组织病理可见表皮内肿瘤细胞的异常增生，细胞异型性明显。免疫组织化学染色可帮助鉴别。

（喻江帆　肖　嵘）

参考文献

1. SANTOS J B, FIGUEIREDO A R, FERRAZ C E, et al. Cutaneous tuberculosis: epidemiologic, etiopathogenic and clinical aspects-part I. An Bras Dermatol, 2014, 89(2): 219 – 228.

2. TURKMEN M, TURK B G, KANDıLOGLU G, et al. Tuberculosis cutis orificialis in an immunocompetent patient. Cutis, 2015, 95(2): E4 – E6.

3. 杨珍，夏颖，黄长征，等. 皮肤结核 1 例. 临床皮肤科杂志，2014，43(10)：626 – 627.

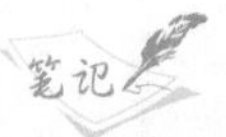

4. 赵辨. 临床皮肤病学. 2 版. 南京：江苏科学技术出版社，2017.

病例8 全身起红斑、丘疹、水疱、脱屑伴瘙痒

病历摘要

【一般情况】

患者，男，72 岁，自由职业。

【主诉】

全身起红斑、水疱伴瘙痒 1 年，加重 1 个月。

【现病史】

患者 1 年前无明显诱因躯干及四肢出现散在红斑、丘疹及水疱，疱壁厚，疱液清亮，以腹部及四肢屈侧为主，伴明显瘙痒，无发热、关节痛，无口腔溃疡等不适。当地医院考虑为“大疱性类天疱疮”，未行皮肤活检及类天疱疮抗体检查，予以静脉滴注地塞米松 5 mg/d、口服抗组胺药及外用糖皮质激素软膏等治疗后好转，之后患者间断服用泼尼松 20 mg/d 治疗，皮损仍反复发作，逐渐加重。1 个月前患者因感冒受凉后皮损明显加重，躯干及四肢出现多发大小不一的红斑，后红斑逐渐融合成大片伴明显脱屑及剧烈瘙痒，夜间尤甚，无发热、关节痛，无咳嗽、咳痰，无腹痛、腹泻等不适。2 周前于外院住院治疗，诊断为“红皮病”，予以静脉滴注甲泼尼龙 40 mg/d 抗炎、抗过敏及其他对症支持治疗，患者病情无明显缓解，皮损泛发至全身，表现为全身弥漫性潮红，上附厚层黄

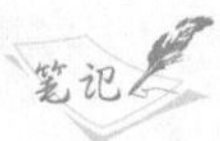

色或灰褐色鳞屑，尤以头、颈部、前胸、大腿内侧、外阴部、足背部、手部鳞屑及结痂明显，伴有明显臭味。为求进一步治疗就诊我科门诊，门诊以“红皮病查因”收住院治疗。起病以来，精神、食欲可，因瘙痒较剧，夜间入睡困难，大小便正常，体重无明显变化。

【既往史及家族史】

患者1年前因肾积水行膀胱造瘘术，术后恢复可。左手曾因外伤导致关节畸形。否认肝炎、结核、疟疾病史。否认高血压、糖尿病、心脏病、脑血管疾病、精神疾病等疾病病史。否认手术、外伤及输血史。否认食物、药物过敏史。否认有毒物质接触史。家族史无特殊。

【体格检查】

精神差，四测正常。颈部、腋下及腹股沟可触及多发蚕豆大小的淋巴结，活动，质地中等，且无粘连融合。心肺腹及神经系统体查未见异常。

【皮肤科专科检查】

头面颈、躯干、四肢、手足背可见弥漫性红斑伴糠皮状脱屑，手足背、臀部呈污黄的厚痂，骶尾可见直径约核桃大小的褥疮破溃面，可见脓性渗出物。头发稀疏、枯黄、细软。指甲、趾甲未见明显增厚。左手大拇指、食指关节明显畸形，活动受限。双下肢中度凹陷性水肿。皮肤闻之有特殊臭味。

临床照片见图1－17。

【实验室检查】

血常规：白细胞计数 $20.52\times10^9/L$↑[参考值：$(3.5\sim9.5)\times10^9/L$]，嗜酸性粒细胞计数 $9.03\times10^9/L$↑[$(0.02\sim0.52)\times10^9/L$]，

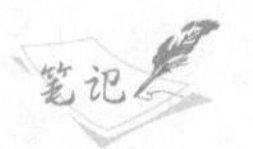

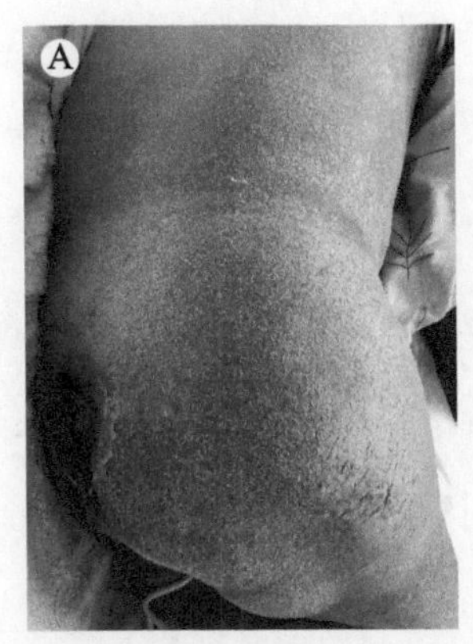
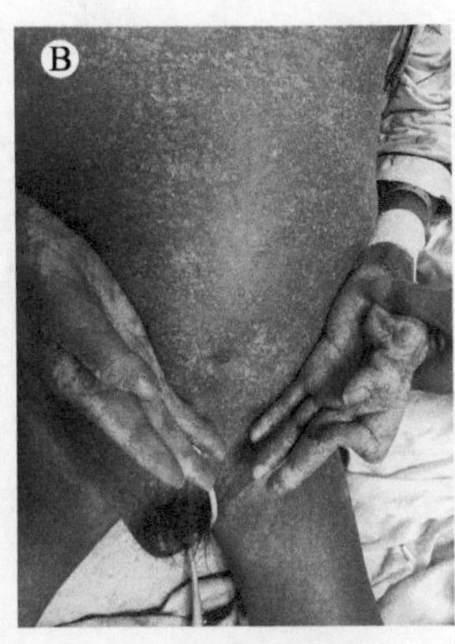

图 1－17　红皮病样外观，臀部及双手大量厚的污黄色鳞屑

嗜酸性粒细胞比值 44.0% ↑（0.4%～8.0%）。肝功能：谷丙转氨酶及谷草转氨酶正常，白蛋白 26.5 g/L↓（参考值：40～55 g/L）。红细胞沉降率 12 mm/h（参考值：0～15 mm/h）。C 反应蛋白 23.1 mg/L↑（参考值：0～8 mg/L）。降钙素原 0.038 ng/mL（参考值：0～0.05 ng/mL）。肌酶：肌酸激酶及肌酸激酶同工酶正常，乳酸脱氢酶 311.3.1 U/L↑（参考值：120.0～250.0 U/L）。免疫球蛋白：IgE＞6000 ng/mL↑（参考值：0～691.4 ng/mL）。肾功能、电解质、血糖、血脂、尿常规、大便常规及心电图均正常。

【思考：可能的诊断】

（1）红皮病？

（2）落叶型天疱疮？

（3）大疱性类天疱疮？

（4）挪威疥疮？

【进一步检查】

肺炎全套（支原体、衣原体、军团菌）、病毒全套、结核全套、T-SPOT、肝炎全套、甲功五项、梅毒、HIV 初筛试验、肿瘤标志物、ANA、抗 ENA 抗体谱、抗 dsDNA 抗体均无异常。天疱疮及类

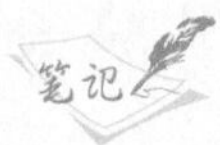

天疱疮抗体均阴性。甲状腺彩超及双下肢动静脉彩超：正常。腹部B超：双肾多发结石。肺部CT：未见明显异常。皮肤组织病理：角化不全伴痂屑形成，毛囊开口处见一疥螨虫体，表皮轻度增生，真皮浅层浆细胞伴淋巴细胞、组织细胞及较多嗜酸性粒细胞浸润（图1－18）。直接免疫荧光检测示棘细胞间及基底膜带免疫球蛋白及补体阴性，考虑挪威疥疮。刮屑找疥螨(＋)。

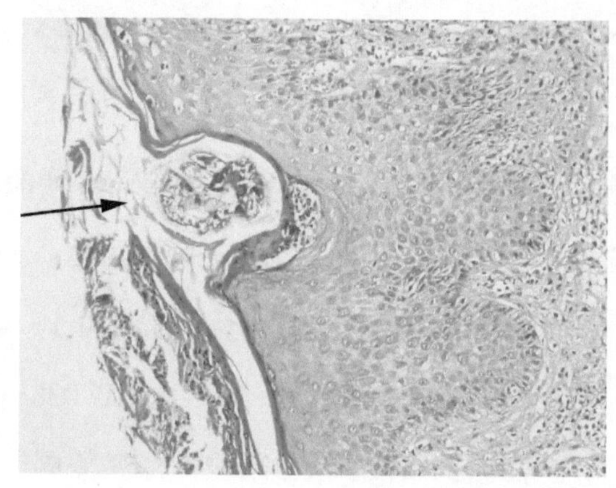

图1－18　皮肤组织病理（箭头所示毛囊开口处见一疥螨虫体）

【最终诊断】

（1）挪威疥疮。

（2）肾积水膀胱造瘘术后。

（3）双肾结石。

【诊断依据】

（1）有长期口服及外用糖皮质激素类药物史。

（2）临床表现为红皮病、脱屑，手足、臀部厚的鳞屑，夜间瘙痒剧烈，有特殊臭味。

（3）抗过敏药物、激素类药物及免疫抑制剂等治疗均效果不明显。

（4）刮屑找疥螨（找到疥螨成虫）。

（5）皮肤病理结果：角化不全伴痂屑形成，毛囊开口处见一疥螨虫体，表皮轻度增生，真皮浅层浆细胞、组织细胞及较多嗜酸性粒细胞浸润。

【治疗】

住院后立即隔离，衣物、床单被套及寝具等煮沸、消毒。全身外用 10% 硫磺软膏 bid，臀部溃烂处清创换药，外涂抗生素软膏，勤翻身，避免受压，外贴敷料促进伤口愈合。同时予对症支持治疗止痒，保持皮肤滋润，加强营养，维持水、电解质平衡，避免皮肤破溃感染。

病例分析与讨论

挪威疥疮又称结痂性疥疮或角化性疥疮，是疥疮的一种异型，比较少见且传染性极强，多发生于有基础疾病或免疫力低下的人群，如年老体弱、肿瘤、艾滋病、长期需免疫抑制、糖皮质激素或生物制剂治疗者（如自身免疫性疾病、器官移植患者）、营养不良、养老院居住、神经系统疾病或皮肤感染等。电镜下显示其虫体及背部的棒状刺均比寻常疥螨略小。

挪威疥疮临床表现多样，主要表现为包括面部在内的全身大面积角化过度性红斑、脱屑、结痂，有特殊臭味，部分可有甲破坏，可出现红皮病样表现，易被误诊为剥脱性皮炎、银屑病、湿疹等。患者角质层内可携带数千只疥虫，通过直接接触和间接接触传播。若出现二重感染可发展为败血症，死亡率明显增高。

挪威疥疮发病率低，无一般疥疮的典型丘疹、丘疱疹、隧道等临床表现，早期症状不典型，多表现为可累及头面部的全身厚层角化性皮损、脱屑、结灰黄痂、皮肤溃烂等，这与剥脱性皮炎、银屑

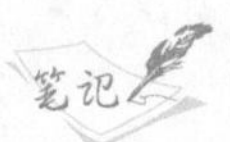

病、药疹、湿疹等极为相似，特别是在外用糖皮质激素软膏治疗后症状及体征更不典型，容易被误诊或漏诊。挪威疥疮可表现为瘙痒剧烈，但部分使用镇静剂的精神病患者或智力低下者因对瘙痒反应迟钝而被误诊。部分患者在有相似皮损的疾病基础上若合并挪威疥疮，更易漏诊。

挪威疥疮一旦确诊应立即隔离，患者用过的床褥、衣物、寝具应煮沸消毒，密切接触者应同时治疗。可外用硫磺软膏、扑灭司林、林旦软膏、克罗米通乳膏等杀虫剂治疗，常需几种杀疥螨药联合使用。国外推荐使用口服伊维菌素 200 ~ 400 μg/kg，分 2 次口服，间隔 1 ~ 2 周，连用 4 周。瘙痒较剧者可口服抗组胺药缓解瘙痒，保持皮肤滋润，外用止痒、抗菌、抗炎、角质松解剂等，注意保护皮肤创面，避免二重感染。

本病应与以下疾病鉴别。

（1）红皮病型银屑病：患者既往常有银屑病病史，治疗不当或突然停药导致全身皮肤弥漫性红斑，脱屑，头皮受累时束状发。甲有顶针样凹陷或增厚发黄、甲下角质物堆积、甲板破坏分离等，可在红皮病消退后出现典型寻常型银屑病皮疹。组织病理呈银屑病样皮炎改变。

（2）落叶型天疱疮：为天疱疮的一种亚型，主要表现为头面、躯干部的红斑，薄壁水疱，尼氏征阳性，疱易破裂，形成表浅糜烂面，很快表面结黄褐色油腻性疏松的鳞屑和痂，如落叶状，病情严重时可发展为红皮病，表面伴厚的油腻性痂，痂下可见糜烂面，有腥臭味。外周血存在抗 Dsg1 抗体。直接免疫荧光显示棘层细胞间 IgG、C3 网状沉积。

（3）大疱性类天疱疮：是最常见的皮肤自身免疫性表皮下大疱病。好发于老年人，以泛发的红斑、水疱、大疱伴瘙痒为特点，黏

笔记

膜受累比较少见，组织病理显示表皮下大疱、疱内及真皮见嗜酸性粒细胞浸润，直接免疫荧光示基底膜带 IgG 及 C3 线状沉积。类天疱疮临床表现极为多样，部分患者早期可无水疱，仅表现为全身散在红斑、丘疹伴瘙痒等，故易被误诊、漏诊。本例为 72 岁患者，1 年前有全身皮肤起红斑、水疱伴瘙痒病史，本次入院后血清类天疱疮抗体检测阴性，皮肤活检未见表皮下水疱，免疫病理阴性，故暂不考虑此诊断。

（罗双艳　张桂英）

参考文献

1. 秦爽，陆捷洁，王爱民，等. 挪威疥 1 例. 中国中西医结合皮肤性病学杂志，2016，15(1)：54 – 65.
2. BOLOGNIA J L，SCHAFFER J S，CERRONI L. 皮肤病学(简装版). 4 版. 朱学骏，王宝玺，孙建方，等，译. 北京：北京大学医学出版社，2019.
3. 王玮，邹娟娟，周梅娟，等. 挪威疥 3 例. 中国皮肤性病学杂志，2019，33(1)：124 – 126.

笔记

第二章
红斑、丘疹、斑块性皮肤病

病例9　躯干及四肢黄褐色斑

病历摘要

【一般情况】

患儿，男，6岁，学生。

【主诉】

躯干及四肢黄褐色斑5年。

【现病史】

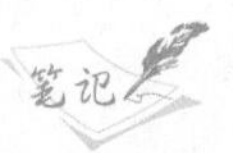

患儿母亲诉5年前患儿无明显诱因全身起风团伴瘙痒，风团自

行消退后留有色素沉着斑，无明显自觉症状。近年来色斑逐渐增多，有时摩擦后皮损发红，出现轻微瘙痒，不久红斑能自行消退。起病以来无发热、关节痛，无腹痛、腹泻，无胸闷、气促及喘息等不适。

【既往史及家族史】

无特殊。

【体格检查】

一般情况良好，未触及淋巴结肿大，全身系统体查无明显异常。

【皮肤科专科检查】

躯干部多发对称分布的黄褐色斑疹、斑丘疹，直径0.5～1 cm大小不等，部分沿皮纹分布，部分皮疹稍隆起，皮面呈斑丘疹，皮疹边界清楚、不融合，压之不褪色，表面无脱屑、糜烂。色素斑摩擦后局部皮肤发红，出现风团，Darier征(＋)。

临床照片见图2－1。

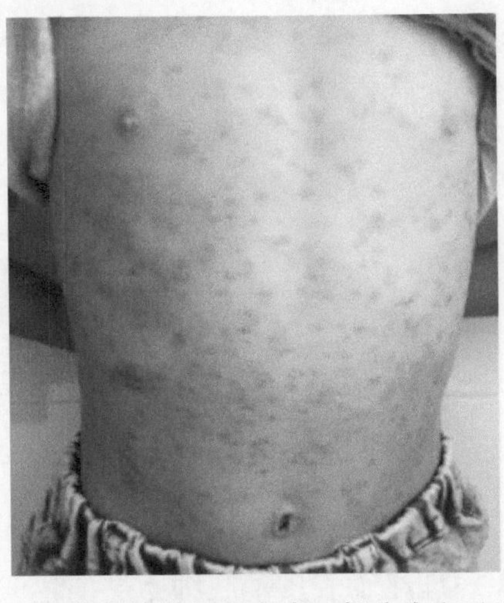

图2－1 躯干部泛发性黄褐色斑疹，部分为斑丘疹，界限清楚

【实验室检查】

血常规、尿常规、大便常规、肝肾功能、血脂、血糖均正常。

【思考：可能的诊断】

（1）色素性荨麻疹？

（2）特发性多发性斑状色素沉着症？

（3）色素性玫瑰糠疹？

（4）炎症后色素沉着？

【进一步检查】

皮肤组织病理：表皮基底细胞层内色素增多，真皮浅层血管周围大量肥大细胞伴少量淋巴细胞浸润（图2－2A）；甲苯胺蓝染色可见肥大细胞内有异染性紫红色颗粒（图2－2B）。

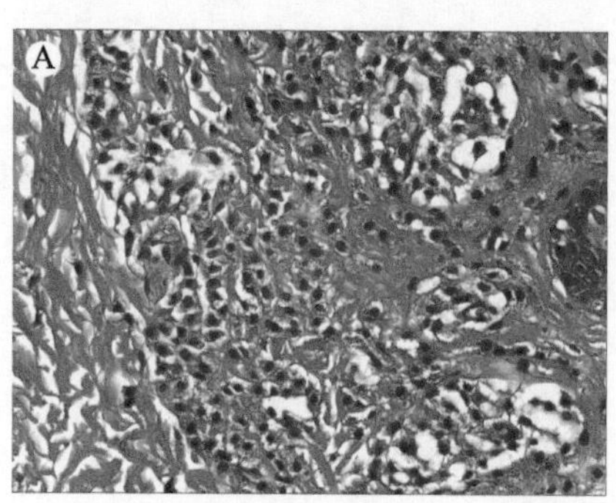

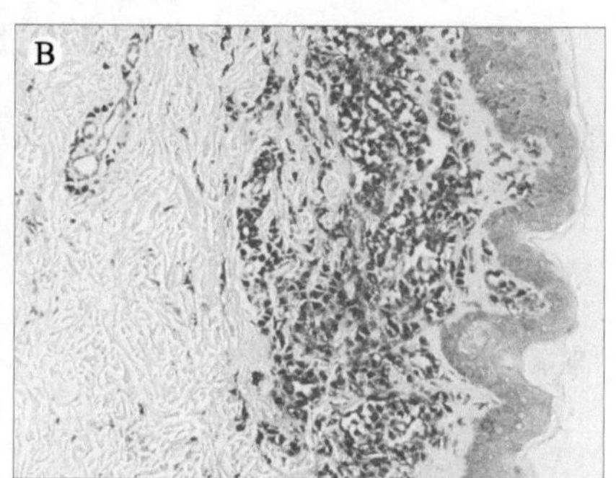

A：HE染色×400；B：甲苯胺蓝染色×200。

图2－2　皮肤组织病理

【最后诊断】

色素性荨麻疹。

【诊断依据】

（1）躯干、四肢起色素斑5年，摩擦后出现风团。

（2）查体发现躯干、四肢多发大小不等的黄褐色斑疹，部分皮疹稍隆起、皮面呈斑丘疹表现，压之不褪色，Darier征(＋)。

（3）皮肤组织病理显示表皮基底细胞层内色素增多，真皮浅层血管周围大量肥大细胞。甲苯胺蓝染色阳性，进一步证实为肥大细胞。

笔记

【治疗】

考虑本例患儿目前无任何自觉症状，未给予药物治疗，建议随访观察。嘱家长在照顾患儿上，要避免冷热刺激、摩擦、酒精、情绪应激和服用非甾体类抗炎药等，以免活化肥大细胞导致其脱颗粒释放炎症介质。

病例分析与讨论

肥大细胞增生症（mastocytosis）是以过量肥大细胞在一种或多种组织中聚集为特点的一组疾病。根据2016年WHO最新的肥大细胞增生症分类标准，肥大细胞增生症分为皮肤型、系统型及肥大细胞肉瘤。皮肤型肥大细胞增生症可以进一步分为色素性荨麻疹、弥漫性皮肤肥大细胞增生症及皮肤肥大细胞瘤。三种临床类型中，以色素性荨麻疹最常见，也称为斑丘疹性皮肤型肥大细胞增生症。系统型肥大细胞增生症分为惰性、隐匿性、系统性肥大细胞增生症伴血液系统肿瘤、侵袭性肥大细胞增生症、肥大细胞白血病。

色素性荨麻疹最常受累的部位是上下肢，其次是胸腹部，儿童患者的面部和头皮可能受累，但是成人患者的掌跖、头面部及其他曝光部位一般无皮损。皮损可表现为黄褐色至棕红色小斑疹或斑丘疹，还可以出现斑块、结节样皮损。根据临床表现，可将色素性荨麻疹进一步分为4种亚型：单态型、多态型、斑块型和结节型。单态型的皮损形态一致，常见于成年患者。多态型的皮损具有多形性，皮损边界可以清晰或模糊，皮损可以隆起或平坦，婴幼儿期的结节性皮损亦可以演变为斑块状，此型多见于婴幼儿。色素性荨麻疹还有一个特征性表现Darier征，当使用钝器轻轻摩擦色素性荨麻疹患者的皮肤，若在数分钟内产生局限性红斑、风团、瘙痒等表现，并于1小时内消退，则为Darier征阳性。儿童色素性荨麻疹患

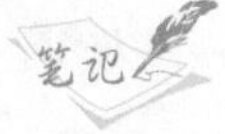

者和皮肤肥大细胞瘤患者 Darier 征常表现为阳性，而成年色素性荨麻疹患者较少出现 Darier 征阳性反应。

色素性荨麻疹的病理特征为真皮乳头层肥大细胞增多，可呈灶状、团块状或苔藓样浸润。在吉姆萨或甲苯胺蓝等特殊染色下，肥大细胞内可见异染颗粒，可辅助辨认肥大细胞。免疫组化标志物如 CD117 和类胰蛋白酶等有助于明确诊断。

色素性荨麻疹目前尚缺乏有效的治疗方法，一般采取对症治疗。应告知患者避免可诱发肥大细胞活化并释放炎症介质的刺激因素，如冷热刺激、摩擦、酒精、情绪应激和服用非甾体类抗炎药等。对于组胺、5-羟色胺等炎症介质释放引起的相关症状，如红斑、瘙痒等，可给予抗组胺药物和肥大细胞稳定剂（如色甘酸钠）对症处理。如果发生危及生命的严重过敏反应，可给予糖皮质激素和肾上腺素进行急救治疗。对于局部皮损可外用糖皮质激素治疗，亦可采用补骨脂素光化学疗法（PUVA）或紫外线 A1（UVA1）光疗。亦有文献报道采用皮下注射干扰素 α 治疗成人色素性荨麻疹取得成功的案例。色素性荨麻疹患儿有自愈倾向，多数到青春期时可最终改善或完全消退，故对于无任何自觉症状的患儿，可仅随访观察。

本例患儿病程 5 年，躯干和四肢皮疹表现为多发大小不等的暗褐色斑疹或斑丘疹，Darier 征阳性。组织病理学检查显示真皮内大量肥大细胞浸润，最终确诊为色素性荨麻疹。

本病应与色素性扁平苔藓、色素性玫瑰糠疹、特发性多发性斑状色素沉着症及炎症后色素沉着等疾病相鉴别。

（1）色素性扁平苔藓：是扁平苔藓的一种少见类型，皮疹表现为褐黑色或棕色的斑疹，多分布于面部、颈部及上背部等光暴露部位，一般无自觉症状，Darier 征阴性。组织病理可见基底细胞液化变性，真皮浅层见淋巴细胞为主的炎细胞浸润及噬黑素细胞，肥大细胞数目正常。

笔记

（2）色素性玫瑰糠疹：是玫瑰糠疹的特殊亚型，临床特点为紫灰色或色素性斑疹，表面有糠样鳞屑，多呈椭圆形，长轴与皮纹走向一致，一般无斑丘疹、丘疹和风团样损害，Darier 征阴性。组织病理可见表皮内黑素颗粒增多，基底细胞液化变性，真皮浅层有较多噬黑素细胞及淋巴细胞浸润，无肥大细胞浸润。

（3）特发性多发性斑状色素沉着症：是一种病因不明的色素障碍性皮肤病，皮疹好发于躯干及四肢等非曝光部位。典型临床表现为圆形或不规则形约指甲盖大小的青灰色或棕灰色色素沉着斑，表面光滑，无自觉症状。组织病理主要表现为基底层色素增加，无基底细胞液化变性，真皮浅层有较多噬黑素细胞，与色素性荨麻疹相比，甲苯胺蓝染色显示肥大细胞数目正常。

（4）炎症后色素沉着：是皮肤急性或慢性炎症后出现的一种继发性色素异常性疾病，色素沉着一般局限在先前有皮肤炎症部位，表现为淡褐色或紫褐色斑，界线清楚。组织病理显示基底层色素颗粒增多，真皮浅层血管周围数量不等的噬黑素细胞和少量淋巴细胞浸润。

（尹　恒　张桂英）

参考文献

1. VALENT P，AKIN C，METCALFE D D. Mastocytosis：2016 updated WHO classification and novel emerging treatment concepts. Blood，2017，129（11）：1420－1427.
2. 赵辨. 中国临床皮肤病学. 2 版. 南京：江苏科学技术出版社，2017.
3. 芝佳，郑松，唐娟. 色素性荨麻疹. 临床皮肤科杂志，2017，46(7)：469－470.
4. 许霞，潘云，王琳，等. 皮肤肥大细胞增生症 15 例临床病理分析. 临床皮肤科杂志，2008，37(10)：646－648.
5. SOTER，N A. Mastocytosis and the skin. Hematology/Oncology Clinics of North America，2000，14(3)：537－555.

6. BARTON J, LAVKER R M, SCHECHTER N M, et al. Treatment of urticaria pigmentosa with corticosteroids. Archives of Dermatology, 1985, 121(12): 1516.

7. KOLDE G, FROSCH P J, CZARNETZKI B M. Response of cutaneous mast cells to PUVA in patients with urticaria pigmentosa: histomorphometric, ultrastructural, and biochemical investigations. J Invest Dermatol, 1984, 83(3): 175 – 178.

8. 陈佰超，高继鑫，樊平申，等. 长波紫外线1治疗成人色素性荨麻疹. 临床皮肤科杂志，2016，45(5)：47 – 49.

9. CZARNY J, LANGE M, NIEDOSZYTKO M, et al. Transient improvement of skin symptoms in an adult patient with pediatric-onset cutaneous mastocytosis treated with interferon-α. Int J Dermatol, 2018, 57(10): 1237 – 1241.

10. 黄文慧，骆津蓉. 婴儿色素性荨麻疹误诊为色素性玫瑰糠疹. 临床误诊误治杂志，2011，24(11)：82.

病例 10　头面部、四肢末端反复起红斑、水疱

病历摘要

【一般情况】

患者，男，64 岁，农民。

【主诉】

头面部及四肢末端反复起红斑、水疱伴瘙痒 2 年。

【现病史】

患者 2 年前头面部及双手背无明显诱因出现数个散在分布的约绿豆至花生大小的红斑，部分表面有小水疱，疱液清亮，水疱不易

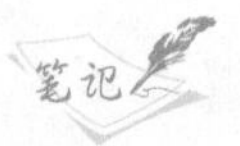
笔记

破溃，抠破后出现糜烂、结痂，能自行愈合，自觉轻微瘙痒，于外院诊断为“湿疹”，予以抗过敏治疗后症状缓解，但反复发作，并逐渐累及双足背，反复出现类似红斑、水疱，偶可出现血疱，破溃后形成浅溃疡，愈后可留有凹陷性瘢痕及色素沉着，夏季加重，冬季缓解。起病以来无发热、关节痛，无口腔溃疡及脱发现象，无腹痛、腹泻等不适。

【既往史及家族史】

患者有“2 型糖尿病”病史 12 年，多次因血糖控制不佳就诊于内分泌科。右食指 50 年前受过外伤导致畸形。否认肝炎、结核病病史，无药物食物过敏史及血吸虫疫水接触史。家族中无类似病史。

【体格检查】

四测正常，系统体查未见明显异常。

【皮肤科专科检查】

面部、头颈部、双上肢伸侧等暴露部位皮肤可见色素沉着、色素减退斑及结痂，面部毳毛增多。双手手背散在水疱，直径 2 ~ 3 mm 之间，疱液清亮，水疱愈合处可见色素沉着和浅瘢痕。右食指末端畸形，部分缺如。部分手指指甲增厚，呈黄褐色、褐色改变。

临床照片见图 2 – 3。

【实验室检查】

血常规：血红蛋白 101 g/L↓（参考值：115 ~ 150 g/L），血小板计数 73 × 10^9/L↓［参考值：（125 ~ 350）× 10^9/L］，其余各项指标正常。尿常规：尿蛋白 0.3 g/L，尿白细胞酯酶(2 +)，尿酮体 0.5 mmol/L。肝功能：谷丙转氨酶 97.1 U/L↑(参考值：0 ~ 40 U/L)，谷草转氨酶 72 U/L↑（参考值：0 ~ 40 U/L），白蛋白 33.7 g/L↓（参考值：40 ~ 55 g/L）。红细胞沉降率 77 mm/h↑(参考值：0 ~

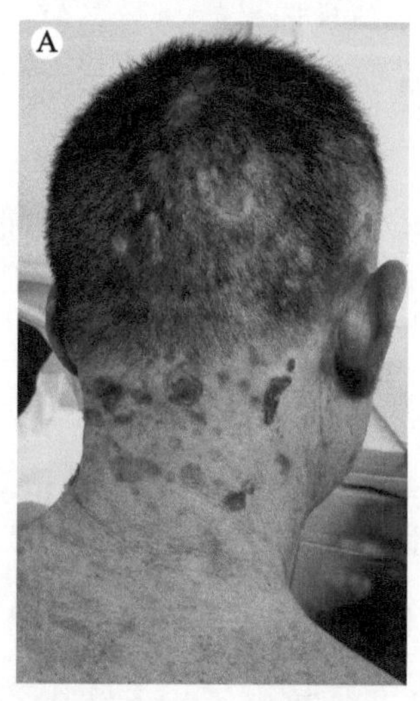

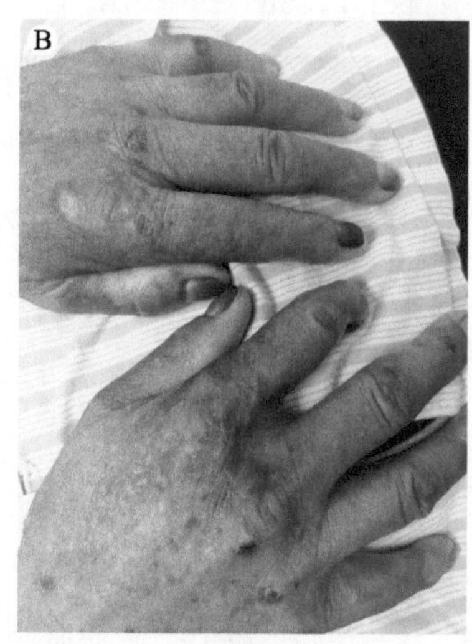

A：头颈部结痂及色素斑；B：手背散在小水疱和结痂、色素沉着、浅瘢痕，右食指末端畸形、甲缺如。

图 2－3　临床照片

15 mm/h）。糖化血红蛋白 7% ↑（参考值：<6%）。免疫球蛋白：IgA 5.2 g/L↑（参考值：0.82～4.53 g/L），IgG 24.1 g/L↑（参考值：7.51～15.6 g/L），余阴性。ANA＋ENA 抗体、补体 C3、补体 C4、类风湿因子、C 反应蛋白、尿本周蛋白、血管炎三项、肝炎全套、肾功能、电解质、血酮、乳酸均正常，HIV、梅毒均阴性。

【思考：可能的诊断】

（1）单纯型大疱性表皮松解症？

（2）糖尿病性水疱？

（3）大疱性系统性红斑狼疮？

（4）迟发性皮肤卟啉病？

【进一步检查】

皮肤组织病理：表皮下水疱，疱腔内可见红细胞，其下方真皮乳头层呈绒毛膜样突向疱腔，血管周围见均一嗜酸性物质及红细胞外溢（图 2－4）。直接免疫荧光示部分真皮乳头血管周围可见 IgG 沉积，IgM、IgA、C3 均阴性（图 2－5），基底膜带未见免疫球蛋白

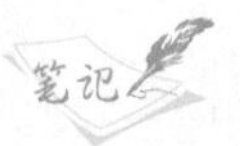

及补体沉积。尿卟啉阳性（图2－6）。

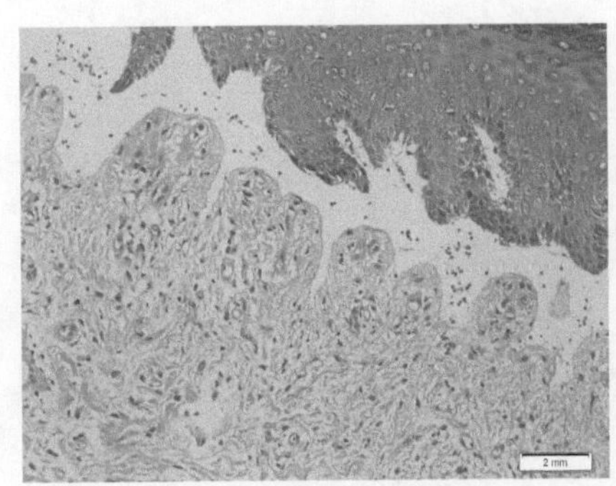

图2－4　皮肤组织病理（HE染色×200）

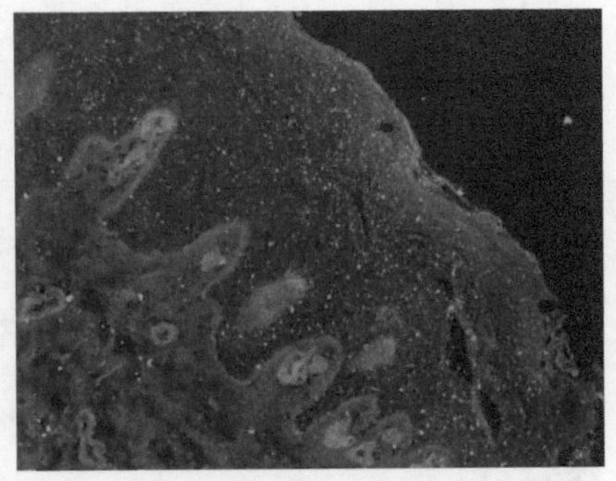

图2－5　直接免疫荧光

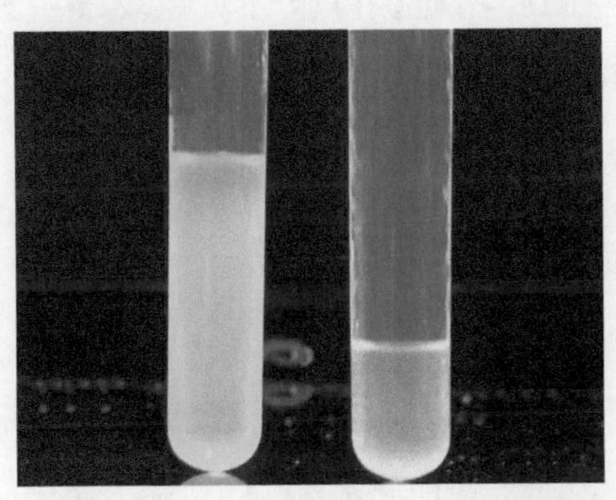

左侧：正常对照；右侧：患者尿标本，紫外线照射后呈粉红色。

图2－6　患者尿卟啉阳性

【最后诊断】

（1）迟发性皮肤卟啉病。

（2）2型糖尿病。

【诊断依据】

（1）肢端反复发生小水疱，夏季加重，愈合后留浅瘢痕。暴露部位（面颈部、双上肢）皮肤异色，双手皮肤紧绷发亮，散在小水疱，水疱愈合处可见色素沉着和浅瘢痕。

（2）皮肤组织病理活检：表皮下水疱，疱腔内可见红细胞，其下方真皮乳头层呈绒毛膜样突向疱腔，血管周围见均一嗜酸性物质

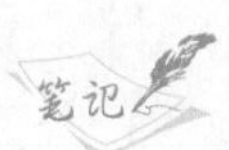

及红细胞外溢。直接免疫荧光示部分真皮乳头血管周围可见 IgG 沉积。

（3）尿卟啉阳性。

（4）手指肿胀、皮肤异色，贫血，血小板计数低，红细胞沉降率、肝功能异常，蛋白尿，免疫球蛋白异常。

（5）糖尿病病史 12 年，口干、多饮多尿，血糖、糖化血红蛋白、血脂和肝功能异常，尿酮体阳性。

【治疗】

控制血糖，预防感染，避免使用可诱发加重的食物、药物；忌酒、防晒，定期监测肝功能；口服羟氯喹及维生素 E 等对症治疗。随诊 1 个月后皮疹明显改善。

病例分析与讨论

迟发性皮肤卟啉病是最常见的一种皮肤型卟啉病，常发生于中重度光敏的成年人，春夏加重，秋冬缓解，曝光部位皮肤脆性增加，并出现小水疱、大疱、糜烂、结痂、瘢痕、色素沉着，有时可见多毛症和硬皮病样改变。

迟发性皮肤卟啉病常见的诱发因素包括：①肝铁负荷过多：其原因可能有血色病、血红蛋白沉积病等。②病毒感染：尤其是丙肝病毒感染和 HIV 感染。③酒精：迟发性皮肤卟啉病患者多有酗酒史。也有报道跟雌激素有关，如女性患者口服避孕药或绝经后用雌激素替代治疗，停药后可缓解；雌激素治疗前列腺癌可促使男性发生迟发性皮肤卟啉病。还有与迟发性皮肤卟啉病相关疾病的个案报道，如结缔组织病（硬皮病、干燥综合征、红斑狼疮、类风湿关节炎）、肾衰竭、非胰岛素依赖性糖尿病、恶性血液病等。迟发性皮肤卟啉病的发病原因是红细胞尿卟啉原脱羧酶活性降低导致红血素

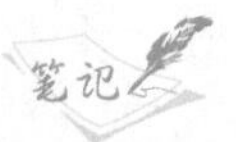

生物合成障碍，尿卟啉原脱羧酶活性降低，尿卟啉蓄积于皮肤，并且在其尿液和粪便中排泄亦相应增多。皮肤受光的激活可产生活性单态氧和自由基，从而引起皮肤组织损伤出现水疱。本例患者系2型糖尿病患者，血糖一直控制不佳，推测糖尿病胰岛素缺乏，可加重卟啉病细胞内糖利用缺陷，促使迟发性皮肤卟啉病发作，而迟发性皮肤卟啉病又致使拮抗胰岛素的应急激素分泌增加从而使糖尿病恶化，形成恶性循环。本例患者有贫血、血小板下降和肝酶异常。因此我们嘱咐其控制血糖，预防感染，避免使用可诱发加重的食物、药物，忌酒，防晒，定期监测肝功能，予以羟氯喹及维生素E等对症治疗，目前皮损得以控制，随访中。

本病在临床上需与下列疾病鉴别。

（1）糖尿病性大疱：与糖尿病相关，许多患者合并多神经炎、视网膜炎或糖尿病肾病。皮损为四肢（远端为主）突然自发出现紧张性水疱和大疱，伴轻度灼热感。皮肤病理表现为表皮下水疱，一般无炎症。直接免疫荧光常为阴性。尿卟啉阴性。

（2）大疱性系统性红斑狼疮：为系统性红斑狼疮（systemic lupus erythematosus，SLE）罕见的皮损类型，表现为躯干、四肢非对称性紧张性水疱和大疱。组织病理表现为表皮基底层明显空泡化和表皮下水疱，水疱内和真皮浅深层血管周围可见大量中性粒细胞。直接免疫荧光显示表皮基底膜带有IgG和C3呈线状或颗粒状沉积，半数病例可出现IgM和IgA沉积。此外，患者血中常见ANA及多种ENA自身抗体阳性。

（3）单纯型大疱性表皮松解症：是常染色体显性遗传疾病，常在婴幼儿期开始发病，一般在受压或机械损伤处发生，如手足、肘膝等摩擦部位出现红斑、水疱和糜烂，并很快愈合形成色素沉着斑，成年期可伴有指（趾）甲营养不良。皮肤病理显示基底层下方裂隙或水疱，疱内常缺乏炎症细胞。由于单纯型大疱性表皮松解症

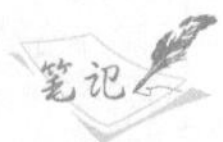

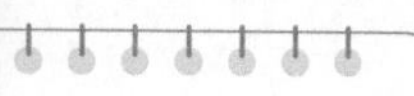
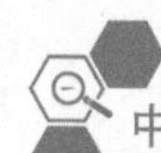

为角蛋白5（*KRT5*）和角蛋白14（*KRT14*）基因突变所致，通过基因检测可以进行诊断。

（4）多形性日光疹：一种光敏性皮肤病，好发于青年女性，春夏季节复发或加重，秋冬季节自行缓解或消退。皮疹见于体表暴露部位，受日光照射后出现红斑、丘疹、水疱、结节、糜烂、结痂或苔藓样变等多形性皮疹，但同一患者常以一种皮疹为主。病理一般表现为表皮海绵水肿、真皮乳头水肿、浅深层血管周围淋巴细胞为主浸润。

（杨　玥　周　英）

参考文献

1. ANDERSEN J, GJENGEDAL E, SANDBERG S, et al. A skin disease, a blood disease or something in between? An exploratory focus group study of patients' experiences with porphyria cutanea tarda. Br J Dermatol, 2015, 172(1): 223 - 229.
2. CONLAN M G, HOOTS W K. Porphyria cutanea tarda in association with human immunodeficiency virus infection in a hemophiliac. J Am Acad Dermatol, 1992, 26(5 Pt 2): 857 - 859.
3. BULAJ Z J, FRANKLIN M R, PHILLIPS J D, et al. Transdermal estrogen replacement therapy in postmenopausal women previously treated for porphyria cutanea tarda. J Lab Clin Med, 2000, 136(6): 482 - 488.
4. CHALEM P, GHNASSIA A M, NORDMANN Y, et al. Porphyria cutanea tarda affecting a rheumatoid arthritis patient treated with methotrexate: association or coincidence?. Rheumatology (Oxford), 1999, 38(5): 453 - 456.
5. HIFT R J. Porphyria cutanea tarda, iron, inflammation and diabetes mellitus. Br J Dermatol, 2011, 165(3): 453 - 454.

笔记

病例 11　面部、手足红斑伴口腔糜烂

病历摘要

【一般情况】

患者，男，51 岁，农民。

【主诉】

面部、手足红斑半个月，口腔糜烂 10 天。

【现病史】

患者半个月前无明显诱因面部、肘部伸侧、手背和足背出现红斑，伴灼痛，不痒。10 天前口腔内出现多个小糜烂面，有烧灼感，吞咽困难。家属述其近来脾气大，易怒。起病以来，无腹痛、腹泻，无发热等。

【既往史及家族史】

既往无慢性疾病或家族遗传病病史；不吸烟，爱饮酒，每天饮白酒 200 ~ 300 mL。

【体格检查】

精神较萎靡，回答问题正常。四测正常，心、肺、腹等系统查体未见明显异常。

【皮肤科专科检查】

双手背、足背、右肘部和颈部见境界清楚的紫红色斑片，边缘颜色加深呈红褐色，表面粗糙伴脱屑，细小皲裂或糜烂。额、鼻梁、面颊见紫红色斑疹，鼻翼两侧红斑并覆有少量糠麸样鳞屑、痂

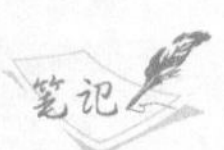

皮。口角糜烂湿润，口腔内上腭、颊黏膜和舌体见弥漫性糜烂、浅溃疡（图2－7）。

临床照片见图2－7。

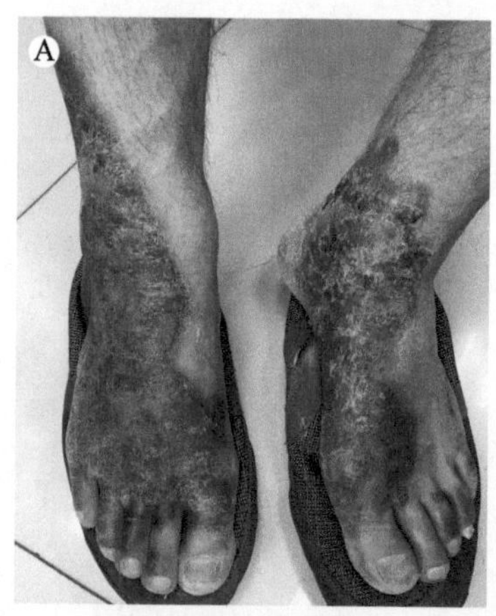

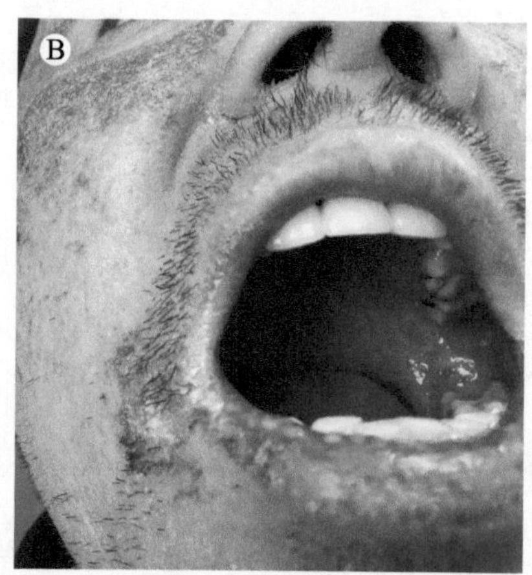

A：足背边界清楚的紫红色斑片伴鳞屑和小皲裂；B：口腔上腭和颊黏膜广泛糜烂，口角浸渍糜烂。

图2－7　临床照片

【实验室检查】

血常规正常，ANA＋ENA＋dsDNA（狼疮全套）阴性，天疱疮及类天疱疮抗体均阴性。

【思考：可能的诊断】

（1）光线性类网织细胞增生症？

（2）盘状红斑狼疮？

（3）Hartnup 病？

（4）烟酸缺乏症？

【进一步检查】

皮肤病理检查：表皮角化过度伴灶性角化不全，表皮淡染，基底层轻度液化变性，真皮乳头略水肿，浅层血管周围少量炎细胞浸润（图2－8）。

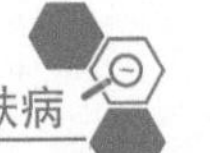

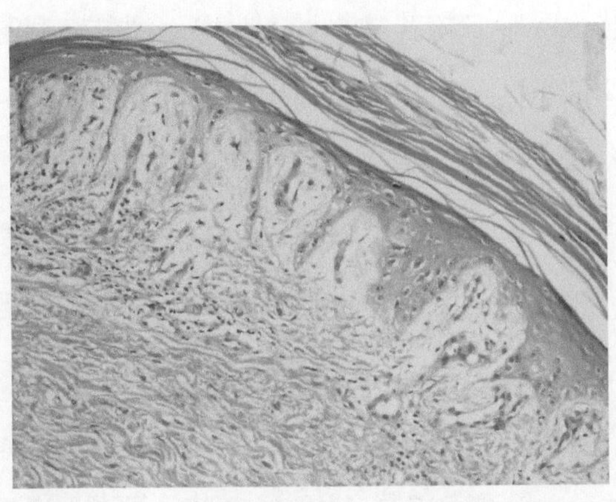

图 2－8　皮肤组织病理（HE 染色 ×200）

【最后诊断】

烟酸缺乏症。

【诊断依据】

（1）面、颈、肘伸侧等曝光部位境界清楚的紫红色斑片、鳞屑，口腔内黏膜广泛糜烂，口角糜烂，舌体糜烂，伴皮肤或黏膜烧灼感。

（2）性格改变，易激怒。

（3）有酗酒史。

【治疗】

嘱戒酒。皮损部位外用润肤剂，口服烟酰胺片（0.1 g tid）和复合维生素片治疗。半个月后皮损完全消退，精神好转。

病例分析与讨论

烟酸缺乏症又称陪拉格病（pellagra disease），属营养缺乏性疾病，典型症状为三“D”症：皮炎（dermatitis）、腹泻（diarrhea）和痴呆（dementia），但三者常不同时存在。烟酸的活性辅酶形式

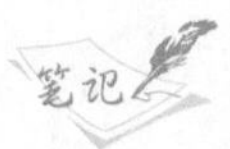

NAD（烟酰胺腺嘌呤二核苷酸）和NADP（烟酰胺腺嘌呤二核苷酸磷酸）参与体内重要的氧化—还原反应和表皮脂质如神经酰胺的生物合成，使人体从食物（肉、动物肝、鱼、家禽等）中获得的色氨酸转变为烟酸，如果烟酸缺乏可导致代谢障碍，常累及外胚叶如皮肤、神经系统和胃肠道组织。引起烟酸缺乏的原因一般是：①营养不良：如神经性厌食、长期静脉营养、饮食限制于缺乏色氨酸的玉米等；②肠道吸收不好：如胃肠手术后、克罗恩病、慢性腹泻等；③类癌综合征：色氨酸转向合成5-羟色胺从而导致烟酸合成减少；④药物：异烟肼是维生素B_6拮抗剂，可以使烟酰胺合成受阻；⑤酗酒：长期酗酒可导致肝脏不能充分利用烟酸继而发病。

烟酸缺乏症的皮炎常表现为曝光部位对称性分布的红色或紫红色斑，伴瘙痒和灼痛感，四肢末端皮损为手套和袜套般的紫红斑，掌跖可出现疼痛性皲裂，围绕颈部的边界清楚的红斑为披肩样外观，也称“casal项链”，会阴部和肛周可出现红斑糜烂。口角炎和舌炎也常见，口角湿润浸渍和糜烂。舌炎早期为充血肿胀，后期则舌乳头萎缩光滑、糜烂，口腔和齿龈可受累。胃肠道症状常为腹泻、腹痛。神经精神症状包括外周神经炎和末梢感觉减退或异常，还可出现健忘、冷漠、焦虑、易怒甚至痴呆。本例患者有典型的皮肤表现和神经精神症状，有长期酗酒史，告知戒酒并补充烟酰胺后症状迅速消失，也证实了烟酸缺乏症的诊断。

本病需与以下疾病鉴别。

（1）光线性类网织细胞增生症：紫外线诱发的慢性光化性皮炎中较重的一型，通常发生于50岁以上的男性，夏季加剧，在日光暴露区出现暗红色肥厚性丘疹和苔藓样斑块，自觉瘙痒。组织病理学改变无特异性，表现为表皮增生，真皮内血管周围淋巴细胞浸润，偶可出现不典型淋巴细胞。

笔记

（2）盘状红斑狼疮：为最常见的皮肤红斑狼疮，皮损常分布于曝光部位，以面部、耳、口唇、头皮、四肢伸侧为主，表现为覆有黏着性鳞屑的红斑，中央略萎缩或色素减退、色素消失，边缘色素沉着，因此外观呈盘状。皮肤病理检查可见毛囊角栓、表皮基底层细胞广泛空泡变性，基底膜带增厚，真皮内血管和附属器周围见密集淋巴细胞浸润，间质中黏蛋白沉积。直接免疫荧光示真表皮交界处及毛囊周围有 IgG 和 IgM 呈颗粒状沉积。

（3）Hartnup 病：为常染色体隐性遗传的先天性色氨酸代谢缺陷性疾病，多于儿童期发病，致病基因为 *SLC6A19*。该基因编码介导肾和小肠上皮吸收中性氨基酸的转运蛋白。患者肾脏对中性氨基酸的重吸收会出现特征性的氨基酸尿。因色氨酸是合成烟酸的前体物质，所以此病患者也可出现曝光部位的烟酸缺乏症样皮炎、间歇性小脑共济失调，也有部分患者出现精神障碍、癫痫和发育迟缓。

（陈　玲　周　英）

参考文献

1. CROOK M A. The importance of recognizing pellagra (niacin deficiency) as it still occurs. Nutrition, 2014, 30(6): 729 – 730.
2. WAN P, MOAT S, ANSTEY A. Pellagra: a review with emphasis on photosensitivity. Br J Dermatol, 2011, 164(6): 1188 – 1200.
3. BADAWY A A. Pellagra and alcoholism: a biochemical perspective. Alcohol Alcohol, 2014, 49(3): 238 – 250.
4. CHEON C K, LEE B H, KO J M, et al. Novel mutation in SLC6A19 causing late-onset seizures in Hartnup disorder. Pediatr Neurol, 2010, 42(5): 369 – 371.

病例 12 双小腿红色丘疹伴坏死、黑痂

病历摘要

【一般情况】

患者，女，69 岁，退休职员。

【主诉】

双小腿红色丘疹伴坏死、黑痂 1 年余。

【现病史】

患者 1 年前无明显诱因双小腿出现散在红色丘疹伴轻度瘙痒，当时未予重视，后双小腿红色丘疹逐渐增多，且中央出现火山口样凹坑，其内有黑色坏死痂皮。自行外用中草药（具体不详）涂洗，症状无明显好转。起病以来，患者一般情况可，大小便正常，体重无变化。

【既往史及家族史】

患者 3 年前于当地医院确诊为“2 型糖尿病”，每日行胰岛素皮下注射治疗，自诉血糖控制尚可。家族史及个人史无特殊。

【体格检查】

一般情况良好，未触及淋巴结肿大，全身各系统体查无明显异常。

【皮肤科专科检查】

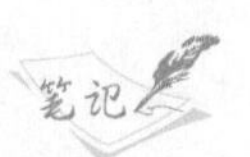

双小腿及双膝关节周围见基本对称分布的暗红色圆形丘疹，针

头至黄豆大小，部分皮损中央有脐凹，其内可见坏死、黑痂，脐凹周围绕以红晕。皮损干燥无渗出。其他部位未见明显皮损。

临床照片见图2－9。

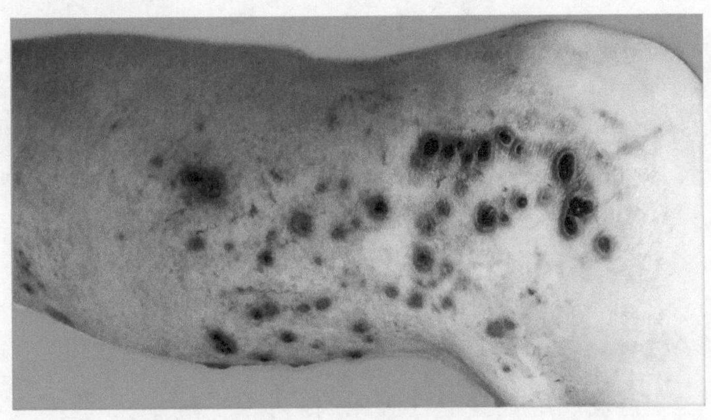

图2－9 临床照片

【实验室检查】

血常规、尿常规、大便常规、肝肾功能、血管炎三项、C3、C4均无明显异常。空腹血糖7.2 mmol/L↑(参考值：3.90～6.10 mmol/L)，糖化血红蛋白8.0%↑(参考值：3.6%～6.0%)。

【思考：可能的诊断】

（1）结节性痒疹？

（2）获得性反应性穿通性胶原病？

（3）变应性皮肤血管炎？

【进一步检查】

皮肤组织病理示表皮呈杯状凹陷，其内可见嗜碱性变性胶原纤维（图2－10A，图2－10B），真皮浅层可见淋巴细胞浸润，VG染色可见胶原纤维从真皮穿到表皮现象（图2－10C），结合临床符合反应性穿通性胶原病。

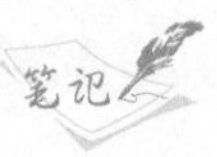

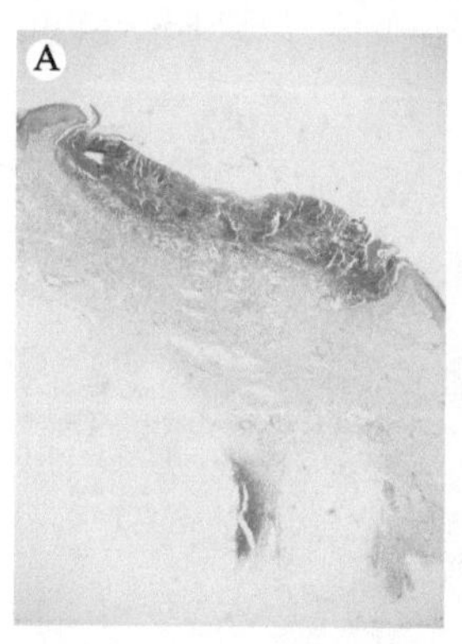

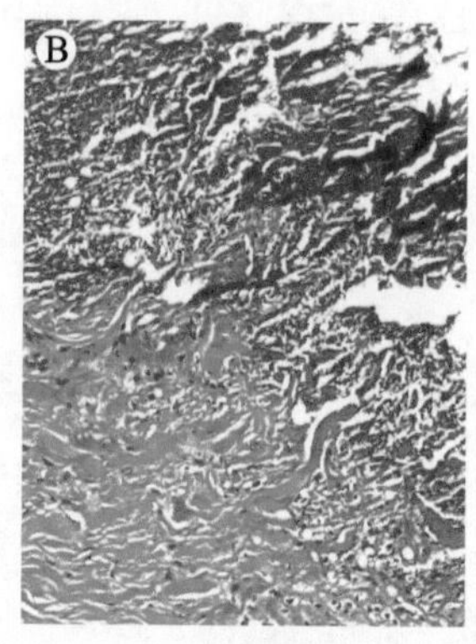

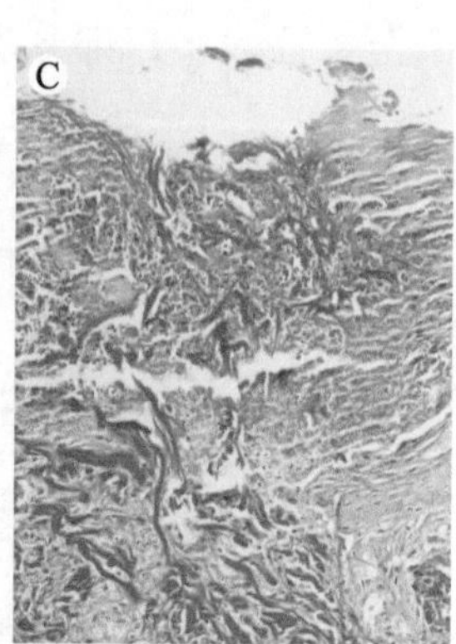

A：HE 染色 ×100；B：HE 染色 ×200；C：VG 染色 ×200。

图 2－10　皮肤组织病理

【最后诊断】

（1）获得性反应性穿通性胶原病。

（2）2 型糖尿病。

【诊断依据】

（1）双小腿起红色丘疹，中央火山口样溃疡伴黑痂 1 年。

（2）既往诊断为“2 型糖尿病”。

（3）双小腿及双膝关节周围红色丘疹，皮损中央有脐凹，其内可见坏死黑痂，周围绕以红晕。

（4）皮肤组织病理：表皮呈杯状凹陷，其内可见嗜碱性变性胶原纤维，VG 染色可见胶原纤维从真皮穿到表皮现象。

（5）空腹血糖 7.2 mmol/L ↑（参考值：3.90～6.10 mmol/L），糖化血红蛋白 8.0% ↑（参考值：3.6%～6.0%）。

【治疗】

口服阿维 A 胶囊 10 mg，每日 3 次；口服沙利度胺 25 mg，每日 2 次；口服左西替利嗪胶囊 5 mg，每晚 1 次；外用卤米松软膏，每日 2 次；外用阿达帕林凝胶，每晚 1 次。治疗后第 10 天复查，黑痂部分脱落，脐凹周围红晕较前明显消退。

笔记

病例分析与讨论

反应性穿通性胶原病于1967年由Mehregan首先报道，是一种以变性胶原排出体外为特征的穿通性皮肤病。近年来国内外陆续有病例报道。反应性穿通性胶原病分为遗传性和获得性两种类型。遗传性反应性穿通性胶原病多发于青少年，推测为常染色体显性或隐性遗传。获得性反应性穿通性胶原病多发生于18岁后，常合并糖尿病、慢性肾衰、肝病、肺纤维化、甲状腺疾病、艾滋病、麻风、淋巴瘤等系统性疾病，又被称为获得性反应性穿通性胶原病。反应性穿通性胶原病通常伴有轻度瘙痒，皮损形态多样，误诊率极高。皮损初为单发或多发的皮色针头大丘疹，后逐渐扩大，革样硬度，中央可出现脐凹，内充满角质栓或角化性物质。随后中央脐凹和角质栓逐渐变宽、扩大，呈棕褐色。角质栓黏着甚牢，不易剥除，有同形反应。皮疹可自发消退，并留有暂时性色素减退，偶可留下萎缩性瘢痕或增生性瘢痕。反应性穿通性胶原病的典型组织病理表现为表皮呈杯形下陷，内填由角化不全的角质、细胞碎片和嗜碱性的变性胶原纤维组成的柱状角质栓；角栓底部表皮变薄并可见蓝色的胶原纤维束垂直方向穿通表皮，但不含弹力纤维；真皮内弹力纤维数量不增加，其内可见少数淋巴细胞与组织细胞浸润。本例患者皮损可见大小不一的红色丘疹且伴瘙痒，临床容易被误诊为结节性痒疹，但通过仔细观察皮损表面特征，具有上述反应性穿通性胶原病的特点，且既往有糖尿病病史，结合皮肤组织病理结果可诊断为获得性反应性穿通性胶原病。本病尚无特效疗法，需积极治疗原发病，可口服和外用维A酸类药物，系统或局部应用糖皮质激素亦有效果。如有瘙痒，可予以抗组胺药物口服；如出现局部感染，可系统性或局部外用抗生素。近年国内外有报道窄谱紫外线B（NB-

UVB）治疗本病疗效显著，复发率低。本例患者经过系统用药治疗10天后皮损消退明显。本病例提示临床医师应仔细观察皮损，询问病史，完善相关检查，特别是皮肤组织病理检查及排查与该病有关的系统性疾病，结合临床、病史及实验室检查综合判断，一旦确诊，尽早对患者进行治疗。

临床上本病需与结节性痒疹、变应性皮肤血管炎、穿通性环状肉芽肿、穿通性毛囊炎和匍行性穿通性弹力纤维病等进行鉴别。

（1）结节性痒疹：临床表现为绿豆至黄豆大小的坚实丘疹、结节，最初表面光滑，继之因搔抓致结节顶端粗糙角化或出现顶端表皮剥脱；好发于四肢，尤以小腿伸侧为多；瘙痒剧烈。病理表现为皮损区表皮增厚隆起呈结节状，表皮突不规则增宽及延长，可见中央表皮点状糜烂及溃疡。组织病理镜下无胶原纤维穿出表皮。

（2）变应性皮肤血管炎：皮损呈多形性，包括红斑、丘疹、紫癜、水疱、血疱、坏死、溃疡、小结节等。好发于足踝和小腿，有瘙痒、烧灼或疼痛感。组织病理表现为真皮浅深层白细胞碎裂性血管炎，可累及皮下脂肪，血管壁有纤维蛋白沉积、变性和坏死，红细胞溢出，血管壁及周围有中性粒细胞浸润，核尘，可见血管闭塞、血栓形成。

（3）穿通性环状肉芽肿：可并发糖尿病，临床表现为散在或群集的凹陷性丘疹或结节，环状分布，中心有痂，多分布于四肢伸侧和手足背部。皮肤组织病理表现为真皮胶原纤维变性，并有渐进性坏死，坏死区周围有上皮样细胞和慢性炎细胞，可见渐进性坏死组织排出。

（4）穿通性毛囊炎：多见于年轻人，好发部位为躯干、四肢，临床表现为毛囊性丘疹，中央有角质栓，周围有红晕。组织病理示扩张毛囊内角质栓，其内主要为坏死性物质。

笔记

（5）匍行性穿通性弹力纤维病：少见，各年龄阶段均可发生，儿童、青年多见，临床表现为角化性丘疹，常排列成匐行性或环形，常见于颈部、面部及臀部。组织病理示主要排出物为弹力纤维。

（罗丹虹　黄文霞　张　庆）

参考文献

1. 吕静，肖沙，赵鹏，等. 获得性反应性穿通性胶原病九例临床及病理分析. 中国麻风皮肤病杂志，2018，34(11)：669－671.
2. 赵辨. 中国临床皮肤病学. 2 版. 南京：江苏科学技术出版社，2017.
3. IKEZAKI E，SUGITA K，KABASHIMA K，et al. Scabies-induced acquired reactive perforating collagenosis. J Eur Acad Dermatol Venereol，2008，22(1)：120－121.
4. 朱建建，陈霄霄，龙剑，等. 获得性反应性穿通性胶原病四例及文献复习. 实用皮肤病学杂志，2019，12(4)：242－246.
5. 屈敏，栗玉珍. 获得性反应性穿通性胶原病的研究进展. 临床与病理杂志，2019，39(5)：1144－1148.

病例 13　全身红斑、丘疹伴坏死结痂、瘙痒

病历摘要

【一般情况】

患者，男，19 岁，学生。

【主诉】

全身红斑、丘疹伴瘙痒 20 天。

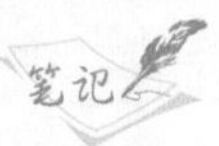

【现病史】

患者自诉20天前采摘黄豆后腹部皮肤出现红色斑点、米粒大小红丘疹，有轻微痒感，后逐渐增多，发展至背部、四肢、头面部，自行购买“左西替利嗪、枸地氯雷他定片”等药物治疗后，皮损稍有好转，前往当地医院皮肤科住院治疗，诊断为“过敏性皮炎”，予以抗过敏治疗无好转（具体不详），住院1周后出院，出院后仍不断有新发皮疹出现，并扩散到全身，部分丘疹表面出现坏死性黑痂，自觉双肩关节轻微疼痛。来我科就诊当日出现低热，体温最高达37.8 ℃，无畏寒、寒战等不适，门诊拟诊“淋巴瘤样丘疹病？急性痘疮样苔藓样糠疹？”收住入院。患者自起病以来，稍有咽痛、乏力，无头痛、咳嗽、咳痰、腹痛、腹泻，精神、饮食、睡眠尚可，大小便正常，体重无明显减轻。

【既往史及家族史】

既往体健，无食物、药物过敏史。家族史无特殊。吸烟史1年，每周1包。平时少量饮酒。

【体格检查】

一般情况可，四测正常，心肺腹等各系统查体未见明显异常，全身浅表淋巴结未触及肿大。

【皮肤科专科检查】

面部、躯干和四肢皮肤散在针头至绿豆大小红褐色斑疹、丘疹，相互不融合，部分表面脱屑，面部、鼻周、口周黑色痂皮，两侧腋窝和肘屈侧大片红斑伴脱屑，阴茎和阴囊两侧皮肤糜烂、渗出。

临床照片见图2－11。

【实验室检查】

血常规：单核细胞绝对值0.64 × 10^9/L↑［参考值：（0.10～0.60）× 10^9/L］，余正常。大便常规、尿常规、肝功能、肾功能、

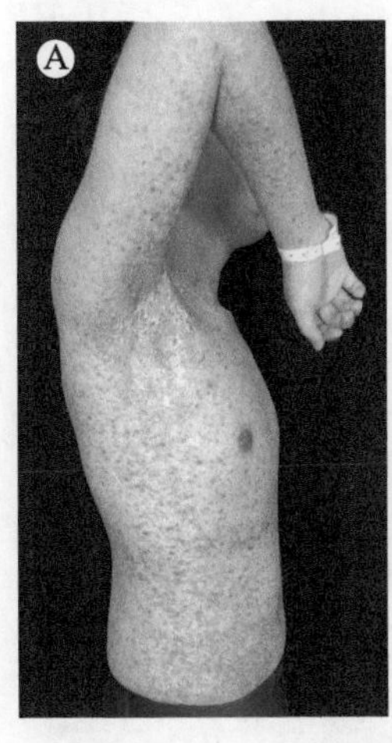
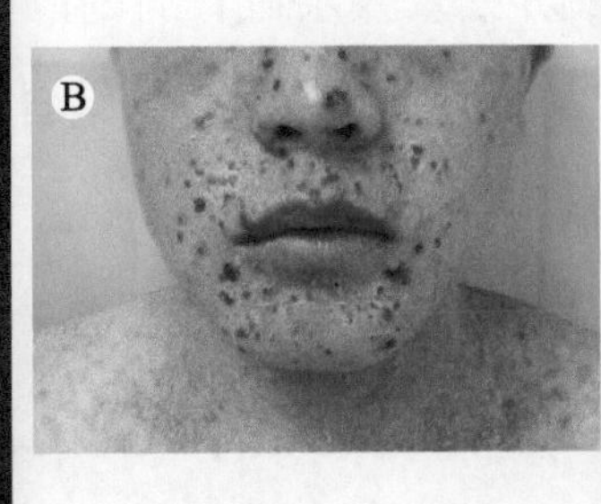
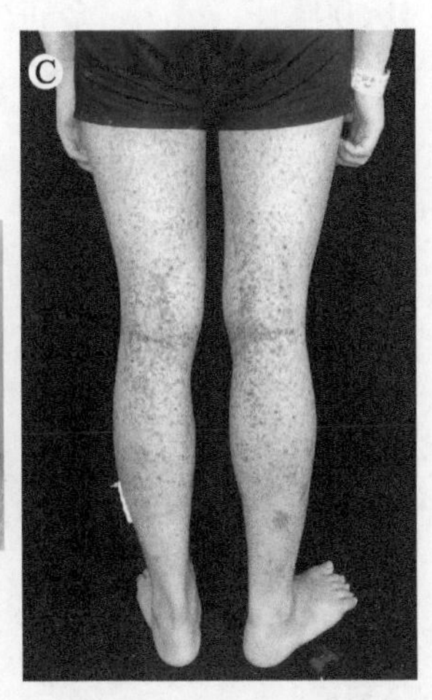

图2－11　临床照片

电解质、血脂、C反应蛋白、红细胞沉降率、空腹血糖正常。降钙素原0.105 ng/mL↑（参考值：0～0.05 ng/mL）。白介素-6 7.38 pg/mL↑（参考值：0～7.00 ng/mL）。胸部X线：双肺野纹理稍多，肺门未见明显实变影，肺门影不大，心膈形态未见明显异常。腹部B超：肝脏、胆囊、胰、脾、双肾、膀胱、前列腺未见明显异常声像。

【思考：可能的诊断】

（1）急性痘疮样苔藓样糠疹？

（2）淋巴瘤样丘疹病？

（3）丘疹坏死性结核疹？

【进一步检查】

心肌酶、类风湿因子、血培养、γ-干扰素释放试验、EB病毒DNA检测、巨细胞病毒DNA检测、单纯疱疹病毒2型DNA检测、梅毒全套、人免疫缺陷病毒抗体抗原测定、肝炎全套、肿瘤标志物筛查12项均未见异常。外周血单纯疱疹病毒1型IgM阳性，铁蛋白347.42 ng/mL↑（参考值：21.80～274.66 ng/mL）。甲功五项：抗甲状腺过氧化物酶抗体19.640 IU/mL↑（参考值：1.000～

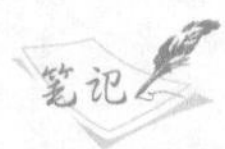

16.000 IU/mL)，余正常。左下肢小腿皮损活检：角化过度伴角化不全，表皮内大量坏死角质形成细胞，广泛基底细胞液化变性（图2－12A），真表皮交界处及浅层血管周围以淋巴细胞为主的浸润，并见大量血管外红细胞（图2－12B）。结合临床符合急性痘疮样苔藓样糠疹。

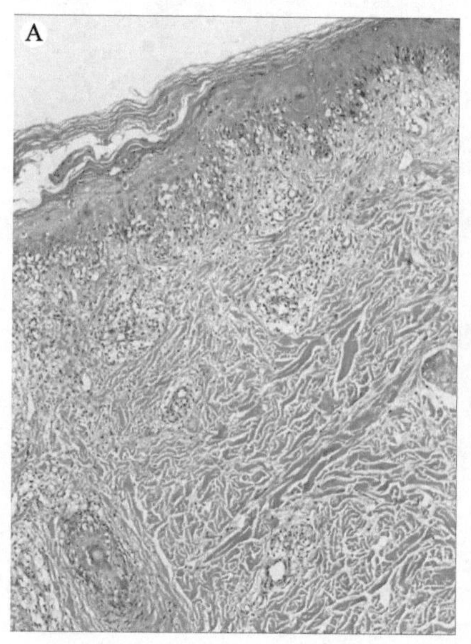

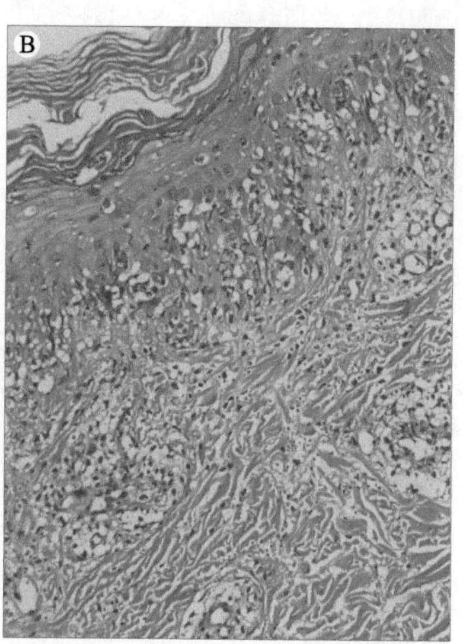

A：HE 染色×100；B：HE 染色×200。

图2－12　左下肢小腿皮损组织病理

【最后诊断】

急性痘疮样苔藓样糠疹。

【诊断依据】

（1）19 岁男性，起病较急，伴低热、乏力。

（2）典型临床皮损：全身泛发性红色或红褐色丘疹，部分表面有坏死、黑痂及脱屑。

（3）组织病理：角化过度伴角化不全，表皮内大量坏死角质形成细胞，广泛基底细胞液化变性，真表皮交界处及浅层血管周围淋巴细胞为主的浸润，并见大量血管外红细胞。

笔记

【治疗】

入院后予以复方甘草酸苷 120 mg/d 静脉滴注抗炎、调节免疫，10% 葡萄糖酸钙 1 g + 维生素 C 2 g/d 抗过敏，伐昔洛韦片 300 mg bid 口服抗病毒，多西环素 0.1 g bid 口服抗炎、抗感染。丘疹处予以卤米松/三氯生软膏外涂，坏死结痂处予以莫匹罗星软膏外涂，阴囊糜烂处及腋下采用 1：8000 高锰酸钾溶液清洗，外喷表皮生长因子溶液促进愈合。本例患者经住院治疗 9 天后皮疹明显好转，复查血常规、肾功能、电解质、红细胞沉降率、C 反应蛋白大致正常，肝功能示白蛋白仍然较低，给予带药出院巩固治疗，后经随访痊愈，至今无复发。

病例分析与讨论

急性痘疮样苔藓样糠疹又名 Mucha-Habermann 病（穆—哈病），是一种反复发作的以红斑、丘疹伴出血性坏死黑痂为特征的自限性疾病，属于苔藓样糠疹的急性型。本病发病原因不明，认为与特定感染、药物反应及放射造影剂相关。急性痘疮样苔藓样糠疹皮损浸润炎症细胞以 $CD8^+$ T 细胞为主，部分患者皮损 T 细胞受体基因重排阳性，提示本病是一种 T 淋巴细胞单克隆增殖性皮病。本病好发于青少年，男性多于女性，常呈急性起病，初起时无明显自觉症状，部分病例可伴有发热、乏力、关节痛及淋巴结肿大，皮疹常呈向心性分布，面部及掌跖很少受累。临床表现为泛发的针头至豌豆大小的红斑、丘疹，丘疹中央可出现水疱、坏死黑痂或鳞屑，偶有脓疱及大疱，黑痂脱落后常形成瘢痕；皮疹常成群发生，同一患者可见不同发展阶段的皮损。经过 1 ~ 3 年可自行消退，常为良性经过。严重者伴发高热、多发大面积坏死溃疡甚至可致死，称为发热性溃疡坏死性急性痘疮样苔藓样糠疹。该型常急性暴发，伴有持续

发热，且常有全身系统受累表现，死亡率较高。

急性痘疮样苔藓样糠疹的组织病理特点：①局灶性角化不全；②广泛基底细胞液化变性；③表皮层可见坏死角质形成细胞；④真皮浅中层血管周围淋巴细胞浸润；⑤表皮内细胞水肿；⑥浅层血管扩张。治疗上首选外用糖皮质激素、煤焦油制剂、四环素和红霉素及光疗（PUVA 或 UVB）等。四环素及红霉素主要用于抗炎。其次可用甲氨蝶呤、环孢素等免疫抑制剂治疗，治疗期间需注意患者有无再发感染症状。

本例患者伴面部皮疹及低热，临床上相对少见，经常规治疗后全身皮肤瘙痒减轻，破溃、出血处愈合，腹部及背部皮损较前消退。急性痘疮样苔藓样糠疹为自限性疾病，自然消退需 1 ~ 6 个月，出院后患者规律使用外用药及口服药治疗，门诊复查皮损逐渐消退，无新发皮损出现，持续随访中。

本病较少见，临床上较易误诊，在临床上需要与淋巴瘤样丘疹病、丘疹坏死性结核疹及皮肤小血管炎等疾病相鉴别。

（1）淋巴瘤样丘疹病：是一种慢性、复发性和自愈性的丘疹、结节性皮肤病。该病皮损好发于躯干及四肢近端，常对称分布，多为淡红、紫红或棕红色水肿性丘疹，中央可为出血性、水疱、坏死、结痂，表面附有少许细薄鳞屑。本病有自限性，经数周至数月后皮损可自发消退，多见于 40 岁以上人群，男性较多。病理组织表现为一种低度恶性程度的皮肤 T 淋巴细胞瘤，真皮的浸润细胞中可见大而不典型的单核细胞，免疫组化显示 CD30 阳性。

（2）丘疹坏死性结核疹：是一种较少见的结核疹，由于远处感染灶释放的结核分枝杆菌抗原所引起的超敏反应，而非结核杆菌感染引起。该病皮损好发于四肢伸侧及男性龟头，皮损常成批发生，对称分布，初起时常为绿豆大小坚实淡红或鲜红色丘疹，大多数丘疹中心坏死伴黑色黏着结痂，去除痂皮中央可见火山口样的小溃

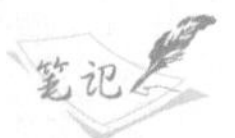

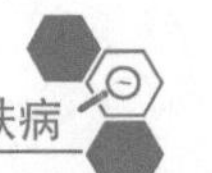

疡，愈后留有萎缩性瘢痕或天花样瘢痕，同一时期可见新旧皮损同时存在，可通过结核菌素试验、γ-干扰素释放试验加以鉴别。病理组织示表皮溃疡，真皮楔形坏死区，其周围有组织细胞呈栅栏状围绕。

（3）皮肤小血管炎：是一种由多因素引起的皮肤小血管（尤其是毛细血管后微静脉）坏死性血管炎，发病因素多且复杂，最常见为感染及药物引起。该病多见于年轻人，皮损好发于双下肢及臀部，对称分布，皮疹呈多形性，可有红斑、丘疹、风团、水疱、血疱、溃疡及坏死等损害，常伴有发热、乏力、关节肌肉疼痛等症状，皮损处伴有瘙痒、疼痛和烧灼感。部分患者可累及胃肠道、肾脏、关节等部位。病理组织表现为真皮全层血管白细胞碎裂性血管炎。直接免疫荧光可见 IgG、IgM、C3 沉积在小血管的管壁。

（姚　南　郭子瑜　张桂英）

参考文献

1. 吴志华，史建强，陈秋霞，等. 皮肤性病诊断与鉴别诊断. 2 版. 北京：科学技术文献出版社，2018.
2. LALEVEE S，ORTONNE N，HOTZ C，et al. Febrile ulceronecrotic Mucha Habermann disease mimicking aggressive epidermotropic CD8+ cytotoxic T-cell lymphoma：a diagnostic challenge. Eur J Dermatol，2018，28(6)：834 – 835.
3. ERSOY-EVANS S，GRECO M F，MANCINI A J，et al. Pityriasis lichenoides in childhood：a retrospective review of 124 patients. J Am Acad Dermatol，2007，56(2)：205 – 210.
4. SOTIRIOU E，PATSATSI A，TSOROVA C，et al. Febrile ulceronecrotic Mucha-Habermann disease：a case report and review of the literature. Acta Derm Venereol，2008，88(4)：350 – 355.
5. BOWERS S，WARSHAW E M. Pityriasis lichenoides and its subtypes. J Am Acad Dermatol，2006，55(4)：557 – 576.

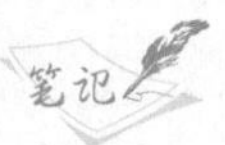

6. 黄莉宁，罗光浦，薛汝增，等. 急性痘疮样苔藓样糠疹28例临床分析. 皮肤性病诊疗学杂志，2014，21(5)：380－380.

7. ANKAD B S, BEERGOUDER S L. Pityriasis lichenoides et varioliformis acuta in skin of color: new observations by dermoscopy. Dermatol Pract Concept, 2017, 7(1): 27－34.

8. BELLINATO F, MAURELLI M, GISONDI P, et al. A systematic review of treatments for pityriasis lichenoides. J Eur Acad Dermatol Venereol, 2019, 33(11): 2039－2049.

9. KEMPF W, PFALTZ K, VERMEER M H, et al. EORTC, ISCL, and USCLC consensus recommendations for the treatment of primary cutaneous CD30-positive lymphoproliferative disorders: lymphomatoid papulosis and primary cutaneous anaplastic large-cell lymphoma. Blood, 2011, 118(15): 4024－4035.

10. GUPTA V. Papulonecrotic tuberculid with scrofuloderma: an uncommon association. J Clin Diagn Res, 2015, 9(2): WD03－WD4.

11. VAN ZYL L, DU PLESSIS J, VILJOEN J. Cutaneous tuberculosis overview and current treatment regimens. Tuberculosis (Edinb), 2015, 95(6): 629－638.

12. BETTI C, CAMOZZI P, GENNARO V, et al. Atypical bacterial pathogens and small-vessel leukocytoclastic vasculitis of the skin in children: systematic literature review. Pathogens, 2021, 10(1): 31.

病例14　右眼睑肿胀、耳周结节

病历摘要

【一般情况】

患者，女，35岁，家庭主妇。

【主诉】

右眼睑肿胀1年，耳周结节半年。

【现病史】

患者于1年前无明显诱因出现右上眼睑肿胀，左上眼睑散在少量红丘疹，自觉瘙痒。半年前左耳前及右耳垂下方出现红斑、结节，伴瘙痒，无疼痛，无四肢乏力，无咳嗽、咳痰，无发热，于当地医院多次就诊，先后按“皮肌炎、过敏性眼睑皮炎、血管性水肿”治疗，未改善。起病以来无光敏感、脱发及口腔溃疡，大小便、精神饮食一般，体重无明显下降。

【既往史及家族史】

既往体健，否认食物、药物过敏史及血吸虫疫水接触史，家族史无特殊。

【体格检查】

一般情况良好，其余系统体查无明显异常。

【皮肤科专科检查】

双上眼睑水肿性红斑，边界不清，局部红斑基础上散在少量红色丘疹，皮温正常，无明显压痛。左耳前及右耳垂下方见皮肤发红，触及皮下结节，表面光滑，移动度可，无压痛。

临床照片见图2－13。

【实验室检查】

血常规、肝肾功能、肌酶、红细胞沉降率、C反应蛋白、补体C3、补体C4基本正常。

【思考：可能的诊断】

（1）皮肌炎？

（2）肿胀性红斑狼疮？

（3）血管性水肿？

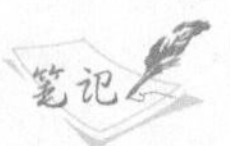

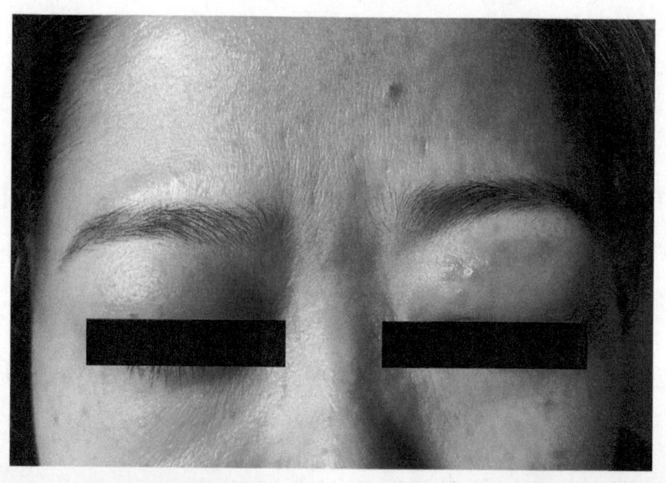

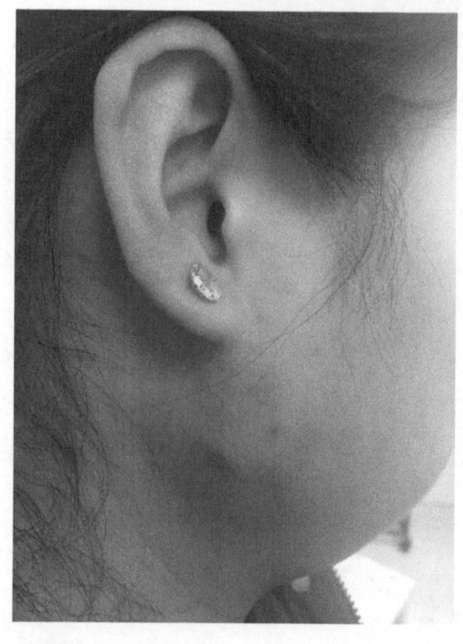

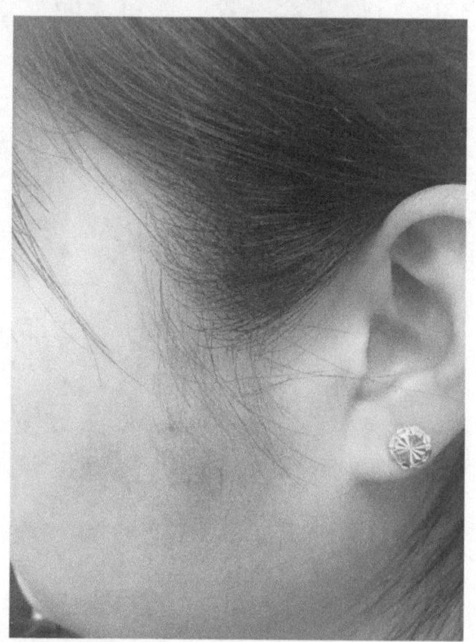

图2-13 临床照片

【进一步检查】

血清免疫球蛋白 IgG 16.7 g/L↑（参考值：7.51～15.6 g/L），IgG4 13.7 g/L↑（参考值：0.03～2.01 g/L），IgE >700 ng/mL↑（参考值：0～691.4 ng/mL）。ENA + ANA 及肌炎抗体全套：ANA（1∶40）阳性，核颗粒型；抗 dsDNA 抗体(－)，抗 Jo-1 抗体(－)，余基本正常。B 超示双侧下颌淋巴结肿大，左耳前及右耳垂

笔记

下方皮下结节提示为肿大淋巴结。

肝脏、胆囊、胰腺、脾脏、双肾、膀胱，子宫、卵巢、输尿管及盆腔 B 超无异常。胸部 CT 未见异常。皮肤组织病理：表皮基本正常，真皮全层血管周围、毛囊周围及皮下脂肪组织内血管周围可见淋巴细胞伴浆细胞、嗜酸性粒细胞及肥大细胞围管样浸润，部分血管壁有破坏，局部真皮胶原排列疏松（图 2－14）。免疫组化（图 2－15）：CD3（+），CD4（+），CD7（+），CD8（灶性+），CD20（+），CD30（－），CD38（+），CD56（小灶+），CD138（浆细胞+），TIA-1（+），IgG4（+），IgG（+）；IgG4 阳性细胞/HP：87/HP；IgG4/IgG 阳性细胞比值 98%，Ki-67（10% +），提示混合炎症细胞浸润伴大量浆细胞。结合临床符合 IgG4 相关性皮肤病。

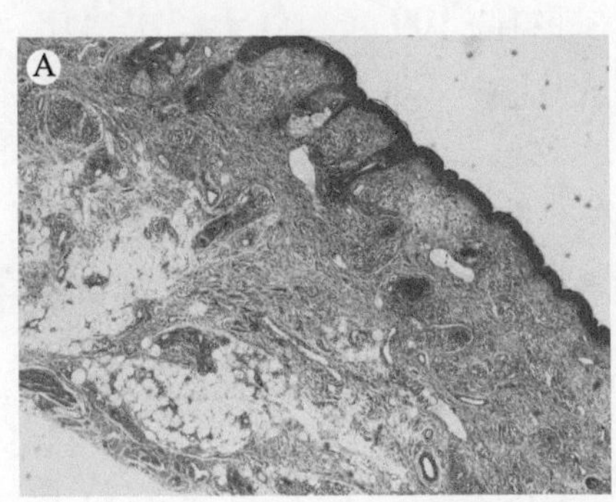

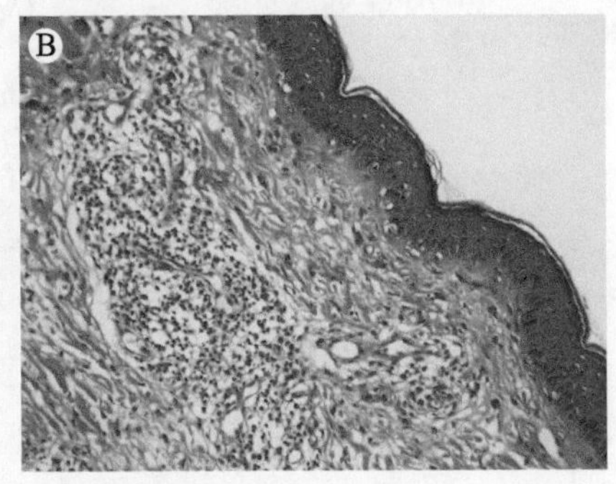

A：HE 染色 ×100；B：HE 染色 ×200。

图 2－14　皮肤组织病理

【最终诊断】

IgG4 相关性皮肤病。

【诊断依据】

（1）眼睑肿胀、耳周结节伴下颌及耳周淋巴结肿大。

（2）血清学检查示 IgG4 水平增高。

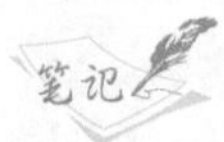

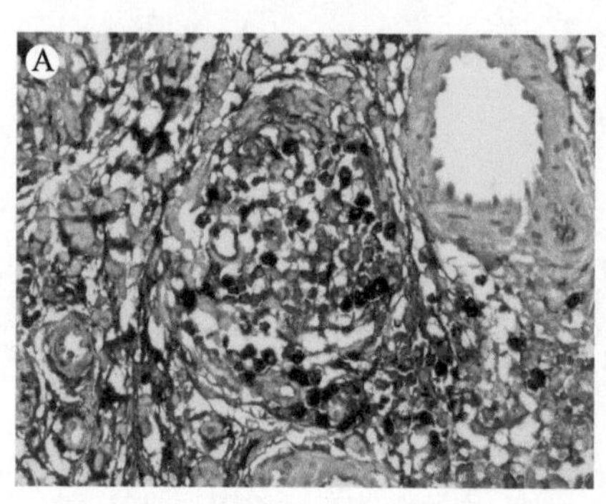

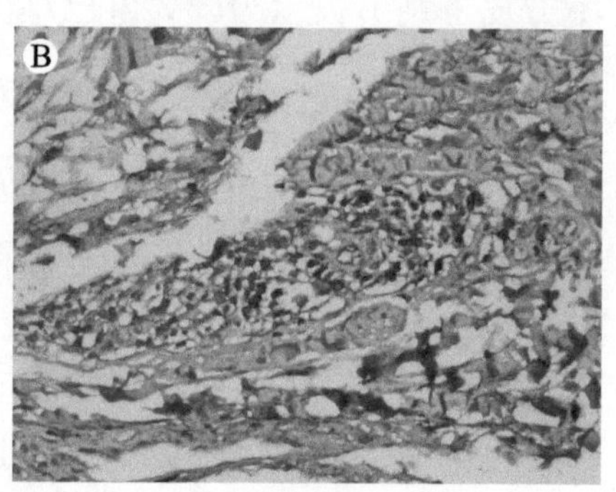

A：IgG4（400 倍）；B：IgG（400 倍），IgG4/IgG 阳性细胞比值 98%。

图 2－15　免疫组化

（3）组织病理示真皮全层血管周围、毛囊周围及皮下脂肪组织内混合炎症细胞伴大量浆细胞浸润。免疫组化显示每高倍镜视野 IgG4 阳性细胞 > 10 个，且 IgG4/IgG 阳性细胞比值 > 40%。

【治疗】

予甲泼尼龙 12 mg，每天 1 次；羟氯喹 100 mg，每天 2 次治疗。治疗 2 周后患者眼睑水肿性红斑部分消退，左耳前淋巴结缩小，血清 IgG4 水平明显下降。治疗 3 个月后随诊，皮损及肿大淋巴结完全消退，血清 IgG4 水平降至正常。

病例分析与讨论

IgG4 相关性疾病是一种全身性和慢性炎症性疾病，其特征是多器官纤维化、硬化或肿胀，并伴有大量 IgG4 阳性细胞。大多数患者血清 IgG4 水平显著升高。胰腺是最常受累器官，也可累及其他器官，如泪腺、唾液腺、淋巴结、肺、纵隔、胰腺、肝胆道、腹膜后、主动脉、肾脏和前列腺。然而，很少有皮肤受累的报道。IgG4 相关性皮肤病目前并没有确切的定义，日本首次报道了与 IgG4 相关的皮肤病，定义其为 IgG4 阳性细胞浸润形成斑块、结节或肿瘤

笔记

的皮肤损害。IgG4 相关性皮肤病可能是全身性疾病的首发症状，或者伴随全身性疾病，缺乏典型的临床特征。IgG4 相关性皮肤病大多发生于中年男性，通常表现为面部、头部和颈部皮肤（尤其是脸颊和下颌骨）红斑及瘙痒性斑块或皮下结节，下颌皮肤病变通常伴有 IgG4 相关淋巴结病。IgG4 相关性皮肤病临床表现不典型，主要依据血清 IgG4 和组织病理诊断。根据 2015 年发布的《IgG4 相关性疾病管理和治疗的国际共识指南》，IgG4 相关性疾病诊断标准如下：血清 IgG4≥135 ng/dL；组织病理显示每高倍镜视野 IgG4 阳性细胞 >10 个，且 IgG4/IgG 阳性细胞比值 >40%，符合以上两条通常高度提示 IgG4 相关性疾病。目前糖皮质激素是推荐的一线用药，一般对激素反应较好。本病例提示临床医师应详细询问患者病史，仔细进行全身体格检查，对于诊断不明确的疾病，应行皮肤病理组织检查，结合临床、病史及实验室检查综合判断，一旦确诊，尽早对患者进行规范化治疗。

临床上 IgG4 相关性皮肤病需要与多中心型血管滤泡性淋巴组织增生、木村病、肿胀性红斑狼疮、血管性水肿、皮肤淋巴瘤等疾病进行鉴别。

（1）多中心型血管滤泡性淋巴组织增生：为高死亡率的白介素-6 免疫调节性疾病，可能是特发性，与人类疱疹病毒 8 或 HIV 感染相关。临床上以深部或浅表淋巴结显著肿大为特点，部分病例可伴全身症状如低热、乏力、食欲不振，可有多系统损害。最主要的特点是血清白介素-6、C 反应蛋白升高，大多数 IgA、IgM 升高，伴贫血、低白蛋白血症、低血胆固醇血症和高丙种球蛋白血症。

（2）木村病：是一种良性的淋巴组织增生性疾病，外周血嗜酸性粒细胞增多、血清 IgE 显著升高为本病的特征。好发于头颈部，

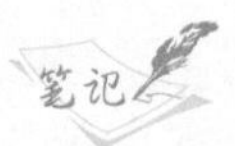

主要累及皮下组织、淋巴结和大涎腺等组织器官，其中以腮腺区最为常见。皮损以无痛性肿块为主，多无自觉症状，有时伴有剧烈瘙痒，病程进展缓慢，可并发肾损害、心内膜炎，有雷诺现象等，其中以肾脏最易受累，血清 IgG 和 IgG4 水平一般正常，皮肤病理可以鉴别。

（3）肿胀性红斑狼疮：一般皮损多发生在曝光部位，临床表现为红色荨麻疹样肿胀性丘疹或斑块，也可呈环状损害，表面光滑，一般无脱屑、萎缩，愈后无瘢痕和色素减退。组织病理表现为真皮浅层及深层血管周围以淋巴细胞为主的浸润，真皮胶原束间可见大量黏蛋白沉积。直接免疫荧光多为阴性。肿胀性红斑狼疮光敏实验阳性率较高，通常 UVB 或者 UVA 照射可诱发，通过临床表现和组织病理可鉴别。

（4）血管性水肿：为血管通透性增高、血管内液体过度渗出的急性局限性非凹陷性水肿，多发生于组织疏松处，如眼睑、口唇、包皮、肢端、头皮、耳郭等，皮损处皮肤张紧发亮，境界不明显，还可累及喉头，甚至威胁生命，一般通过临床表现可鉴别。

（5）皮肤淋巴瘤：分为 T 细胞、B 细胞或非 T 非 B 细胞淋巴瘤，组织活检可见淋巴细胞弥漫或结节状浸润，细胞异型性，部分容易发生破溃、溃疡，血清 IgG 和 IgG4 水平一般正常，通过组织活检、免疫组化及基因重排可鉴别。

（史雅倩　肖　嵘）

参考文献

1. MAHAJAN V S, MATTOO H, DESHPANDE V, et al. IgG4-related disease. Annu Rev Pathol, 2014, 9: 315 – 347.

2. KHOSROSHAHI A, WALLACE Z S, CROWE J L, et al. International consensus guidance statement on the management and treatment of IgG4-Related disease.

笔记

Arthritis Rheumatol, 2015, 67(7): 1688 – 1699.

3. TOKURA Y, YAGI H, YANAGUCHI H, et al. IgG4-related skin disease. Br J Dermatol, 2014, 171(5): 959 – 967.

4. ISE M, YASUDA F, SUZAKI R, et al. Skin lesions in a patient with IgG4-related disease. Clin Exp Dermatol, 2014, 39(6): 713 – 716.

5. SATO Y, TAKEUCHI M, TAKATA K, et al. Clinicopathologic analysis of IgG4-related skin disease. Mod Pathol, 2013, 26(4): 523 – 532.

6. TAKAYAMA R, UENO T, SAEKI H. Immunoglobulin G4-related disease and its skin manifestations. J Dermatol, 2017, 44(3): 288 – 296.

7. KUHN A, BEIN D, BONSMANN G. The 100th anniversary of lupus erythematosus tumidus. Autoimmun Rev, 2009, 8(6): 441 – 448.

病例 15　鼻部红色斑块

病历摘要

【一般情况】

患者，女，46 岁，农民。

【主诉】

鼻部红色斑块 1 个月。

【现病史】

患者 1 个月前无明显诱因鼻背部出现小片红斑，约花生米大小，逐渐隆起并向周围扩大，形成一个水肿性红色斑块，无明显瘙痒、疼痛。自起病来，患者无发热、咳嗽、腹痛、关节痛等不适。精神食欲可，大小便正常，体重无明显减轻。

【既往史及家族史】

既往体健，无特殊家族史。

【体格检查】

体温 36.5 ℃，血压 130/78 mmHg，系统体格检查未见明显异常。

【皮肤科专科检查】

鼻背部见一个约 4 cm × 3 cm 大小水肿性红斑块，边界清楚，表面光滑，有浸润感（图 2－16）。

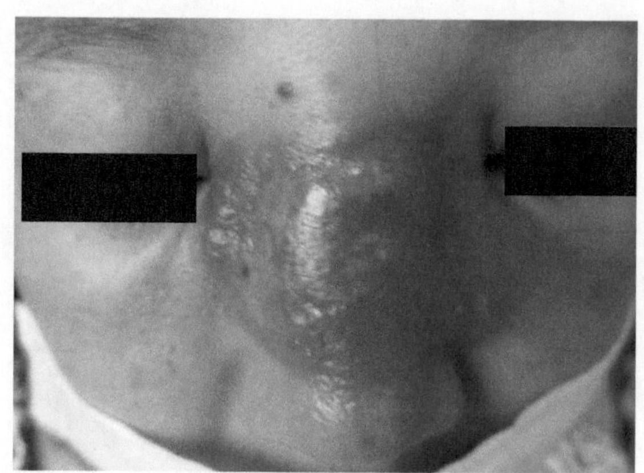

图 2－16　鼻背部水肿性红斑块

【思考：可能的诊断】

（1）面部肉芽肿？

（2）结节病？

（3）盘状红斑狼疮？

（4）淋巴瘤？

（5）假性淋巴瘤？

（6）急性发热性嗜中性皮病？

【实验室检查】

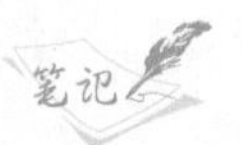

血常规：血小板计数 $32 \times 10^9/L$ ↓［参考值：（125 ~ 350）$\times 10^9/L$］，中性粒细胞比值 80% ↑（参考值：40% ~ 75%），中性粒

细胞计数 8.39×10^9/L↑［参考值：$(1.8\sim6.3)\times10^9$/L］，余项正常。红细胞沉降率、补体、乳酸脱氢酶、C 反应蛋白、肝肾功能及尿常规均正常。狼疮全套阴性。组织病理示表皮大致正常，真表皮间可见无浸润带，真皮内可见混合炎症细胞浸润，包括中性粒细胞、较多嗜酸性粒细胞，并见核尘，部分血管管壁可见纤维素沉积（图 2－17）。

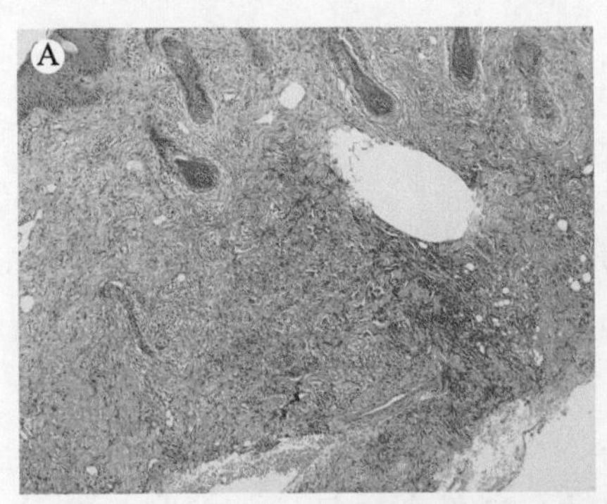

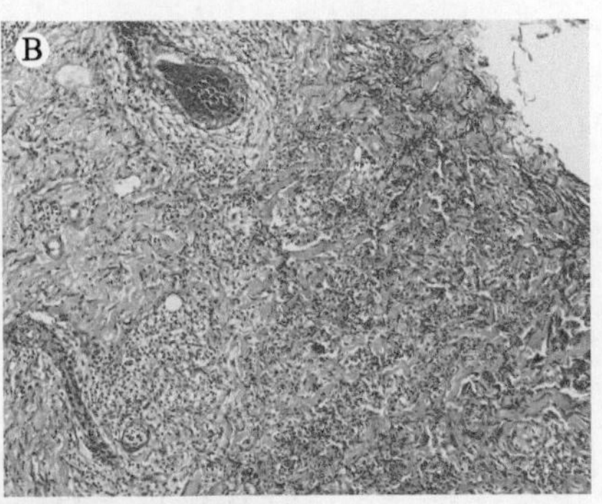

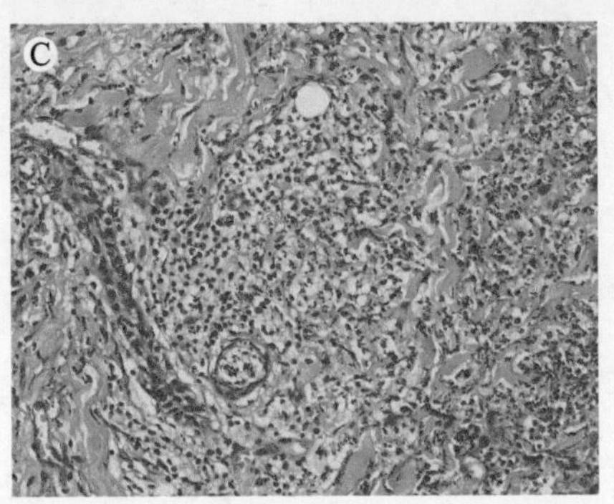

A：HE 染色 ×100；B：HE 染色 ×200；C：HE 染色 ×400。

图 2－17　皮肤组织病理

【最后诊断】

面部肉芽肿。

【诊断依据】

（1）皮疹表现为鼻部单发的、无症状的、光滑的红色斑块。

（2）组织病理符合面部肉芽肿。

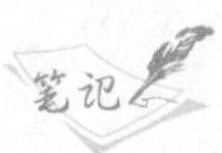

【治疗】

确诊后，予复方倍他米松 1 mL + 2% 利多卡因 4 mL 皮损内注射，沙利度胺 50 mg bid，治疗 10 天后皮疹明显好转，2 个月后停药，皮疹无复发。

病例分析与讨论

面部肉芽肿是一种少见的、病因不明的皮肤病，典型皮疹常表现为面部孤立的、无症状的、光滑的红色斑块，近观常见到明显的毛囊开口。早期皮色，质软；后期红色或紫色，质硬。少数情况下可见多发丘疹和斑块。面部肉芽肿好发于面部，少数情况下可累及其他部位，如躯干、四肢和头皮，但几乎都伴有面部损害。皮损进展缓慢，且持久存在，很少自行消退，通常不伴有系统疾病。组织病理检查示真皮内淋巴细胞、中性粒细胞和较多嗜酸性粒细胞混合浸润，可见真皮乳头层狭窄而明显的无浸润带将表皮和真皮炎症浸润区分隔开。典型的病理表现还包括白细胞碎裂性血管炎，但也可能见不到或不典型。

面部肉芽肿对治疗常不敏感，常规治疗手段有外用或局部注射糖皮质激素、冷冻、手术切除、CO_2 激光和磨削等。糖皮质激素皮损内注射常为一线的无创治疗方案。本例患者采用皮损内注射复方倍他米松和口服沙利度胺，有效控制了皮损，停药后无复发。

面部肉芽肿的临床表现通常很特异，结合病理检查，不难诊断，但是临床及病理上需与下列疾病进行鉴别。

（1）结节病：皮损具有多形性，多表现为丘疹、结节、斑块、皮下结节等，也可为银屑病样、鱼鳞病样等，触诊时感觉坚实或有弹性。患者一般无自觉症状，也有 10% ~ 15% 的患者自觉瘙痒。根据皮疹类型的不同，结节病可分为多种类型。典型的组织病理表现

为真皮全层或皮下组织的上皮样细胞肉芽肿，境界清楚，结节由上皮样细胞和多核巨细胞组成，中央无干酪样坏死，可见纤维素样坏死，少量或无淋巴细胞浸润，称为“裸结节”。结节病可累及全身多个器官系统，但也可仅有皮肤损害。

（2）盘状红斑狼疮：好发于鼻背及两侧，可呈蝶形分布，临床常表现为黏着鳞屑的红色斑块，久之中央凹陷萎缩伴色素减退及毛细血管扩张。病理显示毛囊角栓，基底细胞液化变性，浅深层血管、附属器周围淋巴细胞伴浆细胞浸润，真皮黏蛋白沉积。直接免疫荧光示基底膜带免疫球蛋白及补体 C3 沉积。

（3）皮肤淋巴细胞浸润症：又称 Jessner 病（Jessner's disease），好发于面部，临床表现为红色浸润性斑疹或斑块，病理示真皮内浅深层血管及附属器周围淋巴细胞为主浸润，细胞无异形，可深达皮下脂肪层，不伴有血管炎。

（4）寻常狼疮：是皮肤结核的常见临床表现，该病患者一般有肺、肠道或泌尿生殖系统的结核感染。早期皮损表现为针头至黄豆大小结节，红褐色至棕褐色，质地柔软，称为“狼疮结节”，玻片压时呈棕黄色，表面用探针易刺入，内容物似半透明“苹果酱”，逐渐扩大为微红褐色斑块，病变持续发展，部分自愈形成萎缩性瘢痕，部分皮损破溃形成溃疡，慢性病程，迁延不愈。结核菌素试验阳性、组织病理见结核性肉芽肿可诊断。

（5）Sweet 综合征：多见于女性，皮损好发于面部、颈部和上肢，躯干部也可累及。典型皮损为突发性触痛性红色斑块和结节，可伴发热。斑块扁平隆起，边界清楚，表面可出现假性水疱。皮损可自发消退。Sweet 综合征常继发于感染、恶性肿瘤、药物高敏反应、外伤或妊娠等。血常规可见外周血中性粒细胞增多。组织病理示真皮乳头水肿，弥漫性中性粒细胞浸润伴大量核尘，常无白细胞碎裂性血管炎表现。

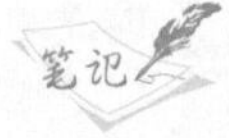

（6）淋巴瘤：皮肤淋巴瘤的皮疹为无症状的斑片、斑块、丘疹、结节，有时也可出现溃疡，可单独发生于面部，可伴有淋巴结肿大。组织病理可见真皮内弥漫或结节状浸润的淋巴样肿瘤细胞，部分有亲表皮现象或有无浸润带，细胞常有异型，核分裂多见，有时累及血管、附属器及皮下脂肪。基因重排显示单克隆 T 或 B 淋巴细胞。

（刘　昱　张桂英）

参考文献

1. ARELLANO J, VARGAS P, PULGAR C, et al. Reporte de caso de granuloma facial, una vasculitis cutánea infrecuente [A case report of granuloma faciale, an uncommon cutaneous vasculitis]. Medwave, 2019, 19(11): e7740.
2. GIL F S, PARENTE J, ARANHA J. Resolution of granuloma faciale with topical tacrolimus. Int J Dermatol, 2020, 59(2): e29 – e31.
3. 赖应庭，张婧，纪超，等. 面部嗜酸性肉芽肿 1 例. 临床皮肤科杂志，2019，48(7): 435 – 438.
4. 张继刚，付强，江彬彬，等. 面部肉芽肿一例. 中国麻风皮肤病杂志，2017，33(3): 162 – 163.

病例 16　肩部及上背部多发皮色丘疹

病历摘要

【一般情况】

患者，男，30 岁，职员。

【主诉】

肩部及上背部多发皮色丘疹6个月。

【现病史】

患者6个月前上背部无明显诱因出现数个粟米大小皮色丘疹，聚集分布，缓慢增多并延及双侧肩部，无自觉症状，未治疗。自起病以来，一般情况可，无发热、咳嗽、咳痰、胸闷及关节疼痛等不适。

【既往史及家族史】

既往体健，无药物、食物过敏史及血吸虫疫水接触史，家族成员中无类似病史。

【体格检查】

四测正常，全身浅表淋巴结未触及肿大。心肺腹等各系统体查未见明显异常。

【皮肤科专科检查】

两侧肩部及上背部密集分布大量皮色至淡红色粟米大小丘疹，表面光滑、有蜡样光泽，皮损不融合，质坚实（图2-18）。

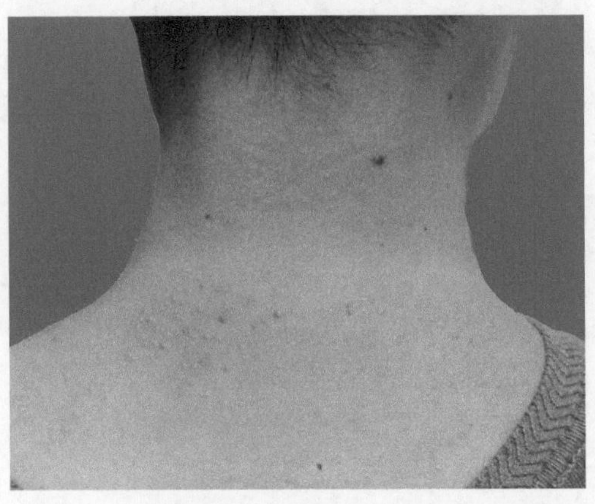

图2-18　肩及上背部密集多发皮色至淡红色微小丘疹，坚实有光泽

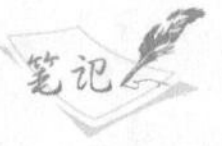

【实验室检查】

血常规、大便常规、肝肾功能正常。

【思考：可能的诊断】

（1）光泽苔藓？

（2）瘰疬性苔藓？

（3）结节病？

（4）传染性软疣？

【进一步检查】

血钙、尿钙、血清蛋白电泳、血清血管紧张素转化酶测定、结核杆菌抗体测定（PPD-IgG/IgM）、T-SPOT、胸部正侧位X线检查均未见明显异常。皮损组织病理：真皮浅层多个上皮样细胞聚集而成的裸结节，境界清楚，结节中央无干酪样坏死，结节内偶见多核巨细胞，周围少量淋巴细胞浸润，结节周围纤维组织增生（图2－19）。

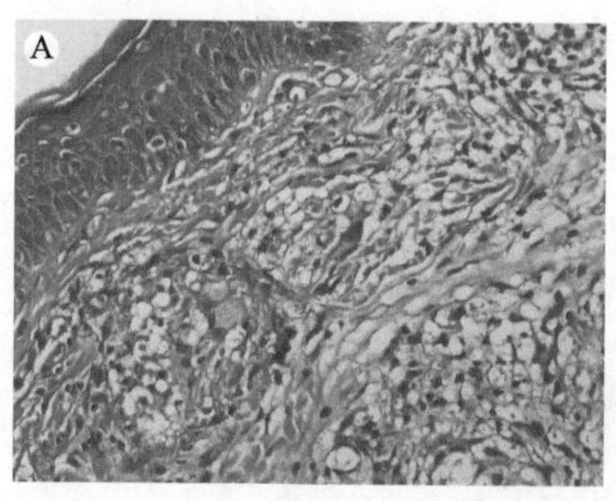

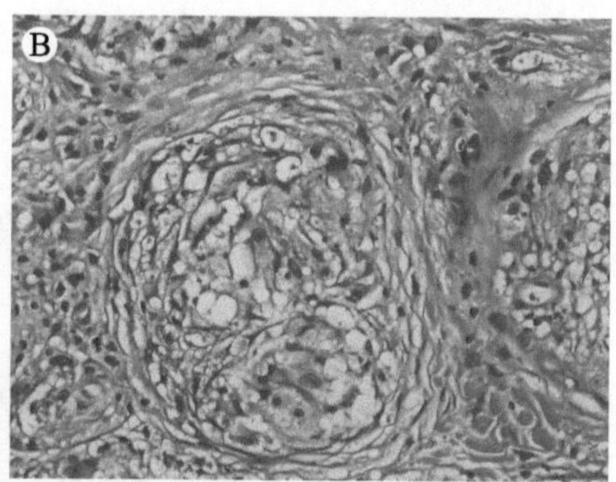

图2－19　皮损组织病理（HE染色×400）

【最后诊断】

皮肤结节病。

【诊断依据】

（1）肩部及上背部多发小丘疹6个月。

（2）皮损为肤色至淡红色、粟米大小丘疹，有蜡样光泽，表面光滑，皮损不融合，质坚实。

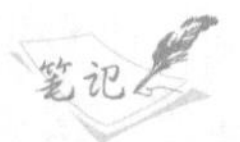

（3）其他系统未见受累。

（4）皮损组织病理符合上皮样细胞肉芽肿，周边无明显淋巴细胞，呈裸结节。

【治疗】

予卤米松乳膏适量，每日 2 次，外用；0.1% 他克莫司软膏适量，每日 2 次，外用；复方甘草酸苷 150 mg，每日 3 次，口服。治疗 1 个月后，丘疹基本消退，随访 3 个月无复发。

病例分析与讨论

结节病是一种病因不明、以非干酪性肉芽肿为病理特征的系统性疾病，而皮肤是除肺以外第二常见受累器官，皮肤损害可先于或与其他系统损害同时出现。根据临床表现是否仅累及皮肤，可分皮肤型和系统型。皮肤结节病较为少见，仅占结节病的 4%～5%。

结节病的临床表现多种多样，可与许多其他疾病的临床表现类似，因此将其称为皮肤病中的“模仿大师”。皮肤结节病可表现为特异性和非特异性皮损。特异性皮损常表现为丘疹、结节、斑块、红皮病、银屑病样、瘢痕性肉样瘤、色素减退及秃发损害等；非特异皮损的最常见表现为结节性红斑，其他较为少见的还有皮肤钙化、杵状指、痒疹、多形红斑等。近年来有报道结节病皮损可模仿带状疱疹、慢性皮肤红斑狼疮、鱼鳞病和小腿溃疡等。有学者回顾性分析中国医科大学附属盛京医院皮肤科近 10 年 12 例经组织病理确诊为皮肤结节病的临床资料，发现 12 例患者中 10 例临床曾被误诊为其他皮肤病，误诊率达 83.3%，误诊原因多是临床医师对本病缺乏足够认识，未能及时行组织病理活检所致。

皮肤结节病的治疗及预后与其是否进展及严重程度相关。目前大多认为皮质类固醇激素是首选。对于无症状且局限性的皮肤结节

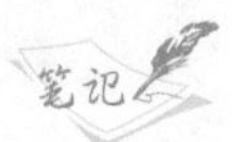

病一般采用局部注射或外用皮质类固醇激素治疗。也有研究认为，外用他克莫司或吡美莫司等钙调神经磷酸酶抑制剂和维 A 酸类药物有较好疗效。对于进展性、泛发性皮肤型结节病需系统使用皮质类固醇激素，部分对皮质类固醇激素不耐受的患者还可系统使用如羟氯喹、甲氨蝶呤、沙利度胺、硫唑嘌呤和四环素等。本例患者表现为似光泽苔藓的微小丘疹，皮损局限于双肩及上背部，辅助检查未见其他系统受累，予局部外用卤米松软膏及他克莫司软膏后皮疹消退。

本例患者皮疹表现为微小丘疹，皮损密集成群分布于双肩及上背部，肤色有光泽，临床上较为罕见，需与下列疾病进行鉴别。

（1）光泽苔藓：临床主要表现为一致性针尖至粟粒大的圆顶或平顶状坚实发亮的丘疹，呈肤色或淡白色。好发于阴茎、龟头、下腹部、前臂、胸部、大腿内侧、肩胛部，阴囊及阴唇也可发疹，甚至可播散至全身。组织病理表现为真皮乳头变宽，两侧表皮突延伸向内呈环抱状，其内组织细胞伴淋巴细胞浸润，偶见多核巨细胞，呈肉芽肿样改变或结核样结节，而结节病为裸结节。

（2）瘰疬性苔藓：多对称发生于躯干及四肢伸侧，通常表现为多数与毛囊一致的针帽大丘疹，成簇分布，皮色或淡红色，上覆细小鳞屑。无明显自觉症状，患者常有活动性的结核病灶。组织病理表现为真皮上部毛囊或汗管周围上皮样细胞结节，周围有淋巴细胞浸润，可伴毛囊上皮细胞变性，毛囊口可因角化过度而有角栓。瘰疬性苔藓临床表现虽然跟本例非常相似，但其病理明显不同，可帮助鉴别。

（3）传染性软疣：常见于儿童，临床表现为具有蜡样光泽的珍珠白色丘疹，表面有脐凹，挑破顶端，挤压可有乳酪样物质（软疣小体）。传染性软疣有特征性组织病理改变，与结节病的真皮内上皮样的裸结节明显不同，其增生的表皮角质形成细胞内可见大量嗜

笔记

酸性包涵体，临床皮损和病理都能和结节病相鉴别。

（陈映丹　李亚萍）

参考文献

1. NOE M II, ROSENBACH M. Cutaneous sarcoidosis. Curr Opin Pulm Med, 2017, 23(5): 482 - 486.
2. ŞIMŞEK A, ÇELIKTEN H, YAPIC I I. Isolated cutaneous sarcoidosis. Arch Bronc-oneμmol, 2016, 52(4): 220.
3. SZCZERKOWSKA-DOBOSZ A, STAWCZYK-MACIEJA M, PURZYCKA-BOHDAN D, et al. Cutaneous sarcoidosis-a great imitator. Pol Merkur Lekarski, 2018, 44(261): 142 - 146.
4. 杨培霞，熊洁. 皮肤结节病一例并文献复习. 中华临床医师杂志(电子版), 2015, 9(7): 1258 - 1260.
5. MIURA T, KATO Y, YAMAMOTO T. Ichthyosiform sarcoidosis: report of three cases from Japan and literature review. Sarcoidosis Vasc Diffuse Lung Dis, 2016, 33(4): 392 - 397.
6. 王晓琴，程岩峰，韩秀萍. 皮肤结节病 12 例诊断与误诊分析. 中国误诊学杂志, 2011, 11(3): 638.
7. 赵云，王明，陈思远，等. 光泽苔藓. 临床皮肤科杂志, 2014, 43(1): 1 - 2.

病例 17　反复头皮脓肿 4 年，加重 2 个月

病历摘要

【一般情况】

患儿，男，6 岁。

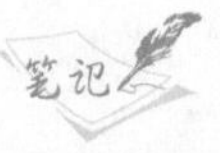

【主诉】

反复头部脓肿 4 年，加重 2 个月。

【现病史】

患儿自两岁左右开始无明显诱因头顶部出现绿豆至鸡蛋大小脓肿，逐渐扩大，伴轻微疼痛感，脓肿破溃时有黄色脓液流出。在当地医院多次诊断为“毛囊炎”或“疖病”，予头孢类抗生素等治疗后，病情可好转，脓肿消退，但仍反复发作。2 个月前开始无明显诱因头部、面颊起多个蚕豆至鹅蛋大小脓肿，尤以头部为重，无明显疼痛感，无畏寒、发热，无咳嗽、咳痰，无胸闷、气促等不适。为求进一步诊治遂至我科就诊。

【既往史及家族史】

既往有反复“湿疹”病史，出生后 2 个月曾在外院诊断为“败血症”，反复上呼吸道感染史（10 余次/年）。第 2 胎第 2 产，出生无特殊，有一兄，体健。父母体健，非近亲结婚。家中无类似疾病患者。

【体格检查】

体温 36.4 ℃，脉搏 96 次/分，呼吸 20 次/分，血压 95/59 mmHg。额部隆突，眼距增宽（图 2－20A），鼻梁增宽，上下颌乳牙多见残根和牙体缺损（图 2－20B），腰椎侧弯（图 2－20C）。颈部可触及多个 0.8 cm×0.5 cm 至 1.5 cm×1.0 cm 大小不等肿大淋巴结，质软，活动可，无压痛，边界清楚。心肺腹检查无明显异常。

【皮肤科专科检查】

头部、面颊可见多个蚕豆至鹅蛋大小脓肿，部分表面可见散在炎性丘疹或脓疱，按之柔软，伴轻微压痛。头部最大脓肿直径约为 10 cm，部分毛发脱失，见毛囊口，上有破溃结痂，稍加挤压可见淡黄色分泌物筛状流出（图 2－20D）。全身皮肤较干燥，面部、肘、膝伸侧可见少许针尖大小红色丘疹。

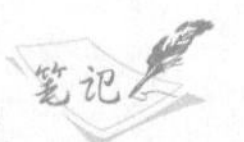

临床图片见图 2－20。

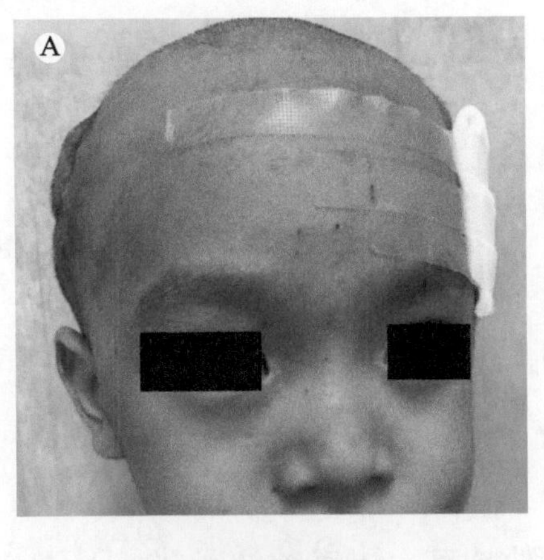

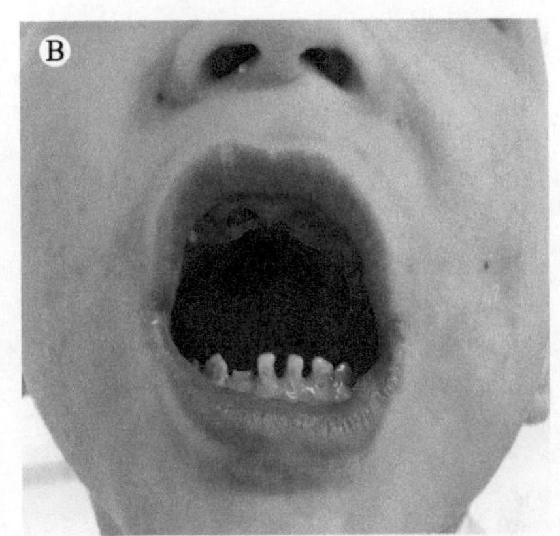

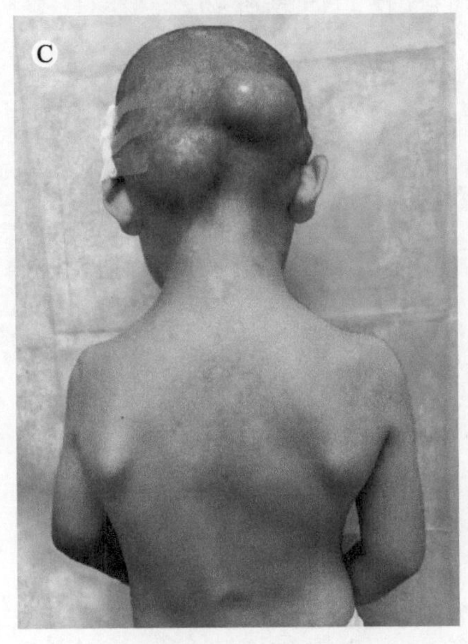

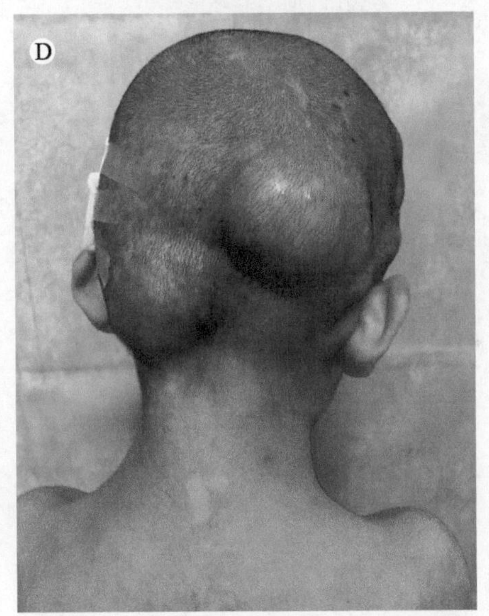

A：前额隆突，眼距增宽；B：上下颌乳牙多见残根和牙体缺损；C：腰椎侧弯；D：头皮蚕豆至鹅蛋大小脓肿。

图2－20　临床照片

【实验室检查】

血常规：白细胞计数 15.38 × 10^9/L↑［参考值：(3.5～9.5)× 10^9/L］，中性粒细胞计数 8.07 × 10^9/L↑［参考值：(1.8～6.3)× 10^9/L］，嗜酸性粒细胞计数 1.78 × 10^9/L↑［参考值：(0.02～0.52)× 10^9/L］，嗜酸性粒细胞比值 14%↑(参考值：0.4%～8.0%)。红细胞沉降率 34 mm/h↑(参考值：0～15 mm/h)。免疫球

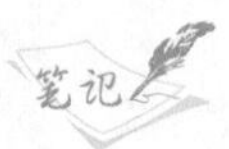

蛋白 IgE >6000 ng/mL↑（参考值：0~691.4 ng/mL）。C 反应蛋白 6.13 mg/L(参考值：0~8 mg/L)。

【思考：可能的诊断】

（1）疖病？

（2）头部脓肿性穿掘性毛囊周围炎？

（3）高 IgE 综合征？

【进一步检查】

头部脓肿细菌培养：金黄色葡萄球菌。体表肿物彩超：①颈部多个淋巴结声像；②头部及左侧面颊部多个低回声结节或包块。腰椎平片示轻微侧凸（图 2-21A）。口腔平片示高腭弓（图2-21B）。胸部 X 线检查、骨密度、T 细胞亚群正常。取左侧头部皮损行组织病理检查，结果显示皮下组织中嗜酸性粒细胞及嗜中性粒细胞等混合炎症细胞浸润，有脓肿形成（图 2-22）。抗酸染色阴性，PAS 染色阴性。

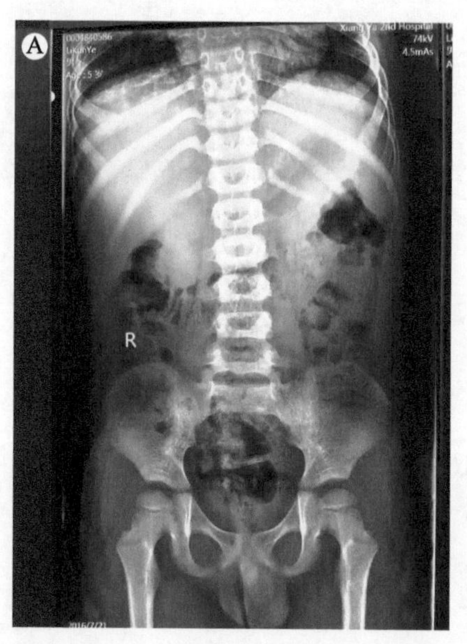

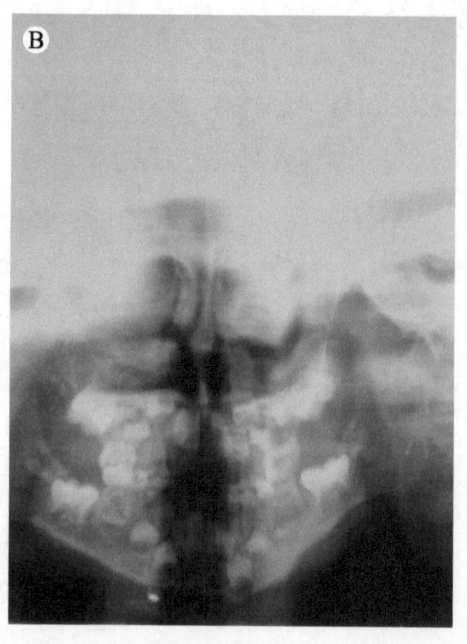

A：腰椎平片示脊柱侧凸；B：口腔平片示高腭弓。

图 2-21 影像学表现

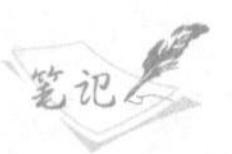

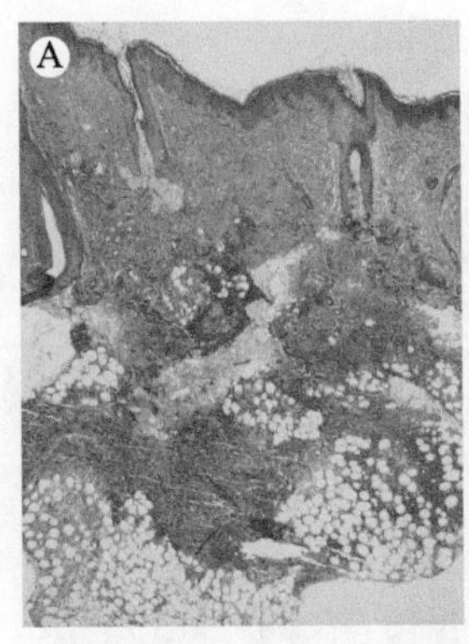
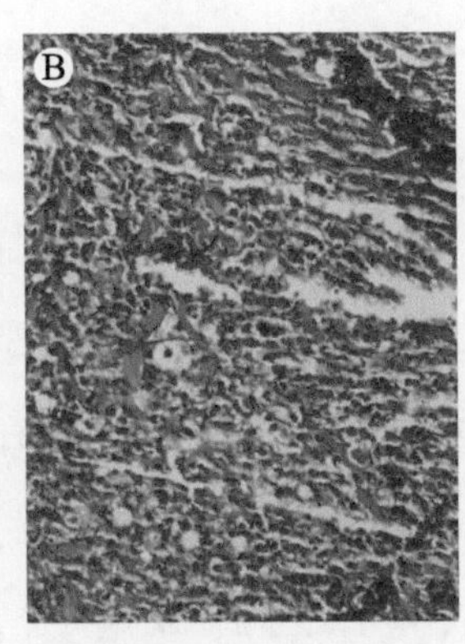
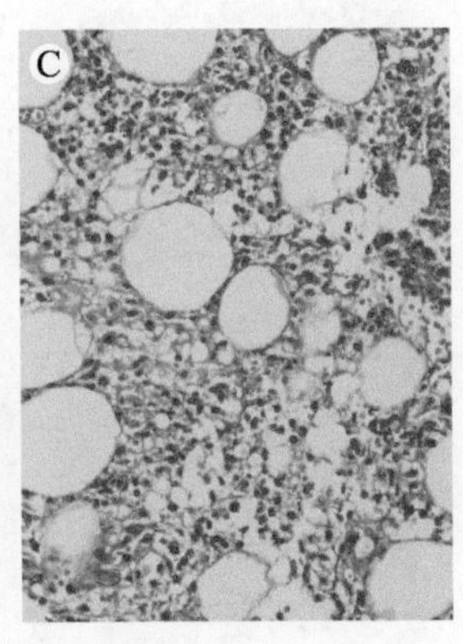

A：HE 染色×40；B、C：HE 染色×400。

图 2－22 皮肤组织病理

【最后诊断】

高 IgE 综合征。

【诊断依据】

（1）患儿 2 岁开始起病，病程迁延反复。

（2）头部、面颊出现多处脓肿，无红肿热痛表现。

（3）既往有湿疹病史及“败血症”史，上呼吸道感染超过 10 次/年。

（4）有特殊面容（前额隆突、眼距增宽、鼻翼增宽）。

（5）实验室检查发现免疫球蛋白 IgE＞6000 ng/mL，嗜酸性粒细胞计数及比值明显增高。

（6）腰椎平片示脊柱侧凸，口腔平片示高腭弓。

【治疗】

予以万古霉素抗感染、夫西地酸软膏外用等对症治疗，患者病情有所缓解，头部肿物较前减小。1 年后电话回访，患者头部肿物仍反复发作。

病例分析与讨论

高 IgE 综合征又称 Job 综合征，是一种临床罕见的疾病，年发病率在 1/500 000 到 1/100 000 之间。高 IgE 综合征主要为常染色体显性遗传，与信号转导及转录激活因子 3（STAT3）突变呈负相关；也有小部分为常染色体隐性遗传，与细胞质分裂因子 8（DOCK8）、非受体酪氨酸蛋白激酶 2（TYK2）、磷酸葡糖变位酶（PGM3）、丝氨酸蛋白酶抑制剂 KAZAL5 型（SPINK5）突变相关。

高 IgE 综合征累及多个系统，常以湿疹为首发症状，几乎所有患者均有湿疹，其特征性表现是反复皮肤感染形成金黄色葡萄球菌性“冷脓肿”，冷脓肿无红、热、痛等表现。97% 的患者血清 IgE > 2000 ng/mL，93% 患者有嗜酸性粒细胞增多，87% 的患者有复发性肺炎，83% 的患者通常具有特殊面容（眼睛深邃、眼距增宽、鼻梁增宽、厚嘴唇等），65% 左右的患者具有骨骼改变（乳牙脱落延迟、骨代谢异常、病理性骨折、关节过度伸展、脊柱侧凸、膝外翻及关节畸形等）。高 IgE 综合征患者的其他感染以病毒感染多见，主要为单纯疱疹病毒、传染性软疣病毒及水痘—带状疱疹病毒；半数患者有皮肤念珠菌感染。高 IgE 综合征常以非特异性症状起病，仅从临床表现容易误诊或漏诊。

1999 年，美国国立卫生研究院（NIH）建立了高 IgE 综合征诊断标准（表 2 - 1）。这是目前比较公认的评分系统：分数大于 40 分可以确诊；20 ~ 40 分为可疑，需随访观察；小于 20 分基本排除高 IgE 综合征。本例患者 NIH 高 IgE 综合征评分达 41 分，可明确诊断为高 IgE 综合征。

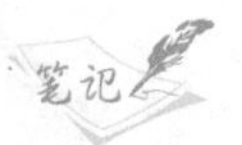

本例患儿自 2 岁左右起病，病程迁延反复，近两个月来头部、面颊出现多处蚕豆至鹅蛋大小脓肿，无红肿热痛，脓液细菌培养为

表 2-1　NIH 高 IgE 综合征诊断标准

临床表现	0 分	1 分	2 分	3 分	4 分	5 分	6 分	7 分	8 分	10 分
血清 IgE 最高值（$\times 10^3$ IU/L）	<2	2~5	—	—	>5~10	—	—	—	>10~20	>20
皮肤脓肿（次）	无	—	1~2	—	3~4	—	—	—	>4	—
肺炎（次）	无	—	1	—	2	—	3	—	>3	—
肺实质异常	无	—	—	—	—	—	支气管扩张		肺大疱	—
乳牙保留（颗）	无	1	2	—	3	—	—	—	>3	—
脊柱侧凸，最大弯曲度	<10°	—	10°~<15°		15°~20°	—	—	—	>20°	—
轻微外伤引起骨折（次）	无				1~2				>2	
嗜酸性粒细胞计数最高值（$\times 10^6$/L）	<0.7	—	—	0.7~0.8	—	—	>0.8	—	—	—
特征性面容	无	—	轻微	—	—	有	—	—	—	—
中线异常	无	—	—	—	—	有	—	—	—	—
新生儿皮疹	无	—	—	—	存在	—	—	—	—	—
湿疹（最重阶段）	无	轻度	中度	—	严重	—	—	—	—	—
上呼吸道感染（次/年）	1~2	3	4~6	—	>6	—	—	—	—	—
念珠菌病	无	口腔	指甲	—	全身性	—	—	—	—	—
其他严重感染	无	—	—	—	严重	—	—	—	—	—
致命性感染	无	—	—	—	有	—	—	—	—	—
关节伸展过度	无	—	—	—	有	—	—	—	—	—
淋巴瘤	无	—	—	—	有	—	—	—	—	—
鼻翼增宽	<1 SD	1~2 SD	—	>2 SD	—	—	—	—	—	—
高颚弓	无	—	有		—	—	—	—	—	—
年龄矫正（岁）	<5	—	—	2~5	—	1~2	—	<1	—	—

金黄色葡萄球菌。患者有“冷脓肿”及湿疹样皮炎的典型表现，体格检查发现特殊面容（前额隆突、眼距增宽，鼻翼增宽），结合实验室检查示免疫球蛋白 IgE >6000 ng/mL、嗜酸性粒细胞明显增高，腰椎平片示脊柱侧凸，口腔平片示高腭弓，以及既往有“败血症”史，上呼吸道感染超过 10 次/年，NIH 高 IgE 综合征诊断标准评分达41 分，可明确诊断为高 IgE 综合征。本例患者以反复的头部脓肿为主要表现，易被误诊为毛囊炎、疖、痈等一般感染性疾病。后者虽然都与金黄色葡萄球菌感染相关，但一般都会有明显的红肿热痛的炎症表现，结合患者的其他症状和实验室检查即可加以鉴别。

目前高 IgE 综合征尚无特效治疗方法。早期治疗的重点是预防复发性感染和之后的肺重塑，一般使用预防性抗生素如头孢氨苄以对抗金黄色葡萄球菌，药敏结果出来后可根据药敏选择用药，并可采取适当的皮肤护理以预防感染，包括漂白剂浴等。高 IgE 综合征患者通常不需要采取预防措施来预防潜在真菌感染。骨髓移植治疗在高 IgE 综合征中的作用尚不明确，但目前有报道 2 例患儿骨髓移植后高 IgE 综合征的免疫学和非免疫学表现都完全消失。γ-干扰素、输入血浆、血浆置换、静脉注射免疫球蛋白等能降低血清 IgE 水平和提高中性粒细胞趋化性。单克隆抗 IgE 治疗也能降低血清 IgE 水平，但其治疗后带来的利弊仍需进一步研究。

本病在临床上需要与头部脓肿性穿掘性毛囊周围炎、疖病、脯氨酸肽酶缺乏等疾病鉴别。

（1）头部脓肿性穿掘性毛囊周围炎：多见于青年男性，好发于头顶部及枕部，是多数聚集的毛囊炎及毛囊周围炎在深部融合后相互贯穿形成的脓肿，病程长，反复发作，愈后常留有瘢痕，常伴发聚合性痤疮和化脓性汗腺炎。高 IgE 综合征的皮损与其类似，肉眼不易鉴别，但高 IgE 综合征多在婴幼儿期发病，患者常有湿疹样皮损，多数病例有复发性肺炎、特殊面容等其他表现，实验室检查示

笔记

IgE 及嗜酸性粒细胞增高。

（2）疖病：是由金黄色葡萄球菌引起的多发性毛囊及其周围组织急性化脓性疾病，多见于青年人，好发于面颈部、臀部及会阴部，常反复发作，表现为多发的鲜红色毛囊性丘疹或结节，有红肿热痛的炎症表现，可伴有发热、淋巴结肿大等不适，实验室检查有白细胞及中性粒细胞增高，脓液涂片见革兰阳性球菌，细菌培养有葡萄球菌生长。而高 IgE 综合征的脓肿表现为冷脓肿，无红热痛，有 IgE 及嗜酸性粒细胞明显增高，且常有反复发作的肺炎、特殊面容、骨骼改变等其他表现。

（3）脯氨酸肽酶缺乏：临床表现与高 IgE 综合征类似的是显著的 IgE 升高、湿疹及化脓性皮肤感染，但与高 IgE 综合征不同的是，脯氨酸肽酶缺乏的患者多伴有小腿慢性溃疡、面部畸形和智力异常。

（邹璞玉　湛　意）

参考文献

1. WOELLNER C, GERTZ E M, SCHÄFFER A A, et al. Mutations in STAT3 and diagnostic guidelines for hyper-IgE syndrome. J Allergy Clin Immunol, 2010, 125(2): 424 - 432.

2. HOLLAND S M, DELEO F R, ELLOUMI H Z, et al. STAT3 mutations in the hyper-IgE syndrome. N Engl J Med, 2007, 357(16): 1608 - 1619.

3. RENNER E D, PUCK J M, HOLLAND S M, et al. Autosomal recessive hyperimmunoglobulin E syndrome: a distinct disease entity. J Pediatr, 2004, 144(1): 93 - 99.

4. MINEGISHI Y, SAITO M, MORIO T, et al. Human tyrosine kinase 2 deficiency reveals its requisite roles in multiple cytokine signals involved in innate and acquired immunity. Immunity, 2006, 25(5): 745 - 755.

5. ENGELHARDT K R, MCGHEE S, WINKLER S, et al. Large deletions and point mutations involving the dedicator of cytokinesis (DOCK8) in the autosomal-recessive

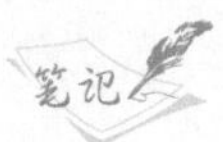

form of hyper-IgE syndrome. J Allergy Clin Immunol, 2009, 124(6): 1289 - 1302.

6. PICARD C, BOBBY GASPAR H, AL-HERZ W, et al. International Union of Immunological Societies: 2017 primary immunodeficiency diseases committee report on inborn errors of immunity. J Clin Immunol, 2018, 38(1): 96 - 128.

7. DAVIS S D, SCHALLER J, WEDGWOOD R J. Job's Syndrome. Recurrent, "cold", staphylococcal abscesses. Lancet, 1966, 1(7445): 1013 - 1015.

8. SOWERWINE K J, HOLLAND S M, FREEMAN A F. Hyper-IgE syndrome update. Ann N Y Acad Sci, 2012, 1250: 25 - 32.

9. HASHEMI H, MOHEBBI M, MEHRAVARAN S, et al. Hyperimmunoglobulin E syndrome: Genetics, immunopathogenesis, clinical findings, and treatment modalities. J Res Med Sci, 2017, 22: 53.

10. FLINN A M, CANT A, LEAHYTR, et al. Autosomal dominant hyper IgE syndrome—treatment strategies and clinical outcomes. J Clin Immunol, 2016, 36(2): 107 - 109.

第三章 水疱、脓疱、大疱性皮肤病

病例18　全身皮肤出现水疱伴瘙痒

病历摘要

【一般情况】

患者，女，73岁，农民。

【主诉】

全身皮肤出现水疱伴瘙痒3天。

【现病史】

患者20天前因双膝关节置换术后左膝关节感染而进行外科清

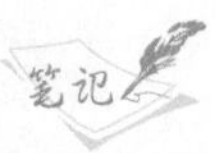

创加抗生素治疗，先后用过阿莫西林、亚胺培南抗感染治疗。近10天改用万古霉素静脉滴注抗感染治疗。3天前全身出现大小不等的水疱并逐渐增多，自觉瘙痒。起病以来，大小便正常，饮食可，体重无下降，睡眠可。

【既往史及家族史】

患者有膝关节病病史20年，高血压病病史5年（高血压3级，很高危组），高胆固醇血症病史5年，糖尿病病史2年。

【体格检查】

生命体征平稳，精神稍差，全身系统体查无明显异常。

【皮肤科专科检查】

头面部、躯干、四肢散在紧张性水疱、大疱，以胸腹部、腋窝、颈部、掌跖部位最多，局部水疱呈环状排列，水疱基底淡红，疱内液体清亮，尼氏征阴性。口腔黏膜无损害。

临床照片见图3－1。

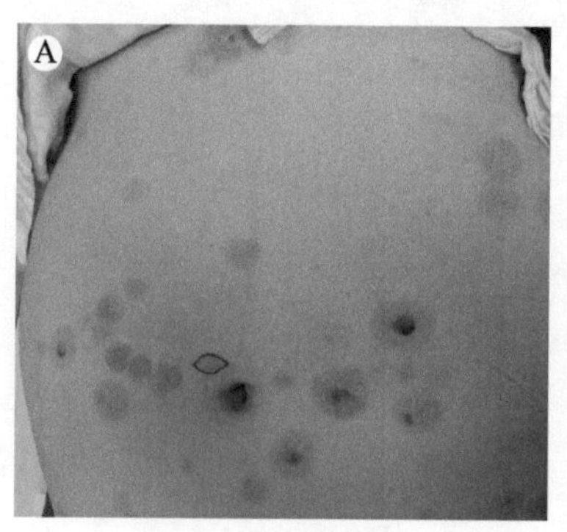

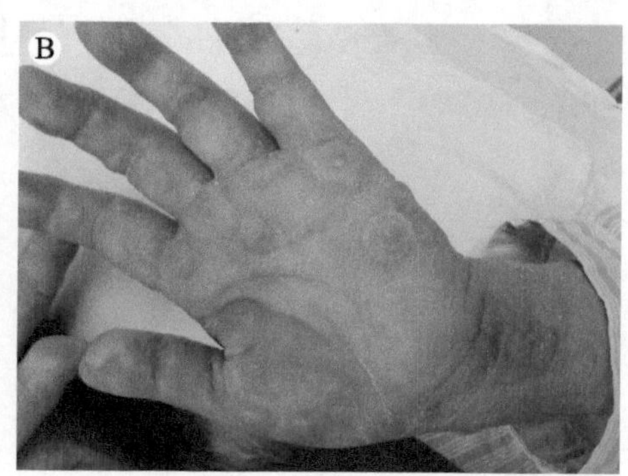

A：胸腹部散在分布的水疱；B：手掌、手腕紧张性大疱。

图3－1　临床照片

【实验室检查】

红细胞沉降率38 mm/h↑（参考值：0～15 mm/h），C反应蛋白106 mg/L↑（参考值：0～8 mg/L），肝肾功能正常。

【思考：可能的诊断】

（1）大疱性类天疱疮？

（2）线状 IgA 大疱性皮病？

（3）疱疹样皮炎？

（4）大疱性系统性红斑狼疮？

【进一步检查】

皮肤组织病理：表皮基底细胞空泡变性，表皮下大疱，真皮乳头层大量中性粒细胞沿基底膜带排列，浅层血管周围和间质内少量中性粒细胞伴散在嗜酸性粒细胞浸润（图 3 – 2）。直接免疫荧光示 IgA 沿基底膜带线状沉积，IgG、C3、IgM 均阴性（图 3 – 3）。间接免疫荧光示外周血存在 IgA 抗基底膜带抗体。

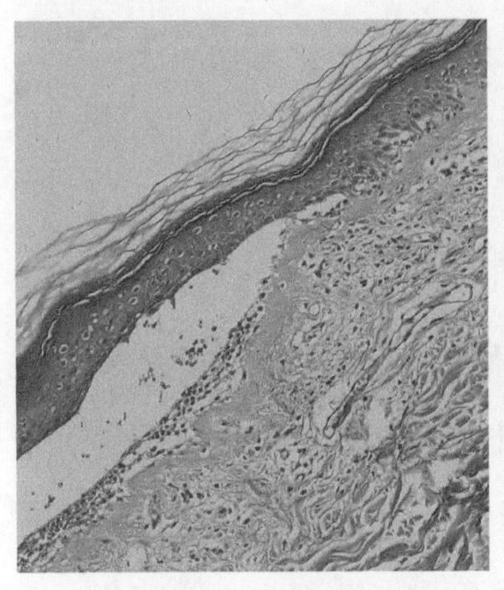

图 3 – 2　皮肤组织病理（HE 染色 ×200）

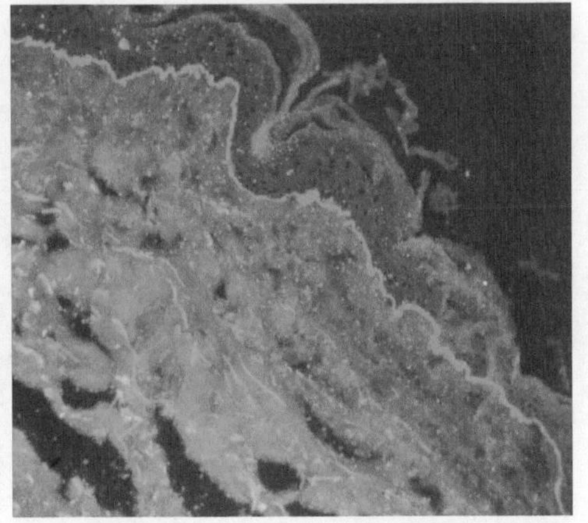

图 3 – 3　直接免疫荧光

【最后诊断】

成人线状 IgA 大疱性皮病（万古霉素所致）。

【诊断依据】

（1）全身紧张性水疱、大疱伴瘙痒 3 天，尼氏征阴性。

（2）皮损进展快，起疹前有万古霉素应用史。

（3）皮肤组织病理及免疫荧光符合线状 IgA 大疱性皮病。

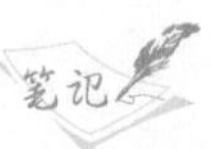

【治疗】

立即停用万古霉素，予以口服左西替利嗪片和外用莫匹罗星软膏治疗，5 天后水疱逐渐吸收消退。随访无复发。

病例分析与讨论

线状 IgA 大疱性皮病（linear IgA bullous dermatosis，LABD）是一种少见的自身免疫性大疱性皮肤病，临床表现为皮肤紧张性水疱和大疱。病理和免疫荧光有特征性改变，表现为表皮下水疱，沿基底膜带见大量中性粒细胞。直接免疫荧光下看到 IgA 沿基底膜带线状沉积为诊断 LABD 的金标准。

LABD 首先于 1979 年被发现与疱疹样皮炎有区别而命名，根据患者年龄和临床特点不同，分为两型：LABD 和儿童型 LABD。儿童型通常在 5 岁之前发病，于正常皮肤或红斑上出现瘙痒性水疱，环状排列；成人型多在中年发病，以 60 岁为发病年龄高峰，表现为散在分布于躯干和四肢的紧张性小水疱或大疱，有时可见风团样皮疹，周边环状排列的水疱，50% 可出现眼部和口腔黏膜受累，多数与系统性自身免疫病相关，可由药物引起，如万古霉素、青霉素、头孢菌素、非甾体类抗炎药、双氯芬酸、呋塞米、磺胺药、卡托普利，其中以万古霉素最常见。药物诱发的 LABD 往往在使用致敏药物后 1 天到 15 天发生，停用致敏药物后 2 ~ 5 周皮疹消失，而且万古霉素诱发的 LABD 有时会出现中毒性坏死表皮松解症或麻疹样的皮损。60% ~ 70% 的 LABD 患者血液中所存在的抗基底膜带的 IgA 循环抗体在免疫电镜下被发现沉积于基底膜带的透明板内或偶见于致密板下。透明板型的 LABD 患者的 IgA 抗体与 BPAg2（BP180）胞外区区段结合，而致密板下型 LABD 患者的 IgA 抗体与锚纤维的

笔记

Ⅶ胶原结合，可能导致中性粒细胞趋化并释放溶酶体酶，导致表皮下水疱形成。治疗 LABD 可以用氨苯砜、磺胺吡啶，难以控制者可以用糖皮质激素。所有患者应评估潜在的药物诱发因素，立即停止使用该类药物。本例患者有明确用药史和皮肤紧张性大疱，临床模拟大疱性类天疱疮，但病理和直接免疫荧光结果均支持药物所致 LABD 的诊断，停药后只给予了抗组胺药和外用抗菌剂对症处理，水疱迅速消退，未再复发。

对于皮肤出现紧张性大疱，临床上需要与大疱性类天疱疮、疱疹样皮炎、大疱性系统性红斑狼疮进行鉴别。

（1）大疱性类天疱疮：主要发生于老年人，临床表现为四肢和躯干在正常皮肤上或红斑基础上紧张性大疱，尼氏征阴性，口腔黏膜一般不受累，有时皮损呈荨麻疹样，伴明显瘙痒。此病也可由药物诱导发生，如卡托普利、呋塞米、格列汀类糖尿病药物、某些抗生素等。70%～80% 病例存在抗基底膜带 BPAg1（230 kDa）和 BPAg2（180 kDa）抗原的抗体，于透明板内与半桥粒特异性结合。病理上呈现为表皮下水疱，真皮血管周围和间质中主要见大量嗜酸性粒细胞浸润。直接免疫荧光显示 IgG 和 C3 沿基底膜带线状沉积。

（2）疱疹样皮炎：好发于中青年，常有谷胶过敏性肠病，停止谷胶饮食后可缓解。该病皮损呈多形性，瘙痒剧烈，表现为对称性成群分布的红斑、丘疱疹、水疱，以肘膝关节伸侧、臀部、肩胛部为主。组织病理表现为表皮下裂隙或水疱，真皮乳头顶端大量中性粒细胞聚集并形成微脓肿。直接免疫荧光示真皮乳头内 IgA 颗粒状沉积。血中可以发现抗肌内膜和组织谷氨酰胺酶抗体。

（3）大疱性系统性红斑狼疮：多发生于年轻女性，大多数有系统性红斑狼疮病史。曝光部位皮肤可出现非对称性紧张性水疱和大疱，无明显自觉症状，有时累及黏膜。组织病理表现为表皮下水疱

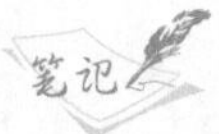

伴基底层空泡或液化变性，水疱内和真皮浅层血管周围可见大量中性粒细胞，中性粒细胞也可积聚在真皮乳头形成嗜中性粒细胞小脓肿。其病理特点与 LABD 和疱疹样皮炎很相似，后两者直接免疫荧光显示表皮基底膜带有 IgA 和 C3 分别呈线状和颗粒状沉积，而大疱性系统性红斑狼疮直接免疫荧光大多时候显示表皮基底膜带有 IgG 和 C3 呈线状或颗粒状沉积，半数病例可出现 IgM 和 IgA 沉积。另外，在病理上大疱性系统性红斑狼疮尚可见炎症细胞围绕毛囊浸润及真皮内黏蛋白的沉积。

（段 柳 周 英）

参考文献

1. CHAN L S, TRACZYK T, TAYLORTB, et al. Linear IgA bullous dermatosis. Characterization of a subset of patients with concurrent IgA and IgG anti-basement membrane autoantibodies. Arch Dermatol, 1995, 131(12): 1432 – 1437.
2. NAVI D, MICHAEL D J, FAZEL N. Drug-induced linear IgA bullous dermatosis. Dermatol Online J, 2006, 12(5): 12.
3. CALOGERO P, CLAUDIO F, CARLO R G. Linear immunoglobulin-A bullous dermatosis. JAMA Dermatol, 2021, 157(2):221.

病例 19 全身起红斑、水疱伴脱屑、结痂

病历摘要

【一般情况】

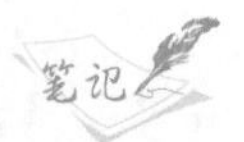

患者，女，24 岁，学生。

【主诉】

全身反复起红斑、薄壁松弛性水疱3年，加重伴皮肤弥漫发红脱屑2个月。

【现病史】

患者3年前无明显诱因上胸背出现多发红斑、松弛性水疱，水疱干涸后脱屑、结痂，有轻度痒感，当时就诊于我院，经皮肤活检及天疱疮抗体检测，诊断为“红斑型天疱疮并感染”。入院后予以甲泼尼龙琥珀酸钠粉针40 mg qd控制病情，辅以护胃、补钾、补钙等对症支持治疗，患者病情得以控制，随出院带药巩固治疗。出院后因复发多次前往当地中医院等就诊治疗，期间曾行“大剂量丙种球蛋白冲击联合环孢素”等治疗，在病情得到控制后逐步将激素减量。2020年9月25日复查天疱疮抗体示Dsg1抗体137.42 U/mL、Dsg3抗体正常，于2020年10月3日将甲泼尼龙减至30 mg qd。2020年11月11日患者诉胸部及腹部出现多处新发片状红斑皮损，初起时未在意，后受凉感冒，有咽痛、咳嗽，无发热，皮损迅速增多，扩展，并发展至面颈部、前胸、腹部、背部及双上臂，明显瘙痒，红斑上出现大量糠秕状鳞屑，部分区域可见薄壁的水疱及黄痂，于2020年12月再次前往当地中医院就诊，再次行“小剂量丙种球蛋白治疗，予以5 g/d，连续3日”，病情未见明显好转。就诊于我科，门诊拟诊“落叶型天疱疮”收入院。起病以来，无畏寒、发热，精神、食欲、睡眠尚可，大小便正常，近期体重无明显变化。

【既往史及家族史】

既往有长期激素治疗史，有白内障病史，无高血压及糖尿病病史，家族中无类似患者。

【体格检查】

一般状况可，发育正常，满月面容，向心性肥胖，头部及四肢多毛，双下肢轻度浮肿，心肺腹部查体无异常。

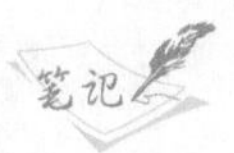

【皮肤科专科检查】

头面部、颈部、前臂、前胸、腹部及后背部弥漫性红斑，皮肤干燥，表面覆有大量黄痂、鳞屑，部分表面有破溃，腋窝处皮肤肥厚、浸渍发白，尼氏征阳性。眼周分泌物较多，口腔及外生殖器无糜烂、破溃，肛周片状红斑。全身皮肤有明显腥臭味。

临床照片见图3－4。

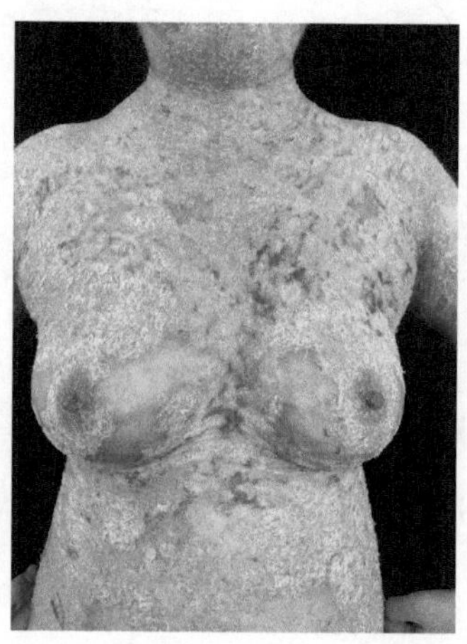

图3－4　临床照片

【实验室检查】

血常规：白细胞计数 13.71 $\times 10^9$/L↑［参考值：（4.00～10.00）$\times 10^9$/L］，血红蛋白 153 g/L↑（参考值：115～150 g/L），中性粒细胞计数12.18 $\times 10^9$/L↑［参考值：（1.80～6.30）$\times 10^9$/L］，中性粒细胞比值88.9%↑（参考值：40%～75%），淋巴细胞计数0.58 $\times 10^9$/L↓［参考值：（1.10～3.20）$\times 10^9$/L］，淋巴细胞比值4.2%↓（参考值：20%～50%），嗜酸性粒细胞计数0.55 $\times 10^9$/L↑［参考值：（0.02～0.52）$\times 10^9$/L］，嗜碱性粒细胞计数0.07 $\times 10^9$/L↑［参考值：（0～0.06）$\times 10^9$/L］，单核细胞百分比2.40%↓（参考值：3.00%～10.00%）。肝功能：总蛋白57.3 g/L↓（参考值：65～85 g/L），白蛋白 37.4 g/L↓（参考值：40～55 g/L），球蛋白 19.9 g/L↓

笔记

（参考值：20.0～40.0 g/L）。电解质：钠136.9 mmol/L↓（参考值：137.0～147.0 mmol/L），氯化物 97.9 mmol/L↓（参考值：99.0～110.0 mmol/L），阴离子间隙 20.4 mmol/L↑（参考值：8.0～18.0 mmol/L）。空腹血糖3.36 mmol/L↓（参考值：3.90～6.10 mmol/L）。免疫球蛋白 IgG 7.65 g/L↓（参考值：8.60～17.40 g/L），IgA 0.86 g/L↓（参考值：1.00～4.20 g/L），IgE 845.20 ng/mL↑（参考值：0～691.40 ng/mL），IgM 正常。尿常规：稻黄色，浊度为清亮，白细胞酯酶(+)。血脂、肾功能、红细胞沉降率、降钙素原、C 反应蛋白均正常。

【思考：可能的诊断】

（1）落叶型天疱疮？

（2）泛发性湿疹？

【进一步检查】

淋巴细胞亚群：T 淋巴细胞 453/μL↓（参考值：723～2737/μL），$CD4^+$T 淋巴细胞百分比 17%↓（参考值：33%～58%），$CD4^+$T 淋巴细胞计数 112/μL↓（参考值：404～1612/μL），$CD8^+$T 淋巴细胞百分比 50%↑（参考值：13%～39%），$CD8^+$T 淋巴细胞计数 337/μL，B 淋巴细胞计数 56/μL↓（参考值：80～616/μL）。Dsg1 抗体 137.42 U/mL↑（参考值：<5.0 U/mL），Dsg3 抗体正常。皮肤分泌物培养：表皮葡萄球菌。药敏结果：敏感：利奈唑胺、替考拉宁、万古霉素、氯霉素等；耐药：莫西沙星、青霉素、庆大霉素、四环素等。肺部 CT：①双肺多发磨玻璃结节，LU-RADS 3L 类；②左肺下叶背段实性结节，LU-RADS 2 类，建议年度复查。皮肤病理活检：表皮颗粒层内水疱，可见棘刺松解细胞，真皮浅层血管周围淋巴细胞为主浸润（图 3－5）。皮肤直接免疫荧光：角质形成细胞间 IgG 鱼网状沉积（图 3－6），IgA、IgM 及 C3 阴性，符合红斑型或落叶型天疱疮。血清 G 试验：134.4 pg/mL↑（参

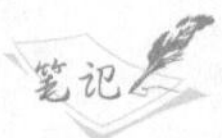

考值：<70.0 pg/mL）。大便常规、HIV、梅毒、HBV + HCV、多种肿瘤标志物检测、乙肝病毒 DNA 定量检测、γ-干扰素释放试验均未见异常。

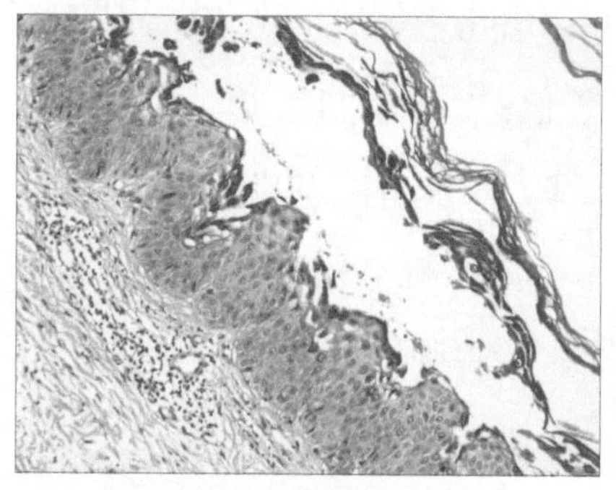

图 3－5　皮肤组织病理（HE 染色 ×200）

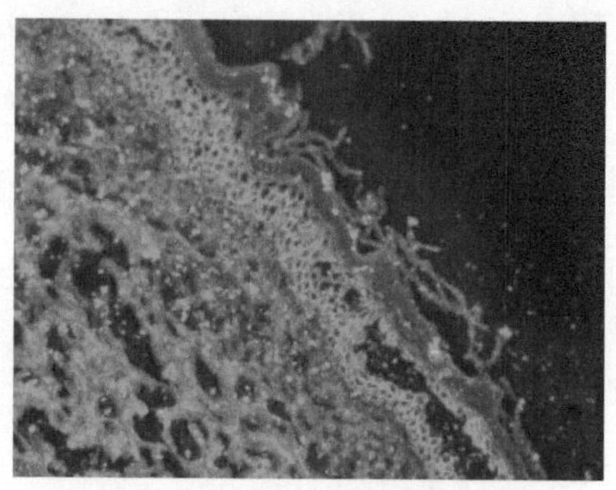

图 3－6　皮肤直接免疫荧光

【最后诊断】

（1）落叶型天疱疮伴皮肤感染。

（2）肺多发结节。

【诊断依据】

（1）头面部、颈部、手臂、前胸、腹部及后背部可见弥漫性红斑，表面覆有黄色、油腻性痂皮及鳞屑，如落叶状，痂下分泌物细菌培养阳性，伴有臭味，尼氏征阳性。

（2）口腔、外阴黏膜未受累及。

（3）皮肤组织病理及免疫病理符合红斑或落叶型天疱疮。

（4）天疱疮抗体 Dsg1 抗体水平升高。

（5）肺部 CT 提示肺部多发结节。

【治疗】

入院予甲泼尼龙琥珀酸钠 40 mg/d 静脉滴注联合甲泼尼龙片 8 mg/d 口服，大剂量丙种球蛋白 20 g/d 连续 4 日冲击治疗，复方甘草酸苷 120 mg/d 静脉滴注抗炎、调节免疫。同时予护胃、补钾、补钙治疗，替考拉宁 200 mg/d 抗感染（连续使用 12 日），外用

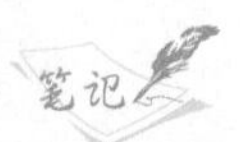

0.05%黄连素溶液清洁联合外涂卤米松软膏及润肤剂保湿。治疗2周后患者全身黄痂较前脱落、减少，仍有大片皮肤红斑，手臂处见新发水疱，皮肤分泌物培养显示表皮葡萄球菌，药敏示庆大霉素、莫西沙星、替考拉宁等敏感，后予以输注血浆加强支持治疗，抗生素改为莫西沙星，外用庆大霉素溶液冲洗创面并湿敷患处，5日后患者躯干部痂皮基本脱落，全身红斑范围较前减少，无新发水疱，予以带药出院，后续门诊随访治疗半个月后全身皮疹消退。

病例分析与讨论

落叶型天疱疮（pemphigus foliaceus，PF）是天疱疮中较为少见的一种亚型，平均发病年龄在40~60岁之间，女性多于男性。皮损好发于头面、躯干，也可泛发至全身。典型临床表现为外观正常的皮肤或红斑上出现薄壁松弛的水疱，尼氏征阳性。水疱容易破溃形成浅表糜烂面，在浅表糜烂面上覆有黄褐色、油腻性疏松的鳞屑和痂皮，如落叶状，痂下分泌物被细菌分解可产生臭味，严重时可表现为剥脱性皮炎或红皮病样外观，黏膜受累少或较轻。落叶型天疱疮常因临床症状被误诊为剥脱性皮炎、湿疹、银屑病或其他类型天疱疮。PF的靶抗原为桥粒芯蛋白1（Dsg1）抗原，主要表达于除角膜以外的鳞状上皮全层，且主要引起浅表层上皮细胞分离，细胞间黏附功能丧失，出现表皮上部棘层细胞松解，形成松弛性薄壁水疱及大疱。

目前PF病因尚未明确，其诱发因素可分为内源性及外源性。内源性如内分泌紊乱、情绪压力等；外源性包括病毒感染、药物因素或物理因素等，该类型天疱疮可由红斑型天疱疮转化而来。PF的组织病理显示裂隙发生于表皮浅层的颗粒层，有时见不到明显的裂隙，仅见到角质层消失，裸露的颗粒层或棘层表面附着有棘刺松

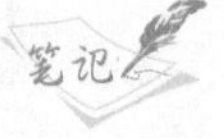

解细胞。直接免疫荧光可见棘细胞间 IgG 及 C3 网状沉积，表皮浅层荧光明显。ELISA 可检测到血清中存在抗 Dsg1 抗体。

目前落叶型天疱疮的治疗包括激素、免疫抑制剂、人丙种球蛋白、血浆置换等。PF 治疗期间，如有感染需尽快控制，可在药敏结果完善后选择细菌敏感性抗生素治疗或经验性使用广谱抗生素治疗。应用糖皮质激素及免疫抑制剂前，应对患者进行全面系统评估，包括血常规、肝肾功能、血糖、血脂、电解质、骨密度、乙肝病毒感染、结核感染、潜在肿瘤筛查等。激素治疗期间需注意血常规、血糖、血脂、血压、电解质等基本指标有无变化，同时给予护胃、补钾、补钙等对症支持治疗。外用药以糖皮质激素类软膏或乳膏为主，同时需加强全身皮肤保湿，去除皮肤表面覆盖的痂皮。轻度 PF：如果病灶非常局限，可仅单独外用糖皮质激素治疗。也有文献建议在病情开始时采用口服氨苯砜（50～100 mg/d）与外用糖皮质激素联合治疗。系统使用糖皮质激素治疗轻度 PF 时，建议起始剂量相当于泼尼松 0.5～1.0 mg/(kg·d)，可根据病情联合或不联合使用免疫抑制剂，如硫唑嘌呤［1～2.5 mg/(kg·d)］或霉酚酸酯 2 g/d 或霉酚酸钠 1440 mg/d。还可单独注射生物制剂利妥昔单抗（每两周 1 次，每次 1 g，共 2 次），也可联合外用或系统使用糖皮质激素［0.5 mg/(kg·d)］，有助于激素快速减量。中、重度 PF：利妥昔单抗可作为一线治疗药物，建议每 2 周注射 1 次，每次 1 g，共 2 次，同时联用系统性糖皮质激素［1 mg/(kg·d)］，6 个月后逐步减少激素的用量（对于系统性激素治疗绝对禁忌证的患者，利妥昔单抗可作为单一疗法或联合外用激素治疗）；如未应用利妥昔单抗作为一线治疗药物，可系统使用糖皮质激素治疗，建议泼尼松剂量为 1～1.5 mg/(kg·d)，或联合免疫抑制剂作为糖皮质激素助减剂如硫唑嘌呤 1～2.5 mg/(kg·d) 或霉酚酸酯 2 g/d 或霉酚酸钠 1440 mg/d。对于常规治疗无效的顽固性疾病或出现糖皮

笔记

质激素或免疫抑制剂禁忌证的中重度PF患者，特别是存在感染风险时，应考虑使用静脉滴注丙种球蛋白，常规剂量为400 mg/(kg · d)，连续使用3～5 d。其他治疗还包括血浆置换、免疫吸附（临床应用最广的免疫吸附柱为葡萄球菌蛋白A）、嵌合抗原受体T细胞免疫疗法（CAR-T）等。

本例患者自2017年起病后长期应用系统性激素治疗，出现一系列激素不良反应，如白内障、满月脸、向心性肥胖等，期间患者皮损反复发作，激素控制效果欠佳。患者此次发病前有受凉及感冒史，初期为胸部、腹部出现大片红斑，红斑上逐渐出现透明、表浅水疱，水疱易破溃（尼氏征阳性），皮损范围扩大并累及全面部、躯干部及双上肢，可见表面鳞屑、黄痂，伴明显脱屑，痂皮下呈红色糜烂面，呈现剥脱性皮炎外观，无口腔及生殖器黏膜受损，采用糖皮质激素静脉滴注及外用涂抹，同时予以大剂量丙种球蛋白冲击治疗控制病情，同时加强抗感染、保湿及对症支持治疗后，皮疹完全消退。

本病在临床上需要与寻常型银屑病、毛发红糠疹、泛发性湿疹等疾病引起的红皮病期相鉴别。

（1）寻常型银屑病：是一种遗传与环境共同作用诱发的免疫介导的慢性、复发性、炎症性、系统性疾病，典型临床表现为鳞屑性红色丘疹、斑块，刮除表面鳞屑可见薄膜现象、点状出血（Auspitz征），病情严重时可发展为红皮病，但无落叶型天疱疮起水疱、结黄痂及腥臭味等症状。寻常型银屑病组织病理学的特征为表皮角化过度伴角化不全，可见角层内Munro微脓肿，表皮增生伴皮突延长在同一水平，颗粒层消失，直接免疫荧光均为阴性，外周血抗Dsg1抗体阴性。

（2）毛发红糠疹：是一种少见的慢性鳞屑性炎症性皮肤病，可能与维生素A代谢异常、感染及遗传学*CARD4*突变相关。皮疹的

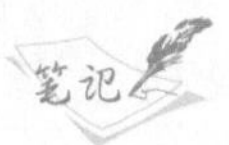

临床特征为小的毛囊角化性丘疹，可融合成糠秕状鳞屑性棕红色斑片或斑块，对称分布。目前病因及发病机制尚不确定。根据病因可分为幼年型及成人型，幼年型常因遗传因素导致，成人型多为后天获得，有时可伴发肿瘤。临床分为Ⅰ～Ⅵ型，成人型为Ⅰ、Ⅱ型，幼年型为Ⅲ、Ⅳ、Ⅴ、Ⅵ型，其中Ⅵ型与 HIV 相关。特征性组织病理学改变为银屑病样皮炎，伴不规则角化过度或角化不全（棋盘图案样）。对于Ⅰ型毛发红糠疹可予以阿维 A、甲氨蝶呤或环孢素治疗。

（3）泛发性湿疹：皮损常具有多形性、对称性、瘙痒和反复发作等临床特点，急性期可以出现红斑、水疱，严重时可发展为红皮病，有时难以与落叶型天疱疮鉴别。组织病理学表现取决于皮损的不同阶段，急性期以明显海绵水肿为特征；亚急性期有明显棘层肥厚、角化过度或角化不全；慢性期表皮突显著延长，海绵水肿及炎症不明显。与落叶型天疱疮的主要鉴别点是各期湿疹的免疫病理无棘层细胞间 IgG 及补体 C3 沉积、外周血无抗 Dsg1 的天疱疮抗体。

（姚　南　郭子瑜　张桂英）

参考文献

1. RUOCCO V, RUOCCO E, LO SCHIAVO A, et al. Pemphigus: etiology, pathogenesis, and inducing or triggering factors: facts and controversies. Clin Dermatol, 2013, 31(4): 374－381.

2. AMAGAI M, HASHIMOTO T, GREEN K J, et al. Antigen-specific immunoadsorption of pathogenic autoantibodies in pemphigus foliaceus. J Invest Dermatol, 1995, 104(6): 895－901.

3. VAN BEEK N, SCHUMACHER N, ROSE C, et al. Moderne diagnostik bullöser autoimmundermatosen [Modern diagnostics of autoimmune bullous diseases]. Pathologe, 2020, 41(4): 317－325.

4. PORRO A M, HANS FILHO G, et al. Consensus on the treatment of autoi mmune bullous dermatoses: pemphigus vulgaris and pemphigus foliaceus-Brazilian Society of

笔记

Dermatology. An Bras Dermatol, 2019, 94(2): 20 – 32.

5. 常远, 陈喜雪, 王明悦, 等. 利妥昔单抗治疗天疱疮的长期疗效及安全性分析. 中华皮肤科杂志, 2020, 53(4): 279 – 283.

6. FINZI A F, ALTOMARE G, BERGAMASCHINI L, et al. Pityriasis rubra pilaris and and retinol-binding protein. Br J Dermatol, 1981, 104(3): 253 – 256.

7. NIELSEN R M, GRAM S B, BYGUM A. Identification of a pathogenic *CARD14* mutation in a 70-year-old woman with pityriasis rubra pilaris: when genetic diagnosis influences choice of treatment strategy. BMJ Case Rep, 2021, 14(1): e235287.

8. JOLY P, HORVATH B, PATSATSI A, et al. Updated S2K guidelines on the management of pemphigus vulgaris and foliaceus initiated by the european academy of dermatology and venereology (EADV). J Eur Acad Dermatol Venereol, 2020, 34(9): 1900 – 1913.

病例 20 双手反复起脓疱伴疼痛

病历摘要

【一般情况】

患者，男，63 岁，农民。

【主诉】

双手反复起脓疱伴疼痛 10 年，加重 1 个月。

【现病史】

患者 10 年前左手拇指外伤后甲下及甲沟处出现红斑及小脓疱，伴轻微疼痛，当地医院考虑为“化脓性甲沟炎”，予以抗感染治疗后无效。后渐蔓延至左手其他手指末端、右手指端及大小鱼际处，此后上述部位反复起脓疱，脓疱消退后形成有光泽的红斑或糜烂，

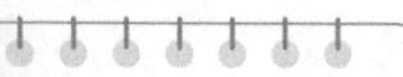

部分指甲变软、缺失及变形，多次于当地医院诊断为“掌跖脓疱病”，予以糖皮质激素软膏等外用后症状减轻，但皮疹此起彼伏，一直未彻底治愈。1个月前患者双手红斑、脓疱增多，右上臂出现类似皮疹，余无不适，予以糠酸莫米松软膏外用后皮疹稍好转。病程中无关节疼痛、发热、畏寒等不适，精神、食欲可，大小便正常，体重无明显减轻。

【既往史及家族史】

既往体健，家族中无类似患者。

【体格检查】

四测正常，心肺腹部查体无异常。

【皮肤科专科检查】

沟纹舌，左手掌小鱼际、右手掌大小鱼际及双手多个手指末端可见水肿性红斑，其上有较多约粟粒至绿豆大小的脓疱及黄色痂皮，部分指甲甲周和甲板部位脓疱呈环状或弧形排列，部分指甲萎缩或消失，左手中指远端指节缺失，右上臂见约4 cm×4 cm大小的水肿性红斑，其上覆有脓痂，边缘可见脓疱。

临床照片见图3-7。

【思考：可能的诊断】

（1）连续性肢端皮炎?

（2）掌跖脓疱病?

【进一步检查】

血常规、尿常规、大便常规、肝肾功能、C反应蛋白、红细胞沉降率均正常。真菌涂片检查及培养（手指甲）阴性。细菌培养（脓疱处）阴性。

皮肤组织病理：角化过度伴角化不全，表皮银屑病样增生伴棘层上部Kogoj微脓疡，真皮浅层较多淋巴细胞及中性粒细胞浸润（图3-8）。

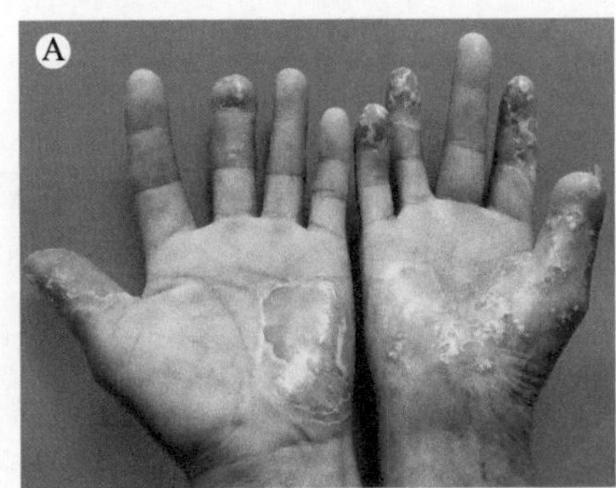

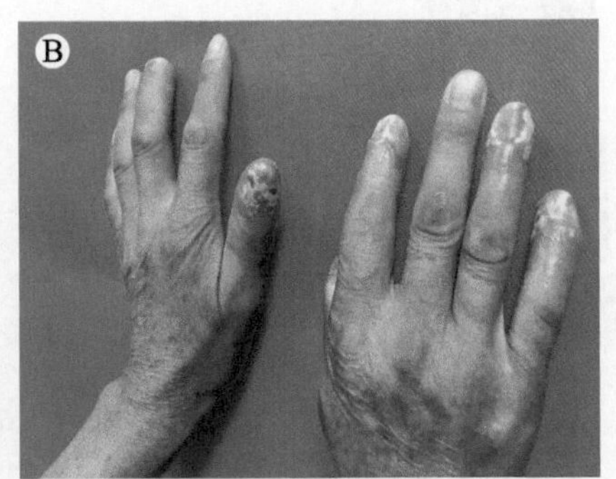

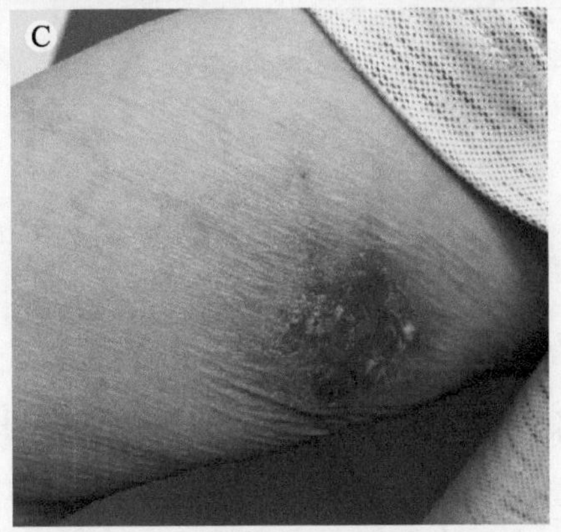

图 3 −7　临床照片

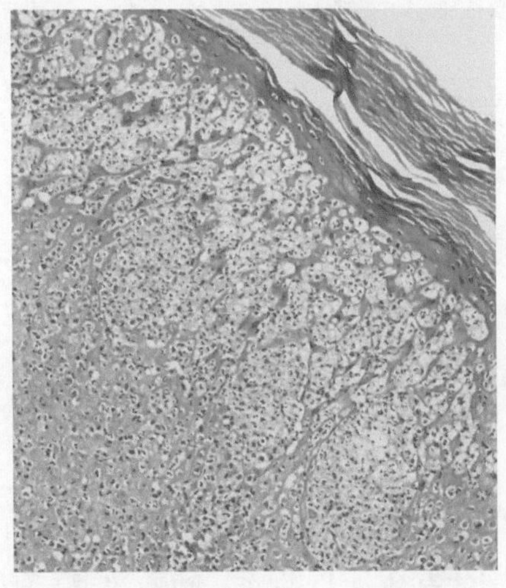

图 3 −8　皮肤组织病理（HE 染色 ×200）

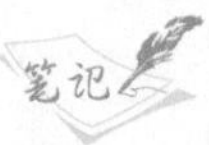

【最后诊断】

连续性肢端皮炎。

【诊断依据】

（1）外伤后诱发，病程缓慢，反复发作。

（2）初发于甲部、指趾末端，逐渐累及大小鱼际，表现为反复发作的红斑及无菌性脓疱，伴甲萎缩及末端缺失，沟纹舌。

（3）使用抗生素治疗无效，外用糖皮质激素软膏治疗有效。

（4）皮肤组织病理示表皮银屑病样增生伴棘层上部 Kogoj 微脓疡。

【治疗】

阿维 A 胶囊，每次 20 mg，每天 1 次；复方甘草酸苷片，每次 150 mg，每天 3 次；秋水仙碱，每次 0. 5 mg，每天 2 次；外用硼酸软膏及卤米松三氯生乳膏封包。1 个月后复诊，患者无新发脓疱，原有脓疱基本消退，局部留下红斑。

病例分析与讨论

连续性肢端皮炎是一种少见的以无菌性脓疱为特征的慢性复发性皮肤病，病因不明，目前认为其发生可能与外伤、感染、自主神经功能紊乱及炎症反应等因素相关，近年来发现 *IL-36RN*、*CARD-14*、*AP1S3* 等基因突变与其发生有关。2017 年发布的《脓疱型银屑病表型的欧洲共识》中已将连续性肢端皮炎归于脓疱型银屑病的一种亚型。

连续性肢端皮炎好发于中年女性，常在外伤后诱发，初始常表现为指（趾）末端的群集性小脓疱，脓疱消退后形成有光泽的红斑或糜烂，自觉疼痛，皮疹常反复发作，逐渐向近端发展，累及指甲（趾）时常引起甲变形、萎缩或脱落，皮疹多局限分布，少数患者

可泛发全身。个别患者因治疗不及时，累及指、趾端骨质，致骨质溶解，出现严重的残损、畸形。连续性肢端皮炎的病理特征为角化过度伴角化不全，棘层肥厚，表皮突延长，可见 Kogoj 微脓疡，真皮浅层血管周围慢性炎细胞浸润。

连续性肢端皮炎可选用阿维 A、四环素类抗生素、免疫抑制剂及生物制剂等治疗，同时可联合维生素 D_3 衍生物、他克莫司软膏、糖皮质激素软膏等外用，也可联合光疗。

本例患者的皮疹主要发生于双手指末端及双手掌，在发病前有明确的外伤史，早期皮疹因局限于左手拇指甲下及甲周，被误诊为化脓性甲沟炎，但使用抗生素治疗后无效，皮疹逐渐增多，原有皮疹消退后不断有新的脓疱形成，渐蔓延至双手及右上臂，且累及指甲，致指甲变形、变软，甚至部分指甲缺失。本例患者采用阿维 A 胶囊及秋水仙碱口服、外用卤米松三氯生乳膏等治疗后，取得了满意的效果。因本病容易复发，所以其远期疗效需进一步观察随访。

本病在临床或病理上需要与掌跖脓疱病、角层下脓疱病及急性泛发性发疹性脓疱病（acute generalized exanthematous pustulosis，AGEP）等疾病相鉴别。

（1）掌跖脓疱病：好发于中年女性，表现为手足的无菌性小脓疱，慢性病程，反复发作，常对称分布，与连续性肢端皮炎在病理上难以鉴别，但临床上连续性肢端皮炎常有外伤史，皮损初发时常先累及甲周、指（趾）端，常分布不对称。

（2）角层下脓疱病：好发于中年妇女，皮疹主要分布于躯干、四肢屈侧及腋窝、腹股沟等皱褶部位，疱壁松弛，可呈弦月状。组织病理上与连续性肢端皮炎不同的是，角层下脓疱病的脓疱在角质层下，无 Kogoj 微脓肿。

（3）急性泛发性发疹性脓疱病：发病前多有用药史，潜伏期为 2～5 天，起病急，皮疹表现为皮肤弥漫性潮红的基础上出现无菌性

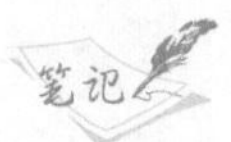

小脓疱，以屈侧为主，可迅速泛发全身，常伴有发热等全身症状。组织病理上与连续性肢端皮炎不同的是，急性泛发性发疹性脓疱病有坏死的角质形成细胞，真皮血管周围及间质中有嗜酸性粒细胞浸润。

（罗　雯　张桂英）

参考文献

1. SEHGAL V N, VERMA P, SHARMA S, et al. Acrodermatitis continua of Hallopeau: evolution of treatment options. Int J Dermatol, 2011, 50(10): 1195 - 1211.
2. SMITH M P, LY K, THIBODEAUX Q, et al. Acrodermatitis continua of Hallopeau: clinical perspectives. Psoriasis (Auckl), 2019, 9: 65 - 72.
3. NAVARINI A A, BURDEN A D, CAPON F, et al. European consensus statement on phenotypes of pustular psoriasis. J Eur Acad Dermatol Venereol, 2017, 31(11): 1792 - 1799.
4. 邹娟娟，姚琳，谭雪晶，等. 英夫利西单抗治疗泛发型连续性肢端皮炎一例. 中华皮肤科杂志，2018，51(8)：617 - 618.
5. 龚娟，戚东卫，刘娟娟. 严重残毁的泛发性连续性肢端皮炎一例. 实用皮肤病学杂志，2017，10(5)：313 - 315.
6. 邱梦桃，顾有守，薛汝增，等. 连续性肢端皮炎 15 例临床及病理分析. 皮肤病与性病，2012，34(5)：254 - 256.
7. 侯贻魁，赵志国，钟梅，等. 联合疗法治疗连续性肢端皮炎 30 例临床观察. 中国皮肤性病学杂志，2016，30(11)：1192 - 1197.
8. 阮叶平，郑捷. 无菌性脓疱病研究进展. 中华皮肤科杂志，2018，51(12)：916 - 919.

笔记

病例 21　发热伴全身皮肤红斑、水疱、糜烂

病历摘要

【一般情况】

患者，女，44 岁，自由职业者。

【主诉】

发热 5 天伴全身皮肤红斑、水疱及糜烂 4 天。

【现病史】

患者诉半个月前因“癫痫”自行口服拉莫三嗪和丙戊酸钠治疗。5 天前患者开始出现发热，体温最高达 40.9 ℃，自行服用布洛芬后体温可降至正常，但仍反复高热，伴咽喉部疼痛及口腔黏膜糜烂，不能进食。1 天后面部、躯干、四肢出现泛发的红斑、水疱，伴口唇、眼睑周围皮肤糜烂、结痂，疼痛明显，张口、睁眼困难。门诊拟诊“重症多形红斑型药疹”收入院。病程中，患者自觉全身乏力，精神、食欲及睡眠均欠佳，无胸闷气促、咳嗽咳痰等症状，大小便正常，体重无明显减轻。

【既往史及家族史】

既往“癫痫”40 余年，多年来一直服用卡马西平治疗，近期病情控制不佳，服药期间 3 ~ 4 个月发作 1 次，半个月前自行停药，改用拉莫三嗪及丙戊酸钠口服治疗。否认其他药物、食物过敏史及血吸虫感染病病史。家族史无特殊。

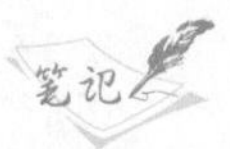

【体格检查】

一般情况可，生命体征平稳，系统查体未见明显异常，全身浅表淋巴结未触及肿大。

【皮肤科专科检查】

口唇、眼睑周围皮肤糜烂、结痂，表面少许脓性分泌物，睁眼、张口困难。面颈部、躯干、四肢泛发暗红色斑疹、靶形红斑，部分红斑中央可见水疱、糜烂，尼氏征阳性。腹部可见小片剥脱游离的表皮（全身皮肤剥脱面积小于 10%），外阴及肛周皮肤红肿、糜烂。

临床照片见图 3－9。

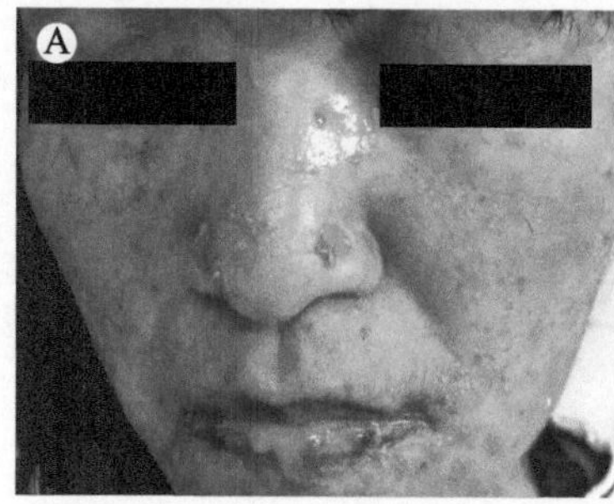

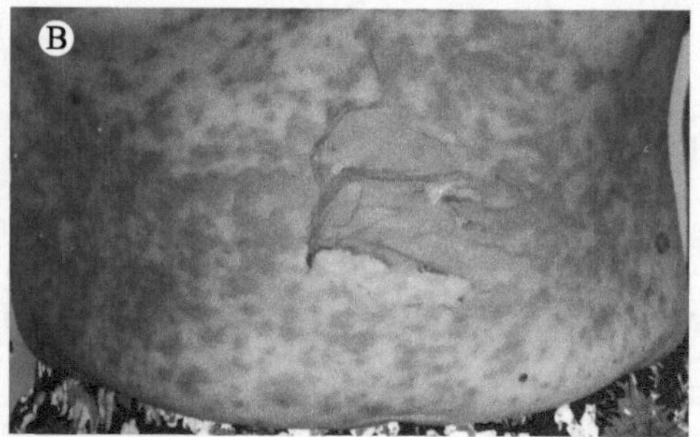

图 3－9　临床照片

【实验室检查】

血常规：白细胞计数 5.56 × 10^9/L［参考值：(3.5 ~ 9.5) × 10^9/L］，红细胞计数 4.06 × 10^{12}/L，血红蛋白 118 g/L，中性粒细胞比值 85.0% ↑（参考值：40.0% ~ 75.0%），其余各项正常。肝功能：谷丙转氨酶 95.2 U/L ↑（参考值：0 ~ 40 U/L），谷草转氨酶 69.1 U/L ↑（参考值：0 ~ 40 U/L），总蛋白 44.2 g/L ↓（参考值：65.0 ~ 85 g/L），白蛋白 24.7 g/L ↓（参考值：40 ~ 55 g/L）。肾功能正常。电解质：血钠 127.3 mmol/L ↓（137.0 ~ 147.0 mmol/L）。C 反应蛋白 61 mg/L ↑（参考值：0 ~ 8 mg/L）。红细胞沉降率

笔记

27 mm/h↑（参考值：0～15 mm/h）。降钙素原2.07 ng/mL↑（参考值：0～0.05 ng/mL）。尿常规：尿隐血(+)。

【思考：可能的诊断】

（1）重症多形红斑型药疹？

（2）中毒性表皮坏死松解症？

（3）药物超敏综合征？

【进一步检查】

大便隐血试验(+)。肌酸激酶491.1 IU/L↑（参考值：50.0～310.0 IU/L），肌酸激酶同工酶367.4 IU/L↑（参考值：0～24.0 IU/L）。免疫球蛋白：IgG 6.55 g/L↓（参考值：7.51～15.6 g/L）。补体：C4 0.13 g/L↓（参考值：0.16～0.38 g/L），C3(-)。病毒全套、肺炎三项（支原体+衣原体+军团菌）、肝炎全套、类风湿因子、抗链球菌溶血素O、抗环瓜氨酸多肽抗体、凝血功能均未见明显异常。心电图：窦性心律，心肌缺血。胸部X线：双下肺渗出性病变，考虑感染可能，鉴于心影增大，双侧少量胸腔积液，需结合临床分析有无肺水肿可能。腹部B超：胆囊多发息肉样病变，脾脏血管瘤，左肾囊肿，右肾局限性积液。

【最后诊断】

（1）重症多形红斑型药疹伴肝损伤。

（2）肺部感染。

（3）低蛋白血症。

（4）胆囊多发息肉样病变。

（5）脾脏血管瘤。

（6）左肾囊肿。

（7）右肾局限性积液。

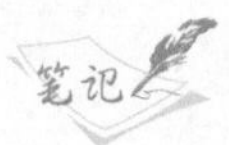

【诊断依据】

（1）44 岁女性，起病半个月前有明确用药史。

（2）皮疹表现为周身泛发的暗红色红疹、靶形红斑，部分融合成片，中央水疱、糜烂，部分尼氏征阳性。黏膜有累及。

（3）有高热、乏力、纳差等全身症状。

（4）实验室检查示肝功能及肌酶异常，低蛋白血症。

（5）影像学检查显示肺部、胆囊、脾脏、肾脏等病变。

【治疗】

入院后予以甲泼尼龙 80 mg/d 静脉滴注联合静脉滴注头孢西丁 2 g q8h 预防感染，静脉注射人血丙种球蛋白 25 g/d，连续 5 天，并加强支持治疗，包括补充白蛋白、氨基酸、新鲜血浆，同时加强皮损外用药物处理。症状控制后激素逐渐减量至出院。本例患者经住院治疗 24 天后皮疹明显好转，复查血常规、肝肾功能、电解质、心肌酶及二便常规基本恢复正常，带药出院，后经随访痊愈，至今无复发。

病例分析与讨论

重症多形红斑于 1922 年由 Stevens-Johonson 首先报道，临床表现为典型或不典型靶形损害和广泛黏膜损害，伴有发热、内脏损害等全身症状。临床上发病率低，轻症者 2～3 周痊愈，一般无后遗症；重症病例有严重并发症，如呼吸衰竭、肾衰竭、败血症等，预后差，死亡率为 3%～5%。

发病机制及病因尚不完全清楚。目前认为该病可由多因素导致，主要发病机制为广泛的角质形成细胞凋亡和细胞介导的免疫反应。该过程可能与以下 3 种途径有关：①Fas/FasL 凋亡相关因子配

笔记

体的相互作用；②穿孔素/颗粒酶 B/颗粒溶解素介导的细胞毒 T 细胞和自然杀伤细胞（NK）损伤；③肿瘤坏死因子-α（TNF-α）途径。药物因素是发生重症多形红斑型药疹的重要原因，最常见的致敏药物为抗生素，以头孢类药物最为多见，其次是解热镇痛药，但由卡马西平、别嘌呤醇和其他高危药物如拉莫三嗪、苯妥英钠、丙戊酸钠等引起者病情严重。近年来，随着基因检测手段的发展，发现某些遗传因子与重症多形红斑型药疹的发生发展相关，如 *HLA-B* 1502*、*HLA-B* ×5801* 分别与卡马西平和别嘌呤醇引起的重症多形红斑型药疹有关。

本例患者起病前有明确的拉莫三嗪、丙戊酸钠用药史，皮疹有多形性红斑、斑丘疹、靶形损害，伴有口腔、眼周及外阴多处黏膜糜烂、破溃，以及发热、内脏损害，但表皮剥脱面积小于10%，可诊断为重症多形红斑型药疹，但需要与其他重症药疹如中毒性表皮坏死松解症、药物超敏综合征等鉴别。

（1）中毒性表皮坏死松解症：与重症多形红斑型药疹不同点在于皮损面积大小及严重程度，中毒性表皮坏死松解症较重症多形红斑型药疹更为严重，皮损呈烫伤样外观，表皮坏死脱落，面积超过体表面积的30%，内脏损害更为严重。临床上可见到重症多形红斑型药疹发展为中毒性表皮坏死松解症，两者在过渡期可出现症状重叠。中毒性表皮坏死松解症表皮剥脱皮损面积达到体表面积的10%~30%。而重症多形红斑型药疹表皮剥脱皮损面积常常小于10%。

（2）药物超敏综合征：是一种以急性广泛的皮损伴发热、淋巴结肿大、多脏器受累（肝炎、肾炎、肺炎）、嗜酸性粒细胞增多，以及出现外周血异型淋巴细胞等血液学异常为特征的严重全身药物反应。皮损初发多为斑丘疹或多形红斑，更为严重者表现为剥脱性皮炎、重症多形红斑型药疹、中毒性表皮坏死松解症。部分可伴有

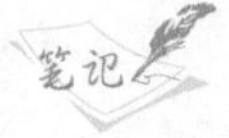

面部、眼睑和手部的水肿，具有一定的特征性，但黏膜损害比较少，通常潜伏期为2～6周（平均为3周）。症状于停用致敏药物后仍持续发展并转为迁延化，常1个月以上缓解，典型的临床表现呈双峰性。具体诊断标准：①使用某些特定的药物后3周以上出现的皮疹；②停用致敏药物之后，症状迁延2周以上；③体温高于38℃；④伴有肝功能损害（谷丙转氨酶>100 U/L）；⑤伴有下列1项以上血液学改变：A. 白细胞计数升高（$>11\times10^9/L$）；B. 出现异型淋巴细胞（>5%）；C. 嗜酸性粒细胞计数升高（$>1.5\times10^9/L$）；⑥淋巴结增大；⑦HHV-6再激活。典型药物超敏综合征要具备上列全项；非典型药物超敏综合征要具备（1～5）项，其中第4项也可表现为其他脏器的损害（此诊断标准参考日本药物评议小组2006年诊断标准）。

（陈映丹　邱湘宁）

参考文献

1. 于涓. 静脉注射人免疫球蛋白联合糖皮质激素治疗重症多形红斑型药疹二例. 中国麻风皮肤病杂志，2017，33(1)：11－28.
2. 陈伟，单葵. 52例重症多形红斑和14例中毒性表皮坏死松解症回顾性分析. 皮肤性病诊疗学杂志，2018，25(4)：204－208.
3. CASAGRANDA A，SUPPA M，DEHAVAY F，et al. Overlapping DRESS and Stevens-Johnson Syndrome：case report and review of the literature. Case reports in dermatology，2017，9(2)：1－7.
4. 中国医师协会皮肤科医师分会变态反应性疾病专业委员会. 药物超敏反应综合征诊治专家共识. 中华皮肤科杂志，2018，51(11)：787－790.

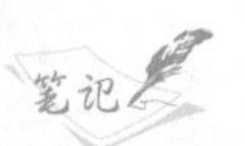

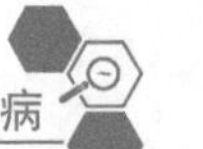

病例 22　全身弥漫性红斑、大疱伴瘙痒、疼痛

病历摘要

【一般情况】

患者，女，56 岁，退休工人。

【主诉】

全身弥漫性红斑、水疱伴瘙痒、疼痛 3 天。

【现病史】

患者 2 周前因“青光眼”在当地医院行手术治疗，术后予以氨苄西林、磺胺嘧啶、头孢唑林和妥布霉素抗感染治疗 1 周。患者 3 天前双手背皮肤出现数个约花生大小的红斑，伴瘙痒，未予重视。继之皮损增多，迅速蔓延至全身，表现为全身弥漫性潮红、肿胀，红斑基础上出现大量大小不等的松弛性水疱、大疱，花生米至核桃大小，水疱松弛易破，破溃后出现大片皮肤糜烂，疼痛剧烈，口腔、眼部及外阴亦出现糜烂、疼痛，伴发热，体温最高达 39.1 ℃，伴畏寒、寒战，伴全身乏力、肌肉酸痛，无恶心、呕吐，无腹痛、腹泻，无关节痛等不适，遂于我科就诊。自患病以来，患者因口腔疼痛进食少，睡眠欠佳，大小便正常，体重无明显减轻。

【既往史及家族史】

曾患有“胃炎”“肾结石”，未予治疗；否认肝炎、结核、伤寒等传染病病史，否认冠心病、高血压及糖尿病病史，无输血史，否

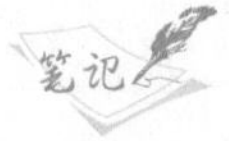

认药物、食物过敏史。家族中无类似病史。

【体格检查】

体温 38.0 ℃，脉搏 84 次/分，呼吸 16 次/分，血压 138/82 mmHg，急性痛苦面容，营养中等，全身浅表淋巴结无肿大，咽稍充血，双侧扁桃体不大。双肺呼吸音清，未闻及干湿性啰音。心律齐，各瓣膜听诊区无杂音。腹软，肝、脾肋下未及，脊柱四肢无畸形，活动自如，四肢肌力正常。

【皮肤科专科检查】

头面部、躯干及四肢皮肤弥漫性潮红、肿胀，红斑上见大小不一的散在水疱及大疱，花生米至核桃大小，水疱疱壁松弛，未起水疱处的表皮亦松弛易剥脱，尼氏征阳性，已破溃的水疱和表皮剥脱处形成鲜红色糜烂面，糜烂面融合成片，有较多脓性渗液及少量脓痂。双侧睑缘、口唇、上颚、颊黏膜及会阴部黏膜多处糜烂、渗液和结痂，皮损约占体表总面积的 90%（图 3－10）。

【实验室检查】

血常规：中性粒细胞比值 80% ↑（参考值：40%～75%），余各项正常。大小便常规、空腹血糖、糖化血红蛋白正常。肝功能：白蛋白 26.9 g/L ↓（参考值：40～55 g/L）。肾功能：尿素氮 7.63 mmol/L ↑（参考值：2.90～7.14 mmol/L）。电解质：钾离子 3.30 mmol/L ↓（参考值：3.5～5.3 mmol/L）。心电图：窦性心律，肢导联低电压，部分导联 T 波改变。胸部 X 线：双侧肺纹理稍增多，未见明显间质性病变，右肺门稍大。腹部 B 超：肝实质光点增粗，肝内高回声结节，性质待定。

【思考：可能的诊断】

（1）中毒性表皮坏死松解型药疹？

（2）Stevens-Johnson 综合征？

（3）寻常型天疱疮？

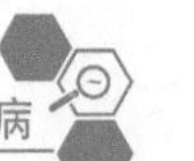

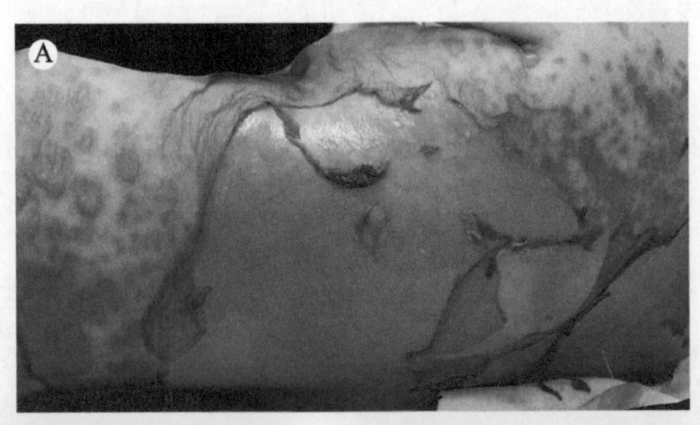

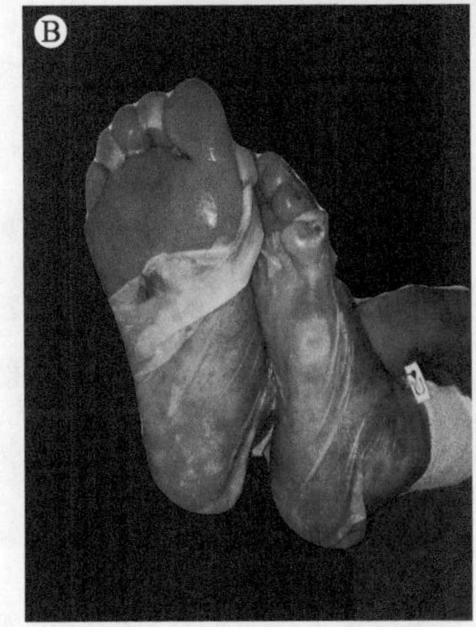

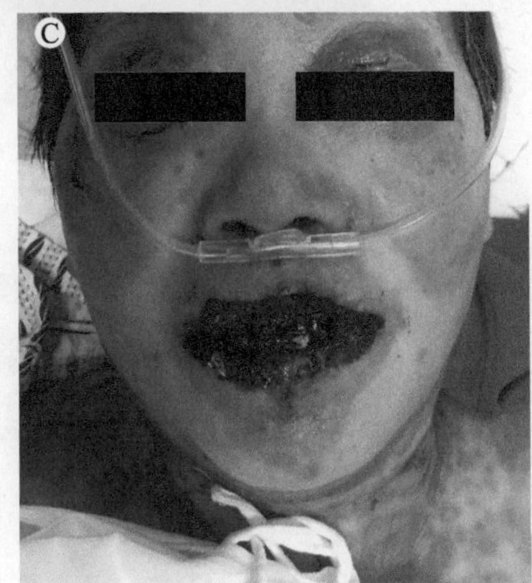

图3-10 临床照片

【进一步检查】

血培养阴性。C 反应蛋白 66 mg/L↑（参考值：0～8 mg/L）。红细胞沉降率 77 mm/h↑（参考值：0～15 mm/h）。降钙素原 0.72 ng/mL↑（参考值：0～0.05 ng/mL）。抗链球菌溶血素 O 正常，病毒全套、结核全套、梅毒特异性抗体、HIV 初筛试验、肝炎全套均阴性。免疫球蛋白 IgE 3600 ng/mL↑（参考值：0～691.4 ng/mL）。抗 Dsg1、抗 Dsg3 天疱疮抗体均阴性。

【最后诊断】

中毒性表皮坏死松解型药疹。

【诊断依据】

(1) 患者 2 周前因"青光眼"手术治疗后采用氨苄西林钠、

磺胺嘧啶、头孢唑林、妥布霉素抗感染治疗 1 周，有明确的服药史。

（2）患者起病急、病情进展快，出现波及全身的红斑，红斑基础上出现大小不等的松弛性水疱和表皮剥脱面，全身表皮剥脱面积大于30%，尼氏征阳性。

（3）黏膜损害广泛且严重，累及 2 个部位以上的黏膜。

【治疗】

入院后告病危，予以甲泼尼龙 80 mg qd 静脉滴注抗炎，辅以护胃、补钙及补钾，莫西沙星 400 mg qd 静脉滴注抗感染，全身皮肤予以 1：8000 高锰酸钾溶液清洗，小檗碱溶液局部湿敷及烤灯照射加外阴、口腔和眼部护理，同时加强营养支持疗法，予以每日输注人血白蛋白、血浆及补液维持水电解质平衡，用药 4 天后，体温降至正常，但皮损无改善，仍有较多脓性分泌物。取皮肤糜烂面脓液行细菌培养，结果显示金黄色葡萄球菌生长，遂改用敏感药物万古霉素抗感染，并加用大剂量丙种球蛋白冲击治疗 3 天，患者皮损渗液减少，疼痛减轻。万古霉素用药第 3 天，患者自觉食欲下降，双小腿肿胀，查血尿素氮升高至 20.94 mmol/L，血肌酐升至 215.3 μmol/L，肾内科医生会诊后，考虑为万古霉素所致的急性肾功能不全，立即停用万古霉素，并予以肾衰康、百令胶囊等肠道透析和护肾治疗。根据临床药师会诊意见改用利奈唑胺抗感染治疗，患者血尿素氮和肌酐水平逐渐下降，且皮损糜烂面有所缩小，甲泼尼龙减至 70 mg qd 静脉滴注。入院第 21 天，患者突感恶心、头晕、心悸，上腹部疼痛，解黑色稀大便多次，每次 80～100 mL，查血红蛋白降至 66 g/L，红细胞计数降至 1.68×10^{12}/L，大便隐血强阳性，消化内科医生会诊后考虑为上消化道出血，立即予以输注浓缩悬浮红细胞、奥美拉唑静脉注射加强制酸护胃及酚磺乙胺、氨基己酸静脉滴注、去甲肾上腺素口服止血等治疗。患者腹痛缓解，大便颜色恢复正常。糖皮

质激素根据皮损恢复情况逐渐减量，至入院第 28 天，血红蛋白升至 100 g/L，红细胞计数升至 3.28×10^{12}/L，血尿素氮、肌酐下降至正常水平。患者的皮肤糜烂面逐渐缩小，长出新生皮肤。住院第 33 天，患者全身皮损基本愈合，带药出院。

病例分析与讨论

中毒性表皮坏死松解型药疹又称大疱性表皮松解型药疹，属于重症药疹，发病率约为 1/1 000 000，表现为广泛的表皮剥脱、黏膜损害及系统受累。最可能引起此病的药物是抗生素、非甾体类抗炎药和抗癫痫药。该病潜伏期通常为 7～21 天，总体病死率为 25%～35%，在老年人和大面积表皮剥脱的患者中死亡率更高，如抢救不及时，往往导致死亡。

目前认为多数中毒性表皮坏死松解型药疹的发生主要由Ⅳ型迟发型超敏反应引起，$CD8^+$ T 细胞是主要的效应细胞。$CD8^+$ T 细胞及 NK 细胞等被激活后产生穿孔素、颗粒酶 B、颗粒溶素等细胞毒性蛋白及 TNF-α、γ-干扰素、白细胞介素等细胞因子破坏细胞膜。此外，还可通过介导 Fas/FasL 及 CD40/CD40L 两条途径诱导角质形成细胞凋亡，最终引起表皮剥脱。特定的 *HLA* 等位基因变异会增加中毒性表皮坏死松解型药疹的患病风险：亚洲人群中 *HLA-B* 1502* 等位基因的变异与卡马西平引起的中毒性表皮坏死松解型药疹相关，*HLA-B** ×*5801* 等位基因变异和别嘌呤醇引起的中毒性表皮坏死松解型药疹有关。

中毒性表皮坏死松解型药疹起疹前常有发热、乏力、上呼吸道感染症状及眼部刺痛等前驱症状。起病急骤，早期皮损多见于躯干上部、颜面部及四肢近端。皮损最初常表现为非典型靶形红斑和紫癜性斑疹，随后出现松弛性水疱、大疱，尼氏征阳性，有迅速融合

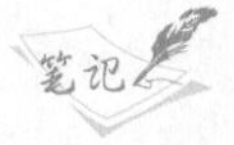

的倾向，出现广泛的表皮坏死、剥脱及糜烂，表皮剥脱面积 > 30%体表面积，常伴有渗液及渗血，伴皮肤疼痛，多累及口腔、生殖器及眼部等黏膜部位。中毒性表皮坏死松解型药疹的急性期并发症包括感染及肺部、肝脏及肾脏等多脏器受累、体液丢失、电解质紊乱及低蛋白血症等，严重时可危及生命。

中毒性表皮坏死松解型药疹的组织病理学特征为角质形成细胞凋亡、表皮坏死，基底细胞空泡变性，表皮下水疱或大疱，真皮血管周围淋巴细胞、组织细胞浸润，可见少量嗜酸性粒细胞。

中毒性表皮坏死松解型药疹的治疗首先应停用可疑的致敏药物。2016 年英国《成人 Stevens-Johnson 综合征/中毒性表皮坏死松解症管理指南》推荐，中毒性表皮坏死松解型药疹的系统治疗药物主要有糖皮质激素、静脉注射用免疫球蛋白及环孢素。目前将糖皮质激素用于中毒性表皮坏死松解型药疹的治疗仍存在争议，多数认为早期大剂量使用糖皮质激素有利于控制病情，降低病死率，用法：①先予以甲强龙 10 ~ 15 mg/(kg · d) 或地塞米松 1 ~ 1.5 mg/(kg · d) 冲击治疗 3 ~ 5 天，继以减量维持至停用；②起始予以甲泼尼龙 1 ~ 1.5 mg/(kg · d)，随病情缓解逐渐减量至停药。反对者则认为糖皮质激素会增加感染、败血症及胃肠道出血的风险。中毒性表皮坏死松解型药疹的患者需加强支持治疗及皮损护理，维持水电解质平衡，防治感染，重建和维护皮肤的屏障功能，减少内脏损害等并发症的发生。

本例患者入院后立即采用了大剂量糖皮质激素治疗，用药后皮损控制不佳，随即加用丙种球蛋白冲击治疗，并根据糜烂面脓液细菌培养和药敏结果及时改为万古霉素抗感染治疗，后因万古霉素导致了急性肾功能不全，遂改为利奈唑胺抗感染。此后，患者又发生了上消化道出血，经止血、输血及加强制酸护胃治疗后，病情稳

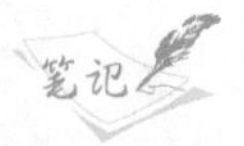

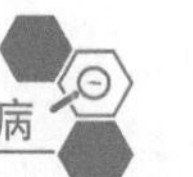

定。纵观整个治疗过程，严密观察患者的病情变化非常重要，本例患者早期使用了大剂量糖皮质激素，但大剂量使用糖皮质激素的不良反应较多，包括感染或原有感染加重、消化道溃疡出血、电解质紊乱等，因此对患者在疾病发展及治疗过程中出现或可能出现的每一个症候，我们都认真对待，并及时请相关科室会诊，随时调整治疗方案，采取有效的治疗措施。同时，患者全身皮肤广泛的表皮松解、糜烂、渗液，表皮丧失了正常的屏障功能，使微生物容易入侵，且每日丢失大量营养物质、电解质和水分，常导致低蛋白血症和水电解质紊乱。患者入院时即有低蛋白血症和水电解质紊乱，因此，我们予以每日输注白蛋白和血浆，并记录24 小时出入水量，定期复查电解质，并随时调整补液方案。此外，优质护理是成功治疗的重要保障，患者全身皮肤及口、眼、外生殖器糜烂，护理上注意保暖，每日烤灯照射保持皮肤干燥、减少渗出，每日更换无菌被单，全身皮肤予以 1：8000 的高锰酸钾溶液清洗加小檗碱溶液湿敷，并且定期翻身，防止褥疮发生，同时加强眼部、口腔和外阴部护理。表皮剥脱部位特别是背部及与床接触的受压部位可予凡士林油纱布覆盖或使用泡沫敷料。经过综合治疗后，患者的病情逐渐好转，最后皮损愈合出院。

中毒性表皮坏死松解型药疹在临床上主要需与 Stevens-Johnson 综合征、葡萄球菌性烫伤样皮肤综合征及寻常型天疱疮相鉴别。

（1）Stevens-Johnson 综合征：黏膜损害更广泛，至少累及 2 个部位以上的黏膜，全身症状明显，但是出现表皮剥脱（尼氏征阳性）的面积 < 10% 体表面积，而中毒性表皮坏死松解型药疹的表皮剥脱面积 > 30% 体表面积。有人认为中毒性表皮坏死松解型药疹与 Stevens-Johnson 综合征是同一疾病谱，但是两种疾病的病因、临床表现、预后均不尽相同。

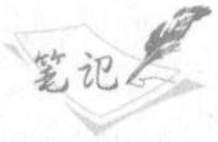

（2）葡萄球菌性烫伤样皮肤综合征：是由凝固酶阳性的噬菌体Ⅱ组金葡菌感染后产生的表皮剥脱毒素引起，通常发生于新生儿和低龄儿童，临床表现为红斑、表皮剥脱伴疼痛，类似中毒性表皮坏死松解型药疹，但黏膜、掌跖部位不受累，常见口角放射状裂纹，治疗首选抗生素。葡萄球菌性烫伤样皮肤综合征在组织病理上有别于中毒性表皮坏死松解型药疹，病理上水疱位于在表皮内，故而呈现出表浅的剥脱，表皮层完好。中毒性表皮坏死松解型药疹水疱位于表皮下方，位置较葡萄球菌性烫伤样皮肤综合征深，同时中毒性表皮坏死松解型药疹所见的潮湿的亮红色为真皮组织。

（3）寻常型天疱疮：有时会让人联想到中毒性表皮坏死松解型药疹，但根据用药史、天疱疮抗体检测阳性、组织病理和直接免疫荧光检测能建立正确的诊断。

（刘 昱 张桂英）

参考文献

1. KINOSHITA Y, SAEKI H. A review of toxic epidermal necrolysis management in Japan. Allergol Int, 2017, 66(1): 36 – 41.
2. TIWARI P, PANIK R, BHATTACHARYA A, et al. Toxic epidermal necrolysis: an update. Asian Pacific Journal of Tropical Disease, 2013, 3(2): 85 – 92.
3. ABE R. Immunological response in Stevens-Johnson syndrome and toxic epidermal necrolysis. J Dermatol, 2015, 42(1): 42 – 48.
4. SAEED H N, CHODOSH J. Immunologic mediators in Stevens-Johnson Syndrome and toxic epidermal necrolysis. Semin Ophthalmol, 2016, 31(1/2): 85 – 90.
5. CREAMER D, WALSH S A, DZIEWULSKI P, et al. U. K. guidelines for the management of Stevens-Johnson syndrome/toxic epidermal necrolysis in adults 2016. Br J Dermatol, 2016, 174(6): 1194 – 1227.
6. 黄莉，李甜. Stevens-Johnson 综合征/中毒性表皮坏死松解症. 中国小儿急救医学，2019，26(5)：326 – 331.

笔记

7. 孙威，闵定宏，郭光华. 中毒性表皮坏死松解症的诊疗进展. 中华烧伤杂志，2016，32(6)：341－344.

病例23　全身泛发红斑、脓疱伴发热

病历摘要

【一般情况】

患者，男，58岁，农民。

【主诉】

全身泛发红斑、脓疱1周，发热1天。

【现病史】

患者1周前因“化脓性扁桃体炎”在当地社区医院采用“头孢哌酮/舒巴坦、左氧氟沙星”抗感染治疗，2天后躯干及四肢出现散在红斑，其上可见针尖大小的密集黄白色小脓疱，伴瘙痒及灼痛感，无发热、关节痛等不适，后皮疹迅速泛发至全身，出现全身弥漫性潮红，红斑表面覆有大量密集分布的黄白色小脓疱，当地县人民医院诊断为“药疹”，停用头孢哌酮舒巴坦及左氧氟沙星，予以地塞米松5 mg qd静脉滴注抗炎、克拉霉素250 mg bid口服抗感染等治疗，病情无缓解。1天前患者出现发热，最高体温达39.2 ℃，全身红斑及脓疱继续增多，偶有畏寒、寒战，无咳嗽、咳痰，无腹痛、腹泻，无关节痛等不适。患者自起病以来，精神、睡眠、食欲不佳，大小便正常，体重无明显变化。

【既往史及家族史】

无高血压、糖尿病、结核及肝炎病史，无银屑病病史。自诉有

"神经官能症"10余年，服用"六味地黄丸""归脾丸"10余年。否认药物、食物过敏史及血吸虫疫水接触史，否认家族遗传性疾病病史。

【体格检查】

体温38.5 ℃，脉搏124次/分，呼吸20次/分，血压109/75 mmHg。双侧颈部触及数个约花生大小的肿大淋巴结，可推动，无触痛。心肺腹查体等系统检查无异常。

【皮肤科专科检查】

躯干、四肢及面颈部广泛分布的水肿性红斑，表面大量针尖大小的黄白色脓疱，多数呈簇状、环状排列，部分脓疱干涸脱屑，无糜烂、渗出。躯干部红斑融合成片，疹间有少许正常皮肤，口腔黏膜未见沟纹舌。指（趾）甲外观正常。

临床照片见图3－11。

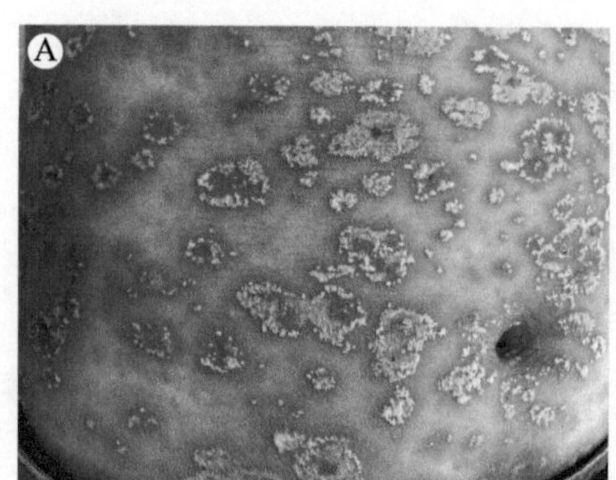

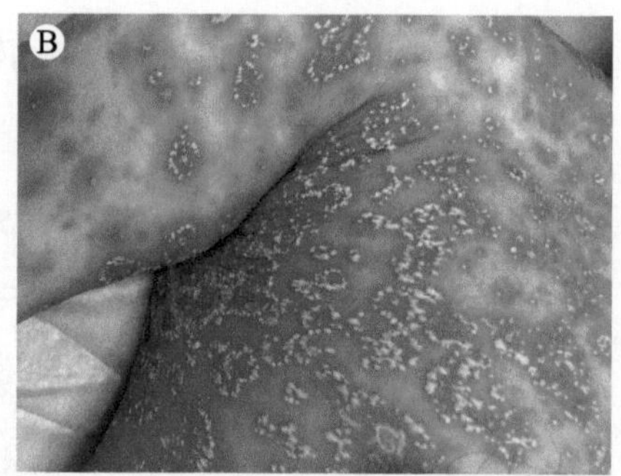

图3－11　临床照片

【实验室检查】

外院检查：血常规：白细胞计数19.75×10^9/L↑［参考值：(3.5～9.5)×10^9/L］，中性粒细胞计数18.13×10^9/L↑［参考值：(1.8～6.3)×10^9/L］，中性粒细胞比值91.80%↑(参考值：40%～75%)；肝肾功能、血糖、血脂、电解质正常。

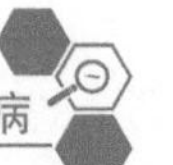

【思考：可能的诊断】

（1）急性泛发性发疹性脓疱病？

（2）脓疱型银屑病？

（3）角层下脓疱病？

（4）IgA 天疱疮？

【进一步检查】

降钙素原0.503 ng/mL↑（参考值：0～0.05 ng/mL）。C 反应蛋白78.60 mg/L↑（0～8 mg/L）。红细胞沉降率66 mm/h↑（参考值：0～15 mm/h）。皮肤脓疱细菌培养：无菌生长。血培养：阴性。心电图、胸部X线检查、腹部B超未见明显异常。皮肤组织病理：角质层内有渗出物，其内可见中性粒细胞，真皮乳头层水肿伴淋巴细胞、中性粒细胞及嗜酸性粒细胞浸润，较多红细胞外溢（图3－12）。直接免疫荧光显示棘层细胞间及基底膜带 IgA、IgG、IgM、C3 均阴性。结合临床，符合急性泛发性发疹性脓疱病。

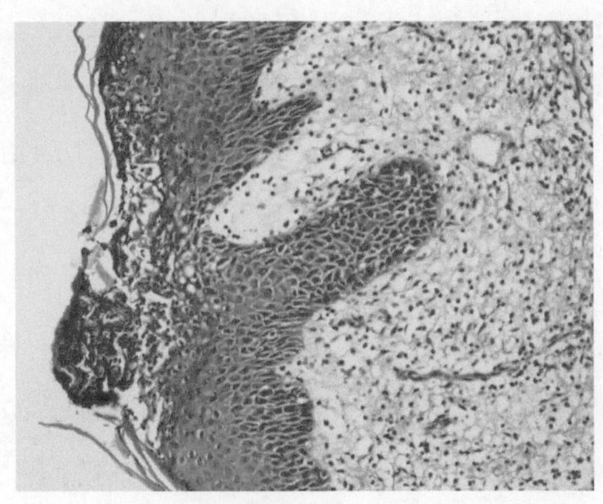

图3－12　皮肤组织病理（HE 染色 ×200）

【最后诊断】

急性泛发性发疹性脓疱病。

【诊断依据】

（1）发病前曾使用多种药物。

（2）皮疹以红斑、脓疱为主，皮疹数量多，伴有发热。

（3）既往无银屑病病史。

（4）病理结果支持急性泛发性发疹性脓疱病。

（5）皮损脓疱细菌培养阴性，血培养阴性。

【治疗】

入院后予以甲泼尼龙 60 mg qd 抗炎、氨曲南预防性抗感染治疗，辅以护胃、补钾、补钙、补液等对症支持治疗。皮肤外用卤米松乳膏治疗，半个月后皮疹完全消退出院，出院后激素逐渐减量，随访 2 个月无复发。

病例分析与讨论

90% 以上的急性泛发性发疹性脓疱病（AGEP）由药物引起，少数由感染引起，可能与药物引起特异性 T 细胞活化，导致白介素-3、白介素-8、白介素-17 和粒细胞集落刺激因子（G-CSF）的产生和释放有关。部分患者存在基因易感性（*HLA-B5*、*DR11* 和 *DQ3*）和 *IL-36RN* 基因突变。个体之间对不同药物反应的敏感性差异较大，同一个体在不同时期对药物的敏感性也不相同，原因涉及遗传因素、某些酶的缺陷、机体病理或生理状态等。理论上，任何一种药物都有可能诱发药疹，但不同种类药物致病的风险高低不同。常见药物主要有以下几类：①抗生素；②解热镇痛药；③镇静催眠药及抗癫痫药；④中草药；⑤其他：抗痛风药物、抗甲状腺功能药物、吩噻嗪类药物、异种血清制剂、疫苗和生物制剂等。

按照皮疹的表现，药疹的分类方式众多，如固定型药疹、荨麻疹型药疹、猩红热型药疹等，且同一种药物在不同患者身上的皮肤

笔记

表现也有差别。其中，AGEP 的皮疹特点是泛发性无菌性小脓疱和水肿性红斑。皮损从面部、皱褶部开始，几小时内很快波及全身。有时，AGEP 甚至会出现瘀点、瘀斑、非典型靶形红斑和水疱。接触致敏药物后，发生 AGEP 的潜伏期为 2 ~ 11 天不等。AGEP 往往伴有高热。在最初阶段，脓疱相互融合可能会引起棘细胞松解征阳性，而后期则仅能观察到皮肤脱屑。少于 20% 的病例中可以观察到黏膜部位如口腔脓疱和糜烂。大多数患者的血常规显示中性粒细胞计数升高，且三分之一以上患者伴有嗜酸性粒细胞增多。AGEP 特异性内脏器官损害（如肝炎、肾炎或肺炎）曾有报道，但较为少见。大多数 AGEP 病例的组织学改变是海绵状或非海绵状的中性粒细胞浸润及角层下或表皮内脓疱，真皮乳头水肿，血管周围混合细胞浸润，疱内及真皮内均可见嗜酸性粒细胞，表皮内常见坏死角质形成细胞，无真皮乳头血管迂曲扩张及表皮银屑病样增生改变。

临床上，AGEP 需要与泛发性脓疱型银屑病、角层下脓疱病、急性脓疱性细菌疹和疱疹样脓疱病等疾病进行鉴别。

（1）脓疱型银屑病：急性发作，在红斑基础上或正常皮肤上出现密集无菌性小脓疱，可相互融合成脓湖，伴鳞屑，也可有沟状舌、趾甲肥厚。病情可自然缓解，常反复呈周期性发作，皮疹泛发时常伴高热，部分发展为红皮病。病理显示角层下脓疱或 kogoi 海绵状脓疱伴银屑病样棘细胞增生。脓疱型银屑病患者既往常有银屑病病史，部分患者在脓疱型银屑病皮疹消退后出现寻常型银屑病皮损。

（2）角层下脓疱病：多见于中年妇女，皮损为无菌、浅表性脓疱，呈环形或匐形性排列，好发于上肢、腹股沟和腋窝，疱壁松弛，有时上部澄清、下部浑浊呈弦月状。早期脓疱周围有红晕，数天后脓疱吸收或破裂留下浅表薄痂鳞屑，痊愈时留下褐色色素沉着，发作与缓解交替，间隔数日到数周，可迁延多年。病理变化表

现为角层下脓疱。患者一般情况相对比较好，无发热，部分患者伴IgA 副球蛋白血症。

（3）急性脓疱性细菌疹：为机体对细菌性感染病灶所引起的一种机体过敏反应疹。初起多为单侧性，后逐渐发展到对侧，亦有开始即为两侧对称，在消退时有明显的脱屑，其鳞屑干燥质硬，不易剥除，自觉痛痒。

（4）疱疹样脓疱病：多见于妊娠中晚期，好发于腹股沟、腋窝、乳房下、脐部等皱褶部位和腹部，表现为红斑基础上出现针头到绿豆大小脓疱，脓疱可排列成呈环状、多环状，常融合成脓湖，数日后脓疱干涸脱屑。自觉瘙痒、灼热或疼痛。严重时伴有高热、畏寒等全身症状和低钙血症。分娩后可缓解，再次妊娠复发。激素治疗有效，死亡率高。病理改变与脓疱型银屑病类似。

（张　鹏　张桂英）

参考文献

1. SIDOROFF A, HALEVY S, BAVINCK J N, et al. Acute generalized exanthematous pustulosis (AGEP): a clinical reaction pattern. J Cutan Pathol, 2001, 28(3): 113 – 119.
2. HOTZ C, VALEYRIE-ALLANORE L, HADDAD C, et al. Systemic involvement of acute generalized exanthematous pustulosis: a retrospective study on 58 patients. Br J Dermatol, 2013, 169(6): 1223 – 1232.
3. KARDAUN S H, KUIPER H, FIDLER V, et al. The histopathological spectrum of acute generalized exanthematous pustulosis (AGEP) and its differentiation fromgeneralized pustular psoriasis. J CutanPathol, 2010, 37(12): 1220 – 1229.

笔记

病例 24　躯干、四肢起红斑、水疱伴瘙痒

病历摘要

【一般情况】

患者，男，66 岁，农民。

【主诉】

躯干、四肢起红斑、水疱、大疱伴瘙痒 3 个月。

【现病史】

患者 3 个月前无明显诱因前胸部出现水肿性红斑、丘疹，皮疹很快蔓延至躯干及四肢，局部皮疹融合成片。4 天后，红斑上出现绿豆至蚕豆大小紧张性水疱、大疱，伴剧烈瘙痒，水疱刺破后流出清亮液体，并形成红色糜烂面，糜烂面易结痂愈合。当地医院考虑诊断为“泛发性湿疹”或“疱疹样皮炎”，予口服“地塞米松”(具体剂量不详)、“西替利嗪”及中药口服外洗，皮损稍有好转，其后每天仍有不少新发红斑及水疱，且瘙痒剧烈。起病以来，患者精神、睡眠差，食欲尚可，二便正常，体重下降 3 kg。

【既往史及家族史】

既往体健，无高血压、糖尿病及传染病病史，无烟酒嗜好，配偶及子女健康。

【体格检查】

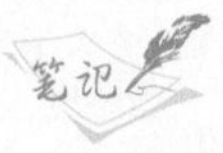

一般情况良好，全身浅表淋巴结无肿大，系统体查无明显异常。

【皮肤科专科检查】

躯干、四肢对称分布的圆形或环形的鲜红色或暗红色水肿性红斑、斑片，表面有较多绿豆到蚕豆大小的水疱及红色糜烂面，疱壁紧张，疱液清亮，尼氏征阴性，全身皮损面积达 50% 以上。眼睛、口腔及外生殖器无受累。

临床照片见图 3－13。

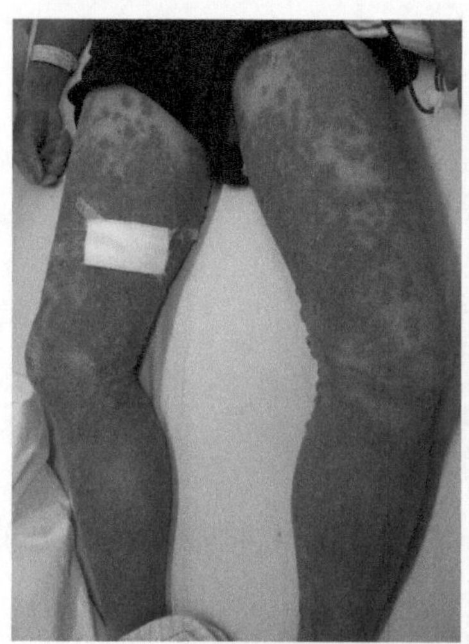
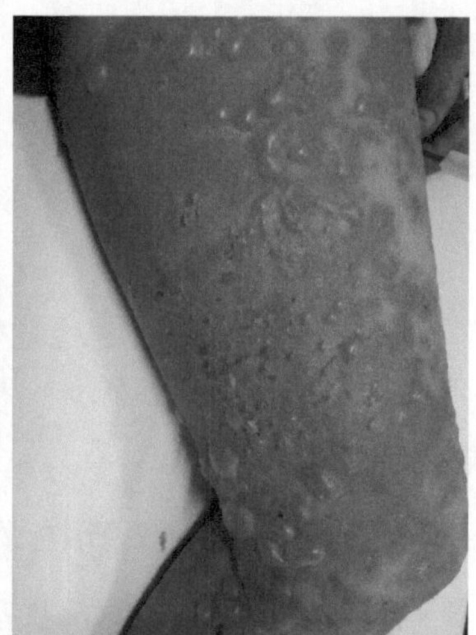
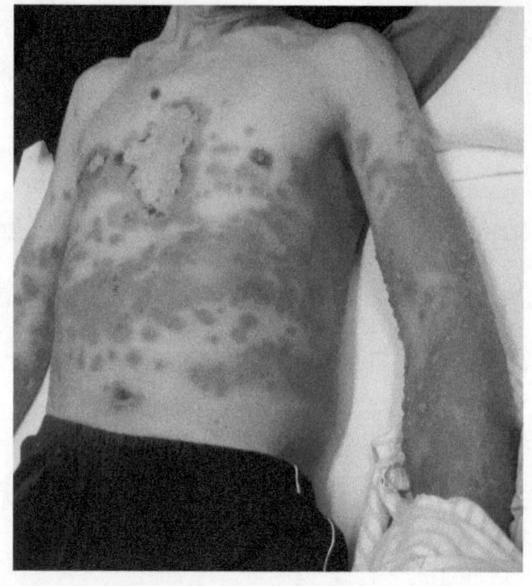

图 3－13　临床照片

笔记

【实验室检查】

血常规：嗜酸性粒细胞比值 11.4% ↑（参考值：0.4% ~ 8.0%），嗜酸性粒细胞计数 0.88 × 10^9/L ↑［参考值：（0.02 ~ 0.52）× 10^9/L］，随后进行多次血常规检查，嗜酸性粒细胞百分比及计数均增高。尿常规多次检查正常。大便常规多次检查：隐血有 2 次弱阳性，1 次阳性。电解质、血糖、血脂、肾功能正常。肝功能：总蛋白 55.4 g/L ↓（参考值：65 ~ 85 g/L）。IgE 2330 ng/mL ↑（参考值：0 ~ 691.4 ng/mL）。HIV、梅毒全套、病毒全套、肝炎全套均阴性。胸部 X 线检查、B 超及心电图正常。

【思考：可能的诊断】

（1）大疱性类天疱疮？

（2）寻常型天疱疮？

（3）重症多形红斑？

（4）成人线状 IgA 大疱性皮病？

（5）疱疹样皮炎？

【进一步检查】

天疱疮及类天疱疮抗体检测：抗 Dsg1、抗 Dsg3 抗体阴性，抗 BP180 抗体 58.53 U/mL ↑（参考值：< 9.0 U/mL），抗 BP230 抗体阴性。皮肤组织病理：表皮下水疱形成，疱内少量嗜酸性粒细胞及中性粒细胞，真皮浅层血管周围淋巴细胞及嗜酸性粒细胞浸润（图 3 – 14）。直接免疫荧光示 IgG 及 C3 沿基底膜带线状沉积（图 3 – 15）。

【最后诊断】

重度大疱性类天疱疮。

【诊断依据】

（1）病史：66 岁男性，躯干四肢起红斑、水疱伴瘙痒 3 个月，加重半个月。

（2）临床表现：躯干、四肢对称分布的水肿性红斑、水疱及大

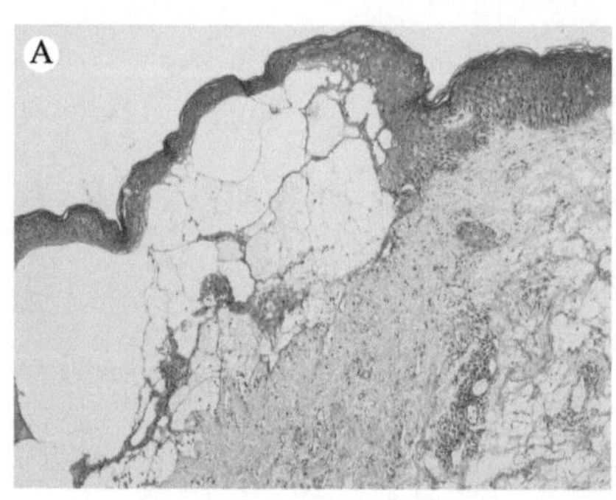

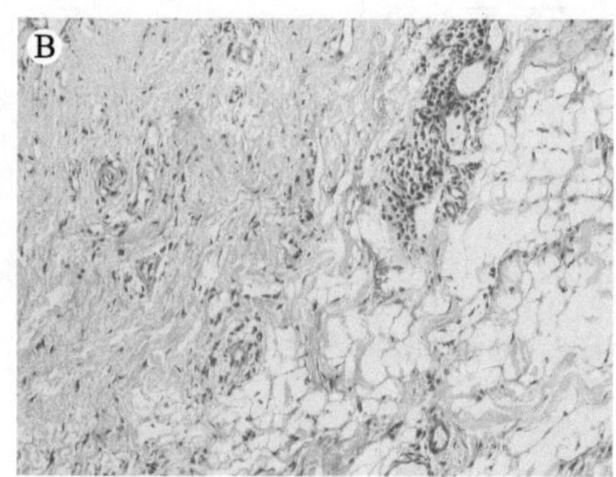

A：HE 染色 ×100；B：HE 染色 ×200。

图 3-14 皮肤组织病理学

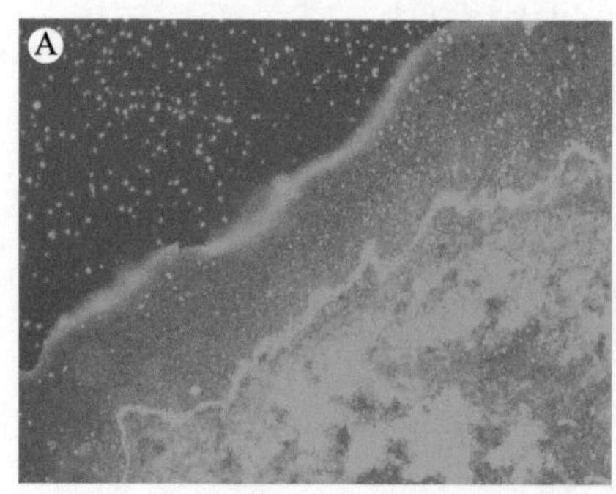

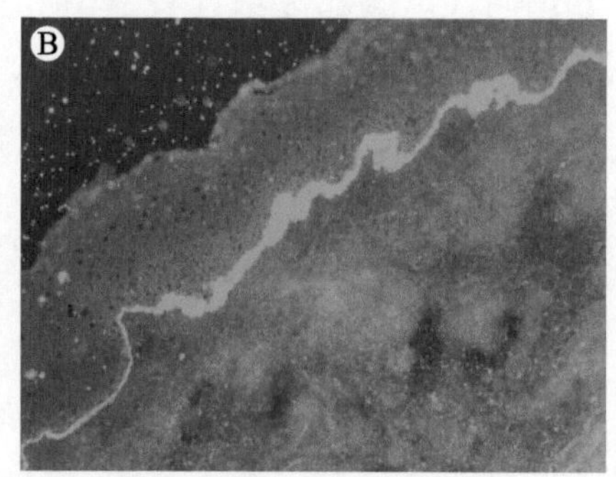

A：IgG 沿基底膜带线状沉积；B：C3 沿基底膜带线状沉积。

图 3-15 直接免疫荧光

疱，疱壁紧张，疱液清亮，尼氏征阴性。皮损面积达 50% 以上。

（3）实验室检查：抗 BP180 抗体 58.53 U/mL，明显升高。

（4）皮肤组织病理示表皮下水疱形成，真皮浅层血管周围淋巴细胞、嗜酸性粒细胞及中性粒细胞浸润。

（5）直接免疫荧光示 IgG 及 C3 沿基底膜带线状沉积。

【治疗及随访】

根据皮损面积，患者为重度大疱性类天疱疮，入院后予甲强龙 40 mg qd 静脉滴注、泼尼松 30 mg qd 口服、环磷酰胺 200 mg qod 静脉推注控制病情，同时予补钙、补钾、护胃、补充多种维生素及氨基酸对症支持治疗、抗组胺药止痒、抗生素预防感染等。针对全身

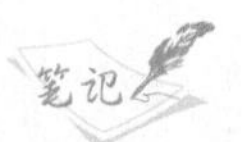

皮损，予每日 1：8000 高锰酸钾溶液泡澡、重组人酸性成纤维细胞生长因子溶液外喷糜烂面、卤米松外涂红斑处、穿刺抽取水疱内疱液、氦氖激光照射糜烂面等治疗。住院第 5 日因全身大量新发红斑、水疱，考虑病情控制不佳，在积极抗感染及排除禁忌证后，予甲强龙 500 mg qd 静脉滴注冲击治疗 3 天，之后改为甲强龙 80 mg qd 静脉滴注，并于住院第 9 日予环磷酰胺 800 mg 1 次静脉滴注控制病情。经上述治疗患者病情仍无法控制，红斑面积不断扩大，有新发水疱，且多次复查血常规示嗜酸性粒细胞比值及计数进行性升高，住院第 19 日加用环孢素 100 mg bid 口服，住院第 25 日全身红斑水疱消退，遗留色素减退及沉着斑，散在痂皮，之后激素及环孢素根据病情逐渐减量。复查血常规示嗜酸性粒细胞比值及计数均降至正常，出院时予泼尼松 50 mg qd 口服 + 环孢素 75 mg bid 口服。出院两周后门诊随访，复查抗 BP180 抗体滴度为 97.3 U/mL↑。2012 年 5 月门诊随访，因尿素氮升高，停用环孢素，因有少量新发水疱，给予泼尼松 20 mg qd + 盐酸米诺环素 100 mg bid + 烟酰胺 300 mg bid 口服治疗。2013 年 5 月门诊随访，复查抗 BP180 抗体阴性，病情稳定，继续泼尼松 5 mg qd 口服维持治疗，至 2014 年 5 月复查抗 BP180 抗体阴性，遂停服激素治疗。

病例分析与讨论

大疱性类天疱疮（bullous pemphigoid，BP）是一种好发于老年人的获得性自身免疫性表皮下大疱病，典型临床表现为正常皮肤或红斑基础上出现紧张性的水疱或大疱，尼氏征阴性，常有不同程度的瘙痒，多数不伴黏膜损害。BP 患者血清中可产生针对皮肤基底膜带的循环自身抗体，主要是抗表皮基底膜抗原 BPAG1（BP230，分子量 230 kD）和 BPAG2（BP180，分子量 180 kD）两种自身抗

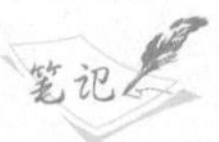

体，简称抗 BP230 抗体和抗 BP180 抗体。目前认为抗 BP180 抗体是 BP 的致病抗体，其滴度与患者病情活动度相一致，而抗 BP230 抗体的致病作用目前尚不十分清楚。抗 BP180 抗体可直接与皮肤基底膜的半桥粒蛋白 BP180 胞外区域的膜近端非胶原 16A 区域（BP180 NC16A）结合，激活补体，释放趋化因子、趋化炎症细胞至基底膜带，释放蛋白水解酶裂解基底膜上相连的半桥粒结构，形成表皮下水疱。

目前大疱性类天疱疮病因不清，常与免疫、遗传、紫外线、药物、感染、放化疗、创伤及外科治疗等因素相关，同时寄生虫感染、神经系统疾病、恶性肿瘤等也可能为本病的诱发因素。

BP 诊断标准包括临床表现、组织病理、直接免疫荧光（DIF）、间接免疫荧光（IIF）及外周血抗体检测。组织病理表现为表皮下水疱，疱内及真皮内常见嗜酸性粒细胞为主浸润，但是红斑部位取材，组织病理一般无表皮下水疱、裂隙，而表皮内常见嗜酸性粒细胞海绵性水肿具有特征性。DIF、IIF、盐裂 DIF 或盐裂 IIF 及 ELISA 检测发现外周血抗 BP180 抗体对 BP 的诊断和鉴别诊断非常重要，且阳性率较高。DIF 示基底膜带 IgG、C3 线状沉积。盐裂荧光显示 BP 患者荧光沉积于表皮侧。ELISA 检测发现 90% 以上的 BP 患者血清中可出现抗 BP180 抗体，且滴度与疾病严重程度有相关性。另外，免疫印迹可检测到患者血清中存在识别 180 kD 和（或）230 kD 分子量的蛋白同样具有诊断意义。

BP 的治疗目前主要依据病情严重程度，在参考国内外 BP 诊疗指南的基础上采用个体化治疗方案。治疗的目的是采用最小剂量的糖皮质激素或免疫抑制剂控制病情，降低药物的不良反应。BP 患者多为老年人，合并基础疾病较多，药物不良反应及不耐受现象常见。BP 的治疗主要包括以下几个方面：①保护皮肤创面干燥，预

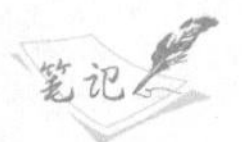

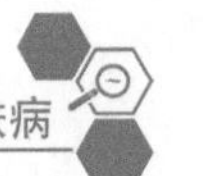

防继发感染。大疱需抽吸疱液，尽量保留原有的疱壁。对于小面积糜烂面，仅需每日清洗换药，无需包扎；大面积糜烂面清洗后需要采用无粘连的湿性敷料包扎。②局部治疗：对于皮损局限或轻症BP患者，单独外用糖皮质激素是一线治疗方案，通常选择强效激素如丙酸氯倍他索或卤米松软膏等。单独外用糖皮质激素对于轻症BP效果不佳者，可联合四环素类药物和小剂量糖皮质激素治疗。即使对于某些中重症患者，由于存在严重并发症或激素禁忌证，全身外用糖皮质激素仍然是较好的选择。③系统治疗：对于轻型患者，推荐泼尼松起始剂量为20 mg/d或0.3 mg/(kg·d)；中度BP患者起始剂量为0.5～0.75 mg/(kg·d)；严重患者推荐剂量为50～70 mg/d或0.75～1 mg/(kg·d)。如果推荐起始剂量为0.5 mg/(kg·d)，治疗1周后若病情未得到明显控制(每日新发水疱和大疱超过5个，瘙痒程度未减轻)，可将激素加量至0.75 mg/(kg·d)。若2～3周后病情仍得不到控制，继续加量至1 mg/(kg·d)。若病情较重，糖皮质激素疗效不满意或出现禁忌证，建议早期联合免疫抑制剂治疗，不但可增加激素疗效，而且可协助激素减量。常用免疫制剂为甲氨蝶呤、硫唑嘌呤、吗替麦考酚酯、环孢素A及环磷酰胺等。由于糖皮质激素长期应用的不良反应与激素剂量成正比，在应用时应严密观察，一旦出现严重不良反应考虑快速减量或联合免疫抑制剂、生物制剂治疗。应用糖皮质激素及免疫抑制剂前，应对患者进行全面系统评估，包括血常规、肝肾功能、血糖、血脂、电解质、骨密度、乙肝二对、结核、潜在肿瘤筛查等。对于顽固性BP患者推荐联合大剂量丙种球蛋白冲击治疗、血浆置换及生物制剂等。合并感染者常需要系统应用抗生素，轻症者可以选用四环素或红霉素，严重皮肤感染者需根据皮肤创面细菌培养药敏结果选择抗生素治疗。部分患者对氨苯砜和柳氮磺胺嘧啶治疗有效。近年来，针对

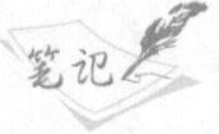

B 淋巴细胞表面 CD20 抗原的利妥昔单抗和针对 IL-4/IL-13“双靶点”的生物制剂度普利尤单抗联合糖皮质激素治疗 BP 成为一种安全有效的新选择。

临床上 BP 需要与寻常型天疱疮、疱疹样皮炎、线状 IgA 大疱性皮病和大疱型多形红斑相鉴别。

（1）寻常型天疱疮：是一种由表皮棘层细胞松解引起的自身免疫性表皮内大疱性皮肤病，为天疱疮中最常见且最严重的类型，好发于中青年人。其临床特点是在正常皮肤和（或）黏膜上形成松弛性水疱或大疱，疱易破形成糜烂面，尼氏征阳性。组织病理表现为表皮内棘刺松解性水疱。DIF 呈现棘层细胞间 IgG、C3 网状沉积。血清中和表皮细胞间存在 IgG 型的抗桥粒芯糖蛋白（Dsg3）抗体。BP 组织病理及 DIF 不同于寻常型天疱疮，是二者的主要鉴别要点。

（2）疱疹样皮炎：是一种有遗传易感性的自身免疫性表皮下大疱性皮肤病，好发于青年人。临床表现为慢性复发性丘疹、水疱性皮病，尼氏征阴性，瘙痒剧烈，水疱在红斑周边常呈环状排列，常合并谷胶过敏性肠病。组织病理特征为表皮下中性粒细胞为主的多房性水疱，真皮乳头顶部中性粒细胞微脓肿具有特征性。DIF 检查示皮损及周边外观正常的皮肤真皮乳头有 IgA 颗粒状沉积。近年来研究发现，疱疹样皮炎患者外周血中有抗表皮型谷氨酰胺转移酶（TG）2 及抗 TG3 的 IgA 抗体，而且抗 TG3-IgA 在皮肤的沉积与早先发现的 IgA 沉积重叠。疱疹样皮炎治疗首选氨苯砜。BP 的 DIF 不同于疱疹样皮炎，且无胶过敏性肠病，是二者的主要鉴别要点。

（3）成人线状 IgA 大疱性皮病：是一种慢性获得性的自身免疫性表皮下水疱病，多见于 5 岁以下和 60 岁以上人群。该病典型皮损表现为环形、多环形或半环形红斑，其边缘出现弧形或环状排列的丘疹、丘疱疹及水疱，有时可见呈腊肠样环形排列的水疱，尼氏

征阴性。该病的皮损和组织病理表现与疱疹样皮炎或BP相似。组织病理表现为表皮下水疱，无特异性。而DIF具有特异性，可见基底膜带均质线状IgA沉积。成人线状IgA大疱性皮病治疗首选氨苯砜。BP的DIF示IgG、C3沿基底膜带线状沉积，且外周血存在抗BP180抗体，这些特征可以帮助与成人线状IgA大疱性皮病鉴别。

（4）大疱型多形红斑：是一种在皮肤和黏膜上发生水疱、大疱的急性疾病，多数具有头痛、发热、扁桃体炎及呼吸道感染等前驱症状。皮疹多形，水疱多位于红斑中央，常见典型的靶形损害，表现为红斑中央呈青紫色或紫癜，好发于四肢末端，对称分布，多具有口、鼻、眼部及外阴黏膜损害。组织病理显示表皮内可见坏死角质形成细胞，基底细胞液化变性；真皮乳头水肿，严重者形成表皮下水疱；真皮浅层血管周围淋巴细胞浸润。但是DIF、IIF示基底膜带无免疫球蛋白及补体C3沉积，外周血无抗BP180抗体，此点不同于BP。

（谭怡忻　郭子瑜　张桂英）

参考文献

1. 赵辨. 中国临床皮肤病学. 2版. 南京：江苏科学技术出版社，2017：916－918.
2. 方卉，王刚. 大疱性类天疱疮. 皮肤科学通报，2021，38(3)：221－227＋2.
3. BAĞCI I S, HORVÁTH O N, RUZICKA T, et al. Bullous pemphigoid. Autoimmun Rev, 2017, 16(5): 445－455.
4. MIYAMOTO D, SANTI C G, AOKI V, et al. Bullous pemphigoid. An Bras Dermatol, 2019, 94(2): 133－146.
5. PRATASAVA V, SAHNI V N, SURESH A, et al. Bullous pemphigoid and other pemphigoid dermatoses. Medicina (Kaunas), 2021, 57(10): 1061.
6. 左亚刚. 大疱性类疱疮诊断和治疗的专家建议. 中华皮肤科杂志，2016，49(6)：384－387.
7. 詹同英，周兴丽，王觅，等. 伴有谷蛋白敏感性肠病的疱疹样皮炎一例. 中国麻

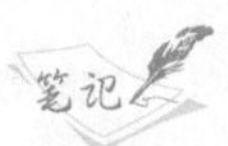

风皮肤病杂志，2022，38(3)：176－179.

8. 房小凯，刘红，张福仁. 疱疹样皮炎研究进展. 中国麻风皮肤病杂志，2021，37(2)：116－120.
9. 孙勇虎，周桂芝，张福仁. 氨苯砜治疗成人线状 IgA 大疱性皮病一例. 中国麻风皮肤病杂志，2021，37(10)：657－658.
10. 梁俊琴. 线状 IgA 大疱性皮病. 皮肤科学通报，2021，38(3)：237－241.
11. 王梅，柯吴坚，车雅敏，等. 误诊为多形红斑型药疹的大疱性类天疱疮一例. 天津医药，2011，39(4)：314.
12. POLANSKY M，EISENSTADT R，DEGRAZIA T，et al. Rituximab therapy in patients with bullous pemphigoid：a retrospective study of 20 patients. J Am Acad Dermatol，2019，81(1)：179－186.
13. ABDAT R，WALDMAN R A，DE BEDOUT V，et al. Dupilumab as a novel therapy for bullous pemphigoid：a multicenter case series. J Am Acad Dermatol，2020，83(1)：46－52.

病例 25　口腔溃疡、全身松弛性水疱、糜烂

病历摘要

【一般情况】

患者，男，47 岁，农民工。

【主诉】

口腔溃疡 2 个月，全身水疱、糜烂伴疼痛 10 天。

【现病史】

患者 2 个月前无明显诱因出现口腔颊部溃烂伴疼痛，口周散在

数个小水疱，疱壁松弛，初发时疱液清亮，之后疱液浑浊，破溃结黄痂，无畏寒、发热、咳嗽、咳痰等不适，当时未予重视。数日后因口腔上腭、颊黏膜新增多处溃烂疼痛、口周脓疱增多，在当地医院住院治疗半个月，予抗感染、抗病毒、抗炎及对症支持治疗后症状有所好转，带药出院巩固治疗。10 天前患者四肢出现散在水疱、大疱，水疱壁薄、易破，破溃后出现红色糜烂面，伴明显疼痛，水疱、大疱渐蔓延至头面部、躯干，颈部、腋窝、臀部、阴囊处明显，出现大量红色糜烂面，渗血水，伴恶臭及皮损区疼痛明显。患者否认发病前有用药史，发病以来无畏寒、发热、咳嗽、咳痰、胸闷、呼吸困难等不适。因疼痛入睡困难，大小便正常，体重下降2.5 kg。

【既往史及家族史】

患者有慢性病毒性肝炎（乙肝小三阳），否认结核、高血压及糖尿病病史。无烟酒嗜好，无食物、药物过敏史及血吸虫疫水接触史。家族中无类似患者。

【体格检查】

一般情况良好，全身浅表淋巴结无肿大，全身系统体查无明显异常。

【皮肤科专科检查】

双侧颊黏膜及上腭多处大小不一的浅表溃疡面。头皮、躯干、四肢多片大小不一的红色糜烂面，周边可见剥离的疱皮，疱壁松弛易破，尼氏征阳性。眼睑、口周及上胸有褐色结痂，皮损有恶臭。

临床照片见图 3 – 16。

【实验室检查】

血常规、尿常规、大便常规正常。肝功能：总蛋白 62.8 g/L，白蛋白 34.6 g/L↓（参考值：40 ~ 55 g/L），余各项正常。乙肝全套：乙肝表面抗原阳性、e 抗体阳性、核心抗体 IgG 阳性。乙型肝炎病毒 DNA 定量：1.0×10^3 U/mL↑。肾功能、结核全套、甲功三

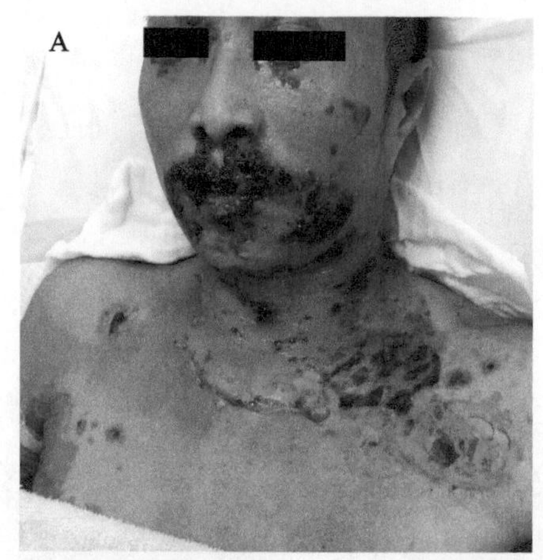

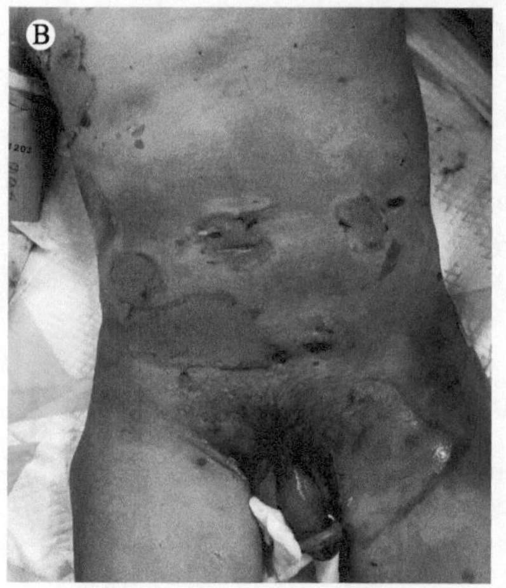

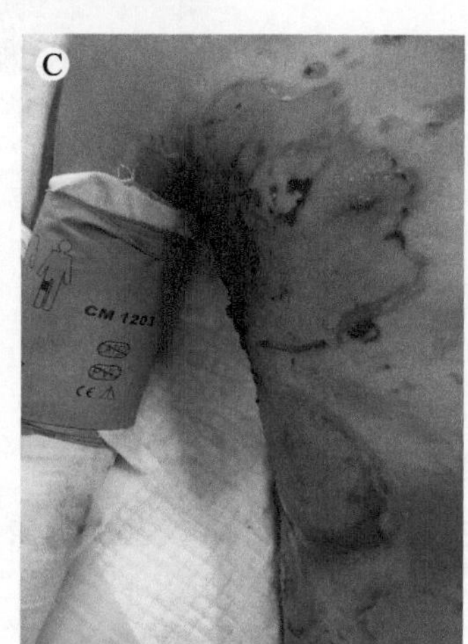

图 3－16　临床照片

项、血糖、电解质、肿瘤标志物、抗 HIV 抗体、梅毒特异性抗体、ANA、抗 ENA 抗体谱、抗 dsDNA 抗体、心电图、腹部 B 超、胸部 X 线检查无明显异常。

【思考：可能的诊断】

（1）寻常型天疱疮?

（2）大疱性类天疱疮?

（3）副肿瘤型天疱疮?

（4）重症多形红斑?

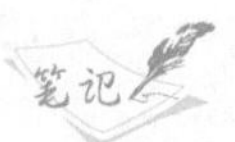

（5）中毒性表皮坏死松解症？

【进一步检查】

皮损处分泌物涂片革兰氏染色阴性。皮损处分泌物细菌培养：粪肠球菌。血细菌培养：大肠埃希菌。天疱疮抗体：抗 Dsg1 抗体 >150 U/mL↑（参考值：<14 U/mL），抗 Dsg3 抗体 >150 U/mL（参考值：<14 U/mL），副肿瘤天疱疮相关抗体阴性。皮肤组织病理：基底层上水疱，疱内可见少量棘刺松解细胞（图 3－17）。直接免疫荧光可见表皮角质形成细胞间 IgG、C3 网状沉积（图 3－18），符合寻常型天疱疮的病理改变。

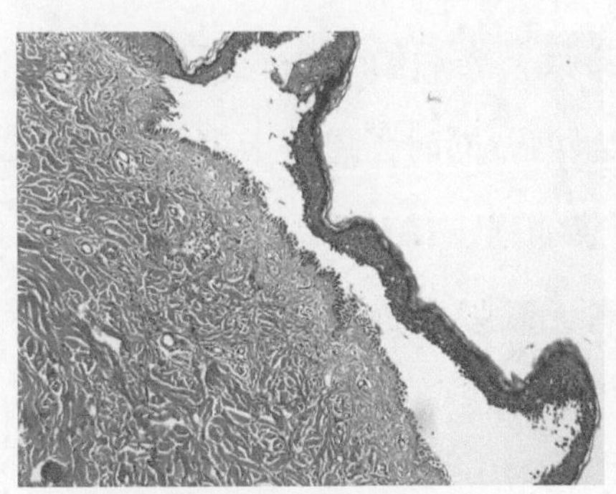

图 3－17　皮肤组织病理

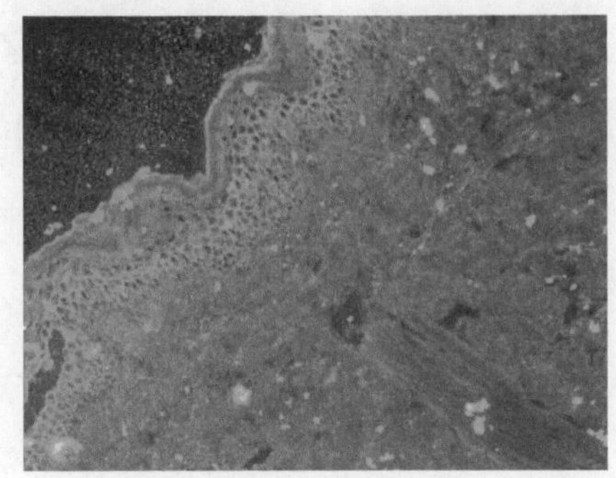

图 3－18　直接免疫荧光

【最后诊断】

（1）寻常型天疱疮伴感染。

（2）慢性乙型病毒性肝炎。

（3）菌血症。

【诊断依据】

（1）口腔溃疡伴疼痛 2 个月。

（2）全身水疱、糜烂伴疼痛 10 天，疱壁松弛易破，尼氏征阳性。

（3）皮损伴有明显疼痛及恶臭。

（4）天疱疮抗体阳性：抗 Dsg1 抗体 >150 U/mL↑，抗 Dsg3 抗

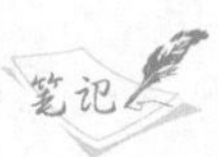

体 > 150 U/mL↑。

（5）副肿瘤天疱疮抗体阴性。

（6）皮肤组织病理：基底层上方水疱，可见棘层细胞松解。直接免疫荧光可见表皮细胞间 IgG、C3 网状沉积，符合寻常型天疱疮。

【治疗】

甲泼尼龙 80 mg qd 静脉滴注及环孢素 75 mg bid 口服，治疗后第 9 天因血压升高，停用环孢素，改用吗替麦考酚酯 750 mg bid 口服治疗。治疗后第 8 天、第 21 天因病情控制不佳，予以丙种球蛋白 20 g qd 静脉滴注连续冲击治疗 3 天，先后给予头孢西丁联合莫西沙星、美罗培南联合替考拉宁抗感染，同时予恩替卡韦 500 μg qd 口服抗病毒治疗，多次输注同型血浆加强支持治疗，外用庆大霉素溶液湿敷创面。治疗第 30 天，患者无新发水疱，糜烂面大部分干涸愈合，激素减量后出院，门诊定期复查。

病例分析与讨论

寻常型天疱疮（pemphigus vulgaris，PV）是一种致命性的自身免疫性表皮内大疱性皮肤病，好发于中青年人。主要临床特征为正常皮肤及黏膜上出现松弛性水疱、大疱，疱壁薄易破，形成红色糜烂面，尼氏征阳性，极易合并感染、出血，且不易愈合、痛感明显，严重影响患者的生活质量。PV 的具体发病机制尚不清楚。目前的研究发现 PV 的致病抗原为位于棘细胞间的桥粒芯糖蛋白 3，通过活化 Th2 细胞刺激自身反应性 B 细胞分泌特异性的抗天疱疮自身抗体（抗 Dsg3 IgG），再通过细胞转导等途径产生一系列蛋白酶，引起表皮细胞间的桥粒连接断裂，导致表皮内水疱的发生。

80% PV 患者病程中均可出现口腔损害，常发生于颊黏膜、上腭、舌、唇、牙龈。由于水疱松弛易糜烂，很快发展成疼痛性口腔糜烂面及溃疡。部分患者可仅有口腔损害，无皮肤损害，有时眼、生殖器黏膜也可累及。皮肤损害好发于胸背、头颈部，严重者可泛发全身。本病组织病理表现为基底层上水疱或裂隙，水疱及裂隙内可见棘刺松解细胞。该细胞体积较大，呈圆形，核浓缩居中，核周有淡蓝色晕，疱底层的基底层细胞呈“墓碑石”样排列。DIF 可见表皮角质形成细胞间 IgG 和 C3 网状沉积。PV 分为三型：黏膜型、单纯皮肤型和皮肤黏膜型。黏膜型多数仅有黏膜损害，皮损较轻或没有损害。皮肤型主要表现为皮肤损害，没有黏膜损害。皮肤黏膜型常有广泛的皮损和严重的黏膜损害，预后较差。

天疱疮的治疗目前主要依赖于糖皮质激素、免疫抑制剂和生物制剂。虽然类固醇激素的应用使患者的死亡率从 75% 降低至 10% 以下，但长期且较大剂量使用类固醇激素可引起感染、水电解质失衡、高血压、消化性溃疡及代谢性疾病等不良反应。部分患者激素治疗依从性较低，停药后病情反复发作、迁延不愈，严重影响生活质量。对于激素疗效不佳、激素治疗抵抗或具有激素禁忌证的患者可根据具体情况尽早联合生物制剂（利妥昔单抗）和免疫抑制剂如硫唑嘌呤、霉酚酸酯、环孢素、甲氨蝶呤、环磷酰胺等治疗，协助激素减量，治疗期间应注意监测不良反应。对于合并严重感染、常规治疗无效，以及出现激素或免疫抑制剂的严重不良反应、具有激素或免疫抑制剂禁忌证的中重度 PV 患者，可以选用大剂量丙种球蛋白冲击治疗，常规剂量为 400 mg/(kg·d)，连用 3～5 天。

本例患者以口腔黏膜出现水疱、糜烂伴疼痛为首发症状，随着病程进展，躯干、四肢逐渐出现水疱、大疱、大面积糜烂、结

痂，属于重度皮肤黏膜型 PV。本例患者同时合并皮损处感染、菌血症及病毒性肝炎，予以大剂量糖皮质激素先后联合环孢素、霉酚酸酯及丙种球蛋白冲击治疗，同时加强抗感染、输入新鲜血浆、抗病毒、创面处理等治疗，最后病情完全控制，皮损全部愈合。

皮肤黏膜型 PV 在临床上需要与伴有黏膜损害的大疱性类天疱疮、副肿瘤型天疱疮、Stevens-Johnson 综合征及中毒性表皮坏死松解症等疾病进行鉴别。

（1）大疱性类天疱疮（BP）：是一种好发于老年人的自身免疫性表皮下大疱病。临床表现为正常皮肤或红斑基础上出现紧张性水疱、大疱，疱壁厚，不易破，尼氏征阴性。BP 好发于手足、腹股沟、腋窝、躯干、大腿和前臂屈侧等处。少数患者如出现黏膜损害，难以与 PV 鉴别。组织病理表现为表皮下水疱，无棘层松解，疱内及真皮浅层浸润炎症细胞主要为嗜酸性粒细胞。DIF 病理显示 IgG 和（或）C3 沿基底膜带呈线状沉积，同时血清中存在针对基底膜带中半桥粒抗原 BP230 和 BP180 的自身抗体。PV 与 BP 的主要鉴别点是 PV 为正常皮肤上松弛性水疱，尼氏征阳性，组织病理显示为表皮基底层上水疱，疱内见棘刺松解细胞，DIF 显示表皮角质形成细胞间 IgG 或 C3 网状沉积。

（2）副肿瘤型天疱疮：是一种特殊类型的天疱疮，可发生于任何年龄，常伴有肿瘤，以巨大淋巴结增生症和胸腺瘤最为常见。与 PV 的临床表现不同，副肿瘤型天疱疮黏膜损害表现为广泛、顽固的口腔及唇部黏膜糜烂、溃疡、出血，口腔分泌物多，疼痛明显，有时伴有疼痛性、糜烂性眼结膜炎。皮肤损害呈现多形性，常见水疱、糜烂、角化性丘疹、苔藓样斑块和多形红斑样损害。掌跖的红斑角化性损害具有特征性。副肿瘤型天疱疮对糖皮质激素的治疗反

笔记

应差，病情重，死亡率高。患者血中有多种自身抗体及间接免疫荧光鼠膀胱移行上皮间 IgG 网状沉积具有诊断意义。本例患者虽然黏膜损害明显，但未发现肿瘤证据及间接免疫荧光鼠膀胱移行上皮间未发现 IgG 网状沉积，且治疗效果较好，因此不支持副肿瘤型天疱疮的诊断。

（3）Stevens-Johnson 综合征：药物因素是发生 Stevens-Johnson 综合征的重要原因，是重症药疹的一种。临床表现为典型或不典型靶形损害伴广泛而严重的黏膜损害，常伴有发热、内脏损害等全身症状。皮肤组织病理可见角质形成细胞坏死及基底层细胞液化变性，重者可形成表皮下水疱，真皮浅层血管周围淋巴细胞为主浸润。DIF 显示表皮内变性的角质形成细胞周围有 IgM、C3 沉着，有时可见 C3 沿真表皮交界部呈颗粒状沉着。本例患者起病前无可疑药物过敏史，皮疹表现为松弛性水疱，尼氏征阳性，无靶形红斑及全身症状，皮肤组织病理为表皮内疱，DIF 示表皮细胞间 IgG(+)、C3(+)及天疱疮抗体阳性，因此不支持 Stevens-Johnson 综合征的诊断。

（4）中毒性表皮坏死松解症：也是药疹中最严重的类型之一，与 Stevens-Johnson 综合征不同点在于皮损表皮剥脱面积及严重程度。中毒性表皮坏死松解症较 Stevens-Johnson 综合征更为严重，皮损呈烫伤样外观，表皮坏死脱落面积超过体表面积的 30%，内脏损害更为严重，常出现高热、恶心、呕吐等全身症状。本例患者起病前无可疑药物过敏史，无内脏损害及全身症状，且病程较长，组织病理、免疫荧光结果及天疱疮抗体阳性均不支持中毒性表皮坏死松解症的诊断。

（严汝帆　周文玉　张桂英）

参考文献

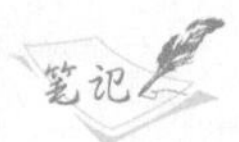

1. STICHERLING, M AND C. Erfurt-Berge, Autoimmune blistering diseases of the

skin. Autoimmun Rev, 2012, 11(3): 226 - 230.

2. BAUM S, SAKKA N, ARTSI O, et al. Diagnosis and classification of autoimmune blistering diseases. Autoimmun Rev, 2014, 13(4/5): 482 - 489.
3. GRANDO S A. Pemphigus autoimmunity: hypotheses and realities. Autoimmunity, 2012, 45(1): 7 - 35.
4. VELDMAN C, HÖHNE A, DIECKMANN D, et al. Type I regulatory T cells specific for desmoglein 3 are more frequently detected in healthy individuals than in patients with pemphigus vulgaris. J Immunol, 2004, 172(10): 6468 - 6475.
5. ZHU H, CHEN Y, ZHOU Y, et al. Cognate Th2-B cell interaction is essential for the autoantibody production in pemphigus vulgaris. J Clin Immunol, 2012, 32(1): 114 - 123.
6. HARMAN K E, BROWN D, EXTON L S, et al. British Association of Dermatologists' guidelines for the management of pemphigus vulgaris, 2017. Br J Dermatol, 2017, 177(5): 1170 - 1201.
7. 周琛，宁学玲，陈勇，等. 重症寻常型天疱疮 60 例临床分析. 广东医科大学学报，2018，36(4)：428 - 430.
8. CALONJE J E, BRENN T, ALEXANDER J L, et al. McKee's Pathology of the Skin, 5th ed. China: Elsevier, 2019: 171 - 176.
9. 张蕾，谢立夏，张敏，等. 误诊为泛发性脓疱疮的青年寻常型天疱疮 1 例. 中国皮肤性病学杂志，2017，31(6)：696 - 698.
10. WAKUMOTO-NAKASHIMA K, YOSHIDA Y, ADACHI K, et al. Rare appearance of toxic epidermal necrolysis-like histopathological features in a case of atypical pemphigus with serological pemphigus vulgaris character. J Dermatol, 2013, 40(1): 63 - 64.

病例 26　全身鳞屑性斑块 15 年，水疱、大疱及瘙痒 6 天

病历摘要

【一般情况】

患者，男，44 岁，农民。

【主诉】

全身皮肤鳞屑性红斑、斑块 15 年，水疱、大疱及瘙痒 6 天。

【现病史】

患者 15 年前全身多处皮肤出现鳞屑性红斑、斑块，自觉瘙痒，于当地医院多次就诊，诊断为"寻常型银屑病"，具体治疗方案不详，病情时轻时重。2 年前冬季因病情加重，就诊于外院，诊断为"重度斑块型银屑病"，口服阿维 A、中药及外用水杨酸软膏、丙酸氟倍他索软膏治疗后症状缓解，但半个月后复发，此后长期使用水杨酸软膏、丙酸氯倍他索软膏，病情未能完全缓解。6 天前颈部红斑处突然出现 1 个黄豆大小水疱，疱液为淡黄色澄清液体，后逐渐蔓延至全身，并累及会阴处，水疱不易破，自行抠破水疱后留下红色糜烂面，皮损处稍微疼痛，伴瘙痒。患者自起病以来无口腔溃疡，无发热及关节痛，精神食欲尚可，睡眠欠佳，二便正常，体重无明显改变。

【既往史及家族史】

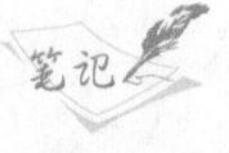

否认肝炎、结核、高血压、糖尿病等疾病病史。否认药物、食

物过敏史及血吸虫疫水接触史。无家族遗传性疾病病史。家族中无银屑病患者。

【体格检查】

一般情况良好，未触及淋巴结肿大，全身系统体查无明显异常。

【皮肤科专科检查】

面部、躯干、四肢泛发对称分布的鳞屑性红斑、斑块，并融合成片，胸腹部、大腿可见数十个水疱、大疱，疱壁紧张，内有淡黄色澄清疱液，部分水疱破溃，遗留潮红糜烂面。腰背部、下肢可见大量鳞屑性红斑块，Auspitz 征阳性。四肢大小关节无红肿及畸形。口腔黏膜正常。甲外观正常。

临床照片见图 3－19。

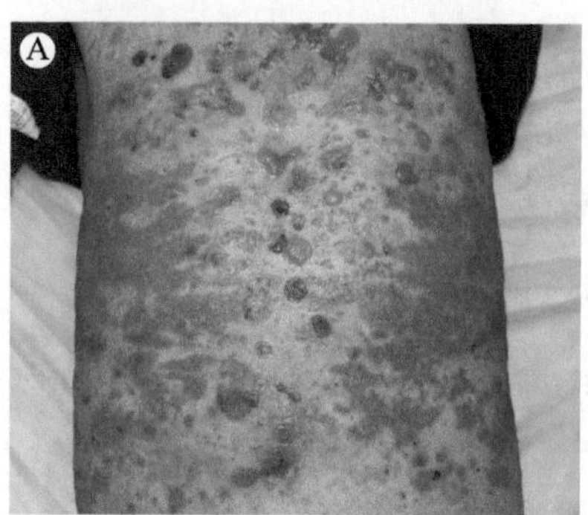

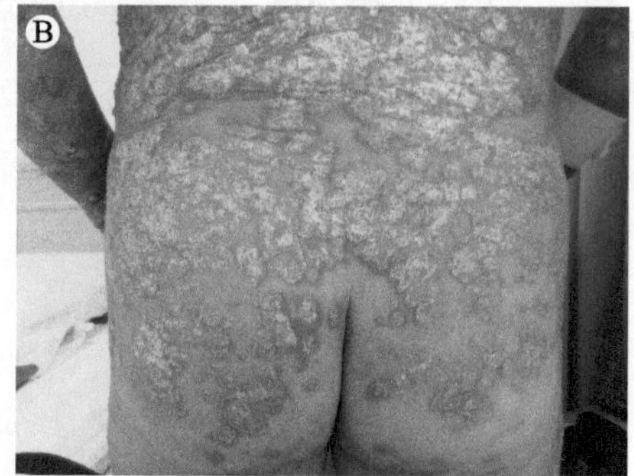

图 3－19　临床照片

【实验室检查】

血常规：白细胞计数 $14.87\times10^9/L$↑［参考值：(3.5～9.5)×$10^9/L$］，中性粒细胞比值 85.2%↑（参考值：40%～75%），余各项正常。肝功能：白蛋白 30.0 g/L↓（参考值：40.0～55.0 g/L），余各项正常。红细胞沉降率 40 mm/h↑（参考值：0～15 mm/h）。C 反应蛋白 28.10 mg/L↑（参考值：0～8 mg/L）。IgE 251.00 ng/mL（参考值：0～691.4 ng/mL）。降钙素原 0.90 ng/mL↑（参考值：

0～0.05 ng/mL）。尿常规、大便常规、肝肾功能、空腹血糖、血脂、乙肝二对半、丙肝抗体、梅毒血清学试验、HIV 初筛试验、T-SPOT、狼疮抗体全套均未见异常。皮损分泌物革兰氏染色未见细菌。

【思考：可能的诊断】

（1）寻常型银屑病合并大疱性类天疱疮？

（2）寻常型银屑病合并寻常型天疱疮？

【进一步检查】

抗 Dsg1 抗体、抗 Dsg3 抗体均阴性，抗 BP180 抗体 82.45 U/L↑（参考值：<9 U/L）。心电图正常，胸部 X 线检查、腹部 B 超均未见明显异常。皮肤组织病理（左上肢水疱）：表皮下水疱，疱内及真皮浅层血管周围淋巴细胞、中性粒细胞及少量嗜酸性粒细胞浸润（图 3－20）。直接免疫荧光（左上肢水疱边缘处）：基底膜带呈 IgG 线状沉积，C3、IgM、IgA 为阴性（图 3－21），结合临床，符合类天疱疮。皮肤组织病理（左上肢红斑鳞屑）：融合性角化不全伴 Munro 微脓肿，表皮增生伴皮突延长在同一水平，真皮乳头上升，血管迂曲扩张充血（图 3－22），符合寻常型银屑病。

【最后诊断】

寻常型银屑病合并大疱性类天疱疮。

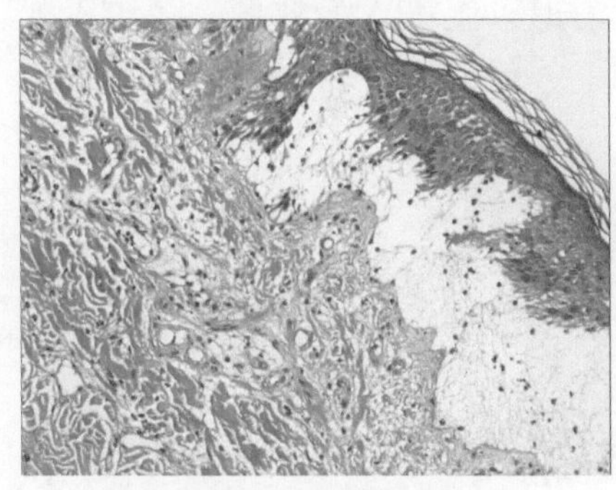

图 3－20　皮肤组织病理（HE 染色 ×200）

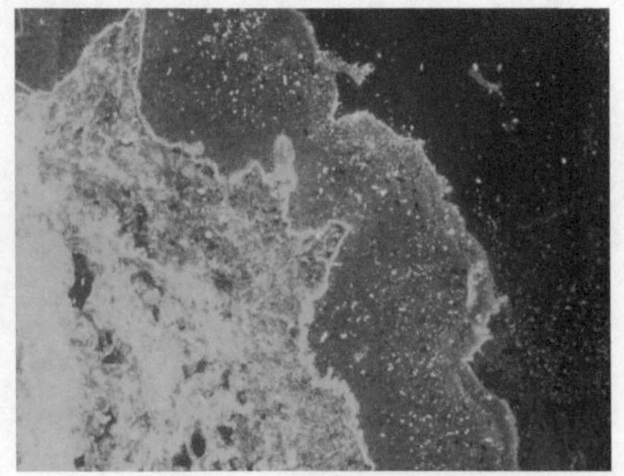

图 3－21　直接免疫荧光

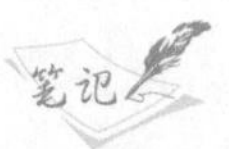

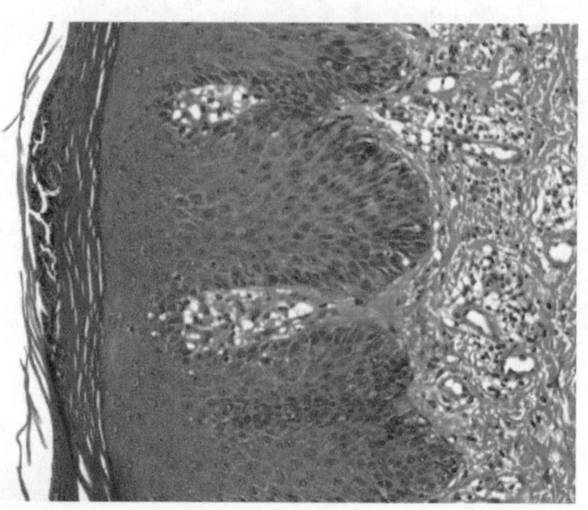

图3－22　皮肤组织病理（左上肢红斑鳞屑）(HE 染色 ×200)

【诊断依据】

（1）44 岁男性，寻常型银屑病 15 年。

（2）皮肤出现紧张性水疱、大疱伴瘙痒 6 天，不易破，尼氏征阴性。

（3）病理组织检查：水疱处取材符合类天疱疮；斑块处取材符合寻常型银屑病。

【治疗】

入院后予以甲泼尼龙 40 mg/d 静脉滴注、甲氨蝶呤 10 mg qw 及复方甘草酸苷抗炎、抑制免疫，辅以护胃、补钙、补钾预防激素不良反应，外用卤米松软膏、卡泊三醇软膏及高锰酸钾坐浴等对症支持治疗。患者全身红斑、水疱明显消退，激素逐渐减量。随访 2 个月，皮损无复发。

病例分析与讨论

寻常型银屑病和大疱性类天疱疮是临床上常见的两类皮肤疾病，其各自的发病机制尚不完全清楚。寻常型银屑病是一种慢性炎症性皮肤病，被认为与 T 细胞尤其是 Th17 细胞过度活化及 IL-23/

IL-17 等细胞因子异常分泌导致角质形成细胞过度增殖有关。寻常型银屑病好发于头皮、四肢伸侧和躯干部，可见大小不等的覆盖银白色鳞屑的红色斑块，以青壮年为主要发病人群。而大疱性类天疱疮则属于一种经典的大疱性皮肤病，典型皮损为紧张性水疱、大疱，疱壁不易破溃，疱内容物清亮，但一般情况良好，好发于老年人，常伴明显瘙痒。

银屑病合并大疱性皮肤病的病例报道最早见于 1929 年，随后其他类型的大疱性皮肤病如寻常型天疱疮、大疱性类天疱疮、线状 IgA 大疱性皮病等也被发现可以合并银屑病存在。但是，与寻常型银屑病最常合并出现的是大疱性类天疱疮，且在大多数病例中，银屑病先于大疱性类天疱疮发生，平均间隔时间为 20 年。

寻常型银屑病合并大疱性类天疱疮的发病原因尚不完全清楚。寻常型银屑病本身表皮层异常改变及其治疗药物如地蒽酚、焦油、中波紫外线照射及补骨脂素联合长波紫外线疗法等均可能参与了水疱的形成。此外，有报道使用生物制剂依法珠单抗治疗银屑病也可能诱导出现大疱性类天疱疮。

临床上，寻常型银屑病和大疱性类天疱疮需要与扁平苔藓样类天疱疮、寻常型天疱疮及线状 IgA 大疱性皮病等疾病进行鉴别。

（1）扁平苔藓样类天疱疮：为扁平苔藓的特殊类型，常由药物引起，具有扁平苔藓和大疱性类天疱疮的特点，好发四肢，水疱为主。水疱发生在扁平苔藓或正常的皮肤上，水疱透明。疱壁紧张，尼氏征阴性，可累及黏膜，黏膜有时伴有网状细小白色条纹损害。

（2）寻常型天疱疮：天疱疮最常见的类型，血清中有天疱疮 Dsg3 抗体，在正常皮肤或者黏膜上出现松弛性水疱、大疱，尼氏征阳性。组织病理显示表皮内水疱。直接免疫荧光显示表皮细胞间 IgG 和（或）C3 网状沉积。

（3）线状 IgA 大疱性皮病：外观正常皮肤或者红斑上出现大小

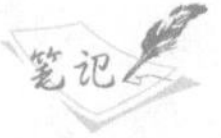

不一的水疱，常为弧形串珠样排列，水疱尼氏征阴性，瘙痒明显。组织病理示表皮下大疱、疱内及真皮浅层中性粒细胞及淋巴细胞为主浸润，少数可见嗜酸性粒细胞，类似大疱性类天疱疮，直接免疫荧光检查显示基底膜带均一线状 IgA 沉积，外周血存在抗基底膜带 LAD1、LAD2 抗体。

（张 鹏 张桂英）

参考文献

1. BLOOM D. Psoriasis with superimposed bullous eruption. Med J Rec, 1929, 130：246.
2. GRUNWALD M H, DAVID M, FEUERMAN E J. Coexistence of psoriasis vulgaris and bullous diseases. J Am Acad Dermatol, 1985, 13(2 Pt 1)：224－228.
3. BARNADAS M A, GILABERTE M, PUJOL R, et al. Bullous pemphigoid in a patient with psoriasis during the course of PUVA therapy：study by ELISA test. Int J Dermatol, 2006, 45(9)：1089－1092.
4. WILCZEK A, STICHERLING M. Concomitant psoriasis and bullous pemphigoid：coincidence or pathogenic relationship?. Int J Dermatol, 2006, 45(11)：1353－1357.
5. THOMSEN K, SCHMIDT H. PUVA-induced bullous pemphigoid. Br J Dermatol, 1976, 95(5)：568－569.
6. DUONG T A, BUFFARD V, ANDRE C, et al. Efalizumab-induced bullous pemphigoid. J Am Acad Dermatol, 2010, 62(1)：161－162.

笔记

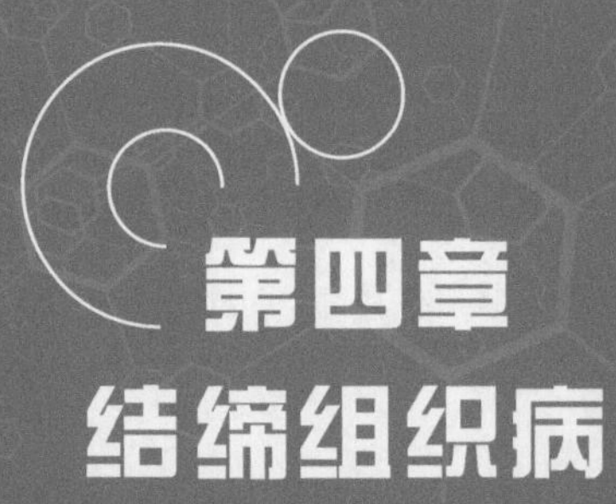

第四章 结缔组织病

病例 27　新生儿头面部环状红斑

病历摘要

【一般情况】

患儿，女，2 个月。

【主诉】

头面部环状红斑 1 月余。

【现病史】

患儿 1 个月前无明显诱因头面部出现数个黄豆大小红斑，红斑增大形成多个环形或融合成大片红斑，皮疹逐渐增多，日晒后皮损颜色

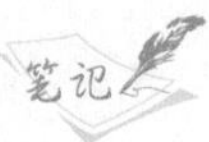

加深，曾在当地诊所诊断为“面癣”，外用“婴宝霜”治疗后效果不明显。患儿家属为求进一步诊治，至我院就诊。起病以来患儿无发热、畏寒，饮食、大小便、精神及睡眠尚可，四肢关节无红肿。

【既往史及家族史】

母亲自诉身体健康，无不良孕产史及自身免疫性疾病病史，否认食物及药物过敏史，家族中无类似疾病患者。

【体格检查】

一般情况良好，营养良好，未触及淋巴结肿大，心前区未闻及杂音，肝脾未触及肿大，余系统体查无明显异常。

【皮肤科专科检查】

头皮、额部及颜面部多发环形红斑，大小不一，眼周及左面颊融合成片，右面颊及额部主要为环形红斑，边缘稍微隆起，中央色淡，上覆有少量鳞屑，头发、眉毛未见异常。

临床照片见图4－1。

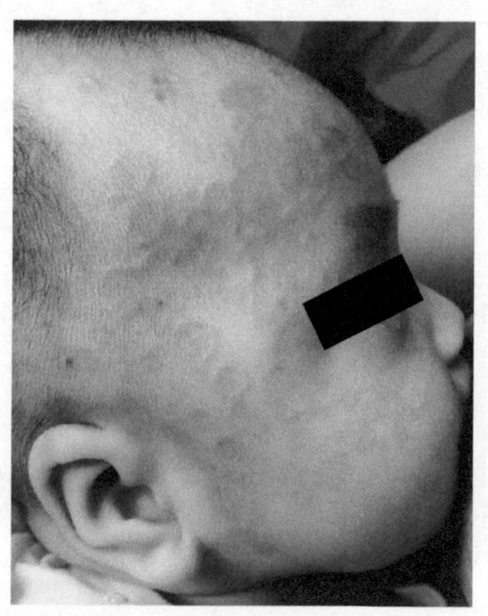

图4－1 临床照片

【实验室检查】

血常规：红细胞计数$2.85\times10^{12}/L$↓[参考值:$(3.8\sim5.1)\times10^{12}/L$]，血红蛋白84 g/L↓（参考值：115～150 g/L）。尿常规正常。肝功

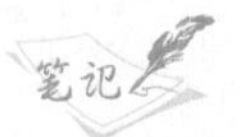

能：谷丙转氨酶 58.4 U/L↑（参考值：0～40 U/L），谷草转氨酶 100.3 U/L↑（参考值：0～40 U/L），总胆汁酸 80.9 μmol/L↑（0～10 μmol/L）。真菌镜检阴性，真菌培养结果示无真菌生长。

【思考：可能的诊断】

（1）皮肤癣菌病？

（2）婴儿湿疹？

（3）新生儿先天性梅毒？

（4）新生儿红斑狼疮？

【进一步检查】

患儿狼疮全套检查：ANA 1∶320（核颗粒型），抗 SSA 抗体（++），抗 Ro52 抗体（+++），抗 SSB 抗体（+++）。梅毒全套阴性。补体 C3、C4 正常。心电图：窦性心律，不完全性右束支传导阻滞，部分导联 T 波倒置。腹部 B 超、心脏彩超正常。

患儿母亲：血常规、尿常规正常；狼疮全套：ANA 1∶320（核颗粒型），抗 SSA 抗体（++），抗 Ro52（+++），抗 SSB 抗体（+++）。

【最后诊断】

新生儿红斑狼疮。

【诊断依据】

（1）出生不久发病，暴露部位环形红斑，日晒可加重。

（2）患儿有血液系统损害，心电图提示患儿存在不完全性心脏传导阻滞。

（3）患儿及患儿母亲狼疮全套检查均有 ANA 1∶320（核颗粒型）、抗 SSA 抗体（++）、抗 Ro52（+++）、抗 SSB 抗体（+++），提示母体产生的自身抗体可能经胎盘进入患儿体内。

【治疗】

患儿：防晒，泼尼松片 2.5 mg bid，1 个月后复诊时皮疹消退，

复查血常规和肝功能均已正常，心电图无异常。半年后复查狼疮抗体阴性。患儿母亲：因无症状，嘱防晒，定期复查血常规、尿常规，半年后复查狼疮抗体维持阳性，继续随访。

病例分析与讨论

新生儿红斑狼疮是一种常以皮肤红斑、先天性心脏传导阻滞和（或）多系统受累为特征的罕见新生儿疾病，由 Mc Cuiston 和 Schoch 于 1954 年首次报道。该病好发于出生 3 个月以内的婴幼儿，是由于母亲的抗 Ro/SSA、抗 La/SSB 等自身抗体经过胎盘进入胎儿体内，从而引起患儿多系统的免疫损害。

皮肤损害为新生儿红斑狼疮最常见的临床表现，多于出生后 4 ~6 周发生。这些皮疹平均可维持 15 ~ 17 周，后随着母体抗体从胎儿血液中消除而消失。皮损好发于曝光部位，具有光敏性，常分布于面部和头皮，其次为躯干和四肢，典型表现为大小不等的椭圆形、环形红斑，可伴有水疱、鳞屑等，无明显浸润，发生在眼睑周围的皮疹可类似“猫头鹰眼”“浣熊眼”改变。患儿皮疹表现常常类似于亚急性皮肤红斑狼疮（subacute cutaneous lupus erythematosus，SCLE）。皮肤组织病理和免疫病理在诊断中并非必需，与红斑狼疮相似，表现为界面皮炎，伴有浅层毛细血管的扩张，在真皮—表皮交界处 IgG 呈颗粒状线状沉积。

皮肤以外的系统受累最常见于心脏。一些常见心脏损害包括先天性心脏传导阻滞、心肌病、窦性心动过缓、室间隔缺损、卵圆孔未闭等，在我国发生率为 21%，其中最严重的心脏损害表现为完全性房室传导阻滞，一般为Ⅲ度不可逆。除皮肤和心脏受累之外，肝脏和血液系统异常相对来说比较少见。肝脏系统受累常见的临床表

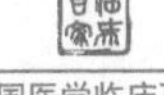

现是无症状的肝脏转氨酶升高/短暂的胆汁淤积、高胆红素血症和肝轻度肿大等；血液系统受累最常见的表现是血小板的减少，也可出现白细胞减少、贫血、粒细胞减少等。新生儿红斑狼疮也可导致神经系统损害、肝功能衰竭、呼吸衰竭、血管病变、先天性肾病综合征等严重并发症。

目前常用美国风湿病协会提出的两条诊断标准：①新生儿红斑狼疮的典型症状：A. 典型的类似 SCLE 的环形红斑、丘疹鳞屑样皮损，具有光敏性，好发于面部，或经皮肤活检病理证实为狼疮样皮疹；B. 先天性心脏传导阻滞；②母亲和患儿的抗 SSA 或抗 SSB 抗体阳性。

临床上新生儿红斑狼疮需要与皮肤癣菌病、新生儿先天性梅毒等疾病进行鉴别。

（1）皮肤癣菌病：是由皮肤癣菌属（如毛癣菌属、表皮癣菌属和小孢子菌属等）引起的浅部真菌感染。根据真菌侵犯的部位来分，临床上常见为头癣、体癣、股癣、手足癣等。典型的皮损改变为红色丘疹、丘疱疹，有时可见水疱，红斑基础上覆有鳞屑，皮损边缘有不断向外扩展的趋势，而中央红斑趋于消退或出现色素沉着，形成境界清楚的环状皮损，自觉瘙痒，可因长期搔抓引起局部湿疹样改变或浸润肥厚的苔藓样变。本例患儿根据临床表现及鳞屑真菌镜检、培养的阴性结果可排除癣菌感染可能。

（2）新生儿先天性梅毒：是胎儿在母体内通过血源途径感染所致，也称胎传梅毒。梅毒儿出生后一般体型瘦小、体重低，皮肤可呈干皱状，如同老年人的皮肤，可伴有片状脱发，具有特征性。发生于2 岁前的胎传梅毒称为早期胎传梅毒，有水疱—大疱型皮损（梅毒性天疱疮）、斑丘疹及丘疹鳞屑性损害两种皮损表现形式。斑丘疹及丘疹鳞屑性损害好发于掌跖、外生殖器、臀部（尿布区）及

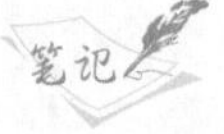

面下半部，表现为对称分布的红铜色丘疹，可有或无鳞屑。本例患儿母亲、患儿梅毒血清学试验均为阴性，可排除新生儿先天性梅毒的诊断。

（邱月桀　李亚萍）

参考文献

1. MCCUISTON C H, SCHOCH E P Jr. Possible discoid lupus erythematosus in newborn infant; report of a case with subsequent development of acute systemic lupus erythematosus in mother. AMA Arch Derm Syphilol, 1954, 70(6): 782 – 785.
2. INZINGER M, SALMHOFER W, BINDER B. Neonatal lupus erythematosus and its clinical variability. J Dtsch Dermatol Ges, 2012, 10(6): 407 – 411.
3. 李玲，董光富，韩凤珍，等. 新生儿红斑狼疮 7 例报告并 87 例文献复习. 中华儿科杂志，2011，49(2): 146 – 150.
4. LEEL A, SOKOL R J, BUYON J P. Hepatobiliary disease in neonatal lupus: prevalence and clinical characteristics in cases enrolled in a national registry. Pediatrics, 2002, 109(1): E11.

病例 28　右面部红色斑块

病历摘要

【一般情况】

患者，男，30 岁，职员。

【主诉】

右面部红色斑块 1 年。

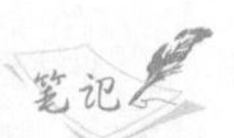

【现病史】

患者1年前无明显诱因右面部出现一个直径约黄豆大小圆形红斑，表面少许黏着鳞屑，无明显自觉症状，当时未予重视，后皮疹迅速增大、隆起，形成大的暗红色斑块，日晒后皮疹更红，有痒感。曾于当地医院治疗，考虑“面部钱币状湿疹”，外用激素软膏（具体不详）后稍有好转，但皮损一直未完全消退。患者为求进一步诊治来我科门诊就诊。起病以来精神、食欲、睡眠、大小便均正常，无关节痛及脱发症状。

【既往史及家族史】

既往体健，否认食物、药物过敏史及血吸虫疫水接触史，家族中无类似疾病患者。

【体格检查】

一般情况良好，未触及淋巴结肿大，全身系统体查无明显异常。

【皮肤科专科检查】

右侧面部可见一淡粉红色类椭圆形斑块，表面局部色素脱失及周边色素沉着，边界清楚，边缘隆起，中央萎缩，可见少许黏着性鳞屑，剥除鳞屑，可见角质栓。

临床照片见图4－2。

【实验室检查】

血常规、尿常规、大便常规均无明显异常；24小时尿蛋白定量正常范围；肝肾功能、狼疮全套、补体C3、补体C4、红细胞沉降率均正常。狼疮全套示ANA 1∶320（核颗粒型），其余阴性。腹部B超、胸部X线检查及心电图均正常。

【思考：可能的诊断】

（1）钱币状湿疹？

（2）盘状红斑狼疮？

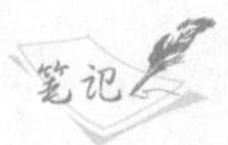

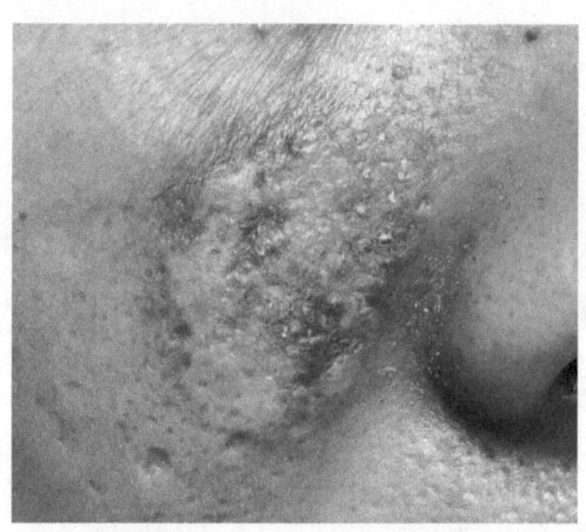

图4－2　临床照片

（3）面部难辨认癣？

（4）寻常狼疮？

（5）鲍温病？

【进一步检查】

局部真菌涂片及培养阴性。结核抗体阴性，结核菌素试验阴性。皮肤组织病理：镜下可见毛囊角栓，基底细胞液化变性，血管及毛囊附属器周围致密片状淋巴细胞伴少量组织细胞及浆细胞浸润（图4－3）。直接免疫荧光示IgM在基底膜带呈线状沉积（图4－4）。

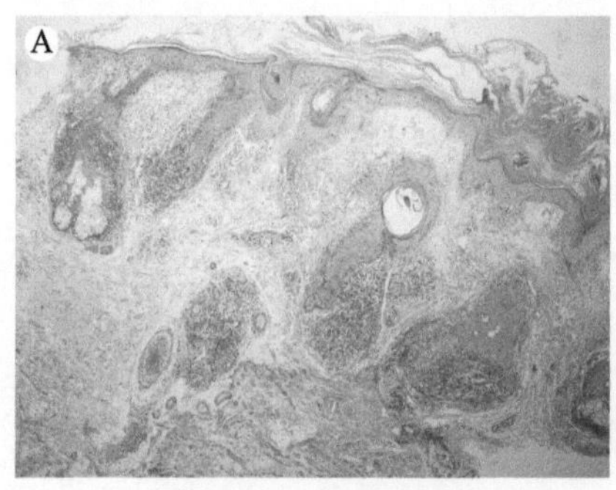

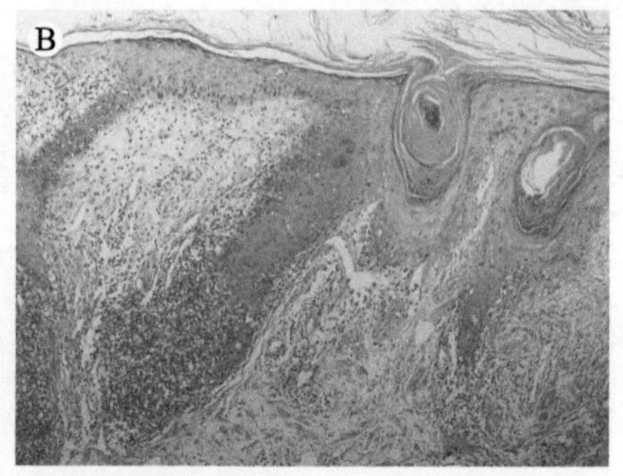

A：HE染色×100；B：HE染色×200。

图4－3　皮肤组织病理

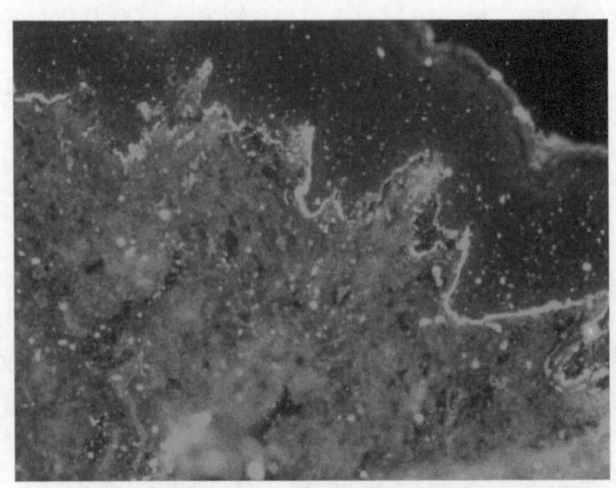

图4-4 直接免疫荧光

【最后诊断】

盘状红斑狼疮。

【诊断依据】

（1）面部单侧红色斑块1年，有光敏感。

（2）皮损为面部粉红色盘状斑块，边界清楚，边缘稍隆起，中央萎缩，可见少许鳞屑，剥除鳞屑，可见角质栓。

（3）血常规、尿常规及24小时尿蛋白定量均正常。

（4）ANA 1∶320（核颗粒型）。

（5）皮肤组织病理学和直接免疫荧光符合盘状红斑狼疮。

【治疗】

避免日晒，避免进食光敏性食物。予羟氯喹200 mg bid 口服，4周后改为100 mg bid 口服。艾洛松乳膏外用每日1次，连续2周，2周后外用0.1%他克莫司软膏1日2次。治疗2个月后皮损变薄、光滑，较前明显好转。

病例分析与讨论

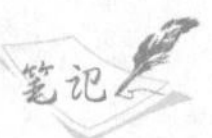

盘状红斑狼疮是慢性皮肤型红斑狼疮的一种，在红斑狼疮病谱

中属于最轻的类型。其病因目前尚不清楚，可能与感染、遗传、药物、紫外线、内分泌异常和自身免疫有关。盘状红斑狼疮皮损好发于头皮、面部、耳部、颈前V字形区及上肢伸侧，尤其是两颊和鼻背。约60%的患者有头皮受累。皮损限于颈部以上称为局限型；除头面部累及外，还累及颈部以下者称为播散型。皮损最初表现为境界清楚的红色丘疹、斑块，上附鳞屑，皮损逐渐扩大呈盘状红斑，边界清，表面毛细血管扩张，附着鳞屑，去除鳞屑可见扩张的毛囊口。随着病情进展，皮损中央萎缩，出现凹陷性瘢痕、色素减退，周围常有色素沉着，随损害扩大可融合成片。皮损通常慢性进展，无明显自觉症状。皮损组织病理学检查是确诊盘状红斑狼疮的主要方法。组织病理学改变主要表现为表皮角化过度、角化不全，毛囊口角栓，颗粒层增厚，表皮全层或棘层萎缩，基底细胞液化变性，真皮浅深层血管周围、附属器周围淋巴细胞伴浆细胞浸润，有时真皮浅层苔藓样浸润。直接免疫荧光可见IgG或IgM、C3在基底膜带呈线状沉积。本例患者皮损慢性进展，表现为面颊部单发的粉红色斑块，有光敏感，ANA 1∶320（核颗粒型）。直接免疫荧光可见IgM在基底膜带呈线状沉积。临床表现及组织病理改变均符合盘状红斑狼疮。

盘状红斑狼疮一般预后良好，仅少数患者发展为系统性红斑狼疮，多见于播散型盘状红斑狼疮。因此对于播散型盘状红斑狼疮应系统全面检查是否有内脏累及。盘状红斑狼疮治疗上应重视患者教育，包括正确认识疾病、做好长期治疗的准备、积极配合医生、定期随访等。应避免不良刺激，包括防晒、戒烟、避免外伤等；注意补充维生素D，尽量避免高盐饮食及光敏性食物，慎用光敏性药物。局部治疗包括外用糖皮质激素、外用钙调磷酸酶抑制剂、维A酸类制剂及保湿乳等。播散型盘状红斑狼疮可以采用系统治疗，包括一线用抗疟药物（主要为羟氯喹）及糖皮质激素，必要时可加用

笔记

免疫抑制剂及沙利度胺等。

临床上发生于面部的盘状红斑狼疮需要与湿疹、寻常狼疮、面部难辨认癣等疾病进行鉴别。发生于头皮的盘状红斑狼疮可引起永久性瘢痕性秃发，应注意与斑秃、假性斑秃、头癣相鉴别。

(1）钱币状湿疹：又称盘状湿疹，形态与盘状红斑狼疮类似，皮损表现为散在分布的硬币大小的圆形红色斑片，其上可发生丘疹、水疱、轻度糜烂、渗出和结痂等急性或亚急性湿疹的表现，边界清楚，可单发或多发，常对称发生，多见于手背及四肢伸侧、背部，自觉剧烈瘙痒。组织病理学表现为海绵水肿性皮炎，无基底细胞液化变性，直接免疫荧光阴性。通过临床表现和组织病理学检查容易鉴别。

(2）寻常狼疮：为结核杆菌直接侵入皮肤引起的一种皮肤结核，好发于面部，特征损害为狼疮结节，扩大融合形成弥漫性浸润性斑块，可自行愈合形成平滑性瘢痕，狼疮结节可见探针贯通现象及苹果酱现象。结核菌素试验和结核抗体多阳性，组织病理学检查可见真皮内多个结核肉芽肿，可伴有程度不等的干酪样坏死，偶可发现抗酸杆菌更有助于诊断。

(3）面部难辨认癣：为皮肤真菌感染，边界清，表面多伴有鳞屑，有中央自愈倾向，周边可见排列呈环形或弧形的丘疹。真菌涂片可见菌丝和孢子，组织病理学检查可见角质层内菌丝和孢子，PAS 染色阳性。

(4）鲍温病：是一种原位皮肤鳞状细胞癌，常表现为境界清晰的红褐色斑块，表面少量鳞屑，边缘不规则。组织病理学检查可见表皮内角质形成细胞排列拥挤，具有异型性，局部可见有丝分裂象，基底膜完整，真皮浅层少量淋巴细胞浸润。组织病理学检查容易鉴别。

笔记

（罗帅寒天　龙　海）

参考文献

1. 中华医学会皮肤性病学分会红斑狼疮研究中心. 皮肤型红斑狼疮诊疗指南（2019 版）. 中华皮肤科杂志，2019，52(3)：149－155.

2. 邱敏蕾，吴建华，邓洋华，等. 盘状红斑狼疮. 临床皮肤科杂志，2009，38(10)：618－617.

病例 29　面部、手部紫红斑伴间断发热、关节痛

病历摘要

【一般情况】

患者，女，27 岁。

【主诉】

面部、手部紫红斑伴间断发热、关节痛 4 月余。

【现病史】

患者 4 个月前无明显诱因开始出现两侧面颊部多处红斑点，逐渐增多，融合成片，伴有轻微瘙痒，日晒后皮损可加重，伴有四肢肘膝关节痛，无关节肿胀，同时伴有脱发、四肢乏力，间断有发热，体温 38 ℃左右，无畏寒、寒战，无口腔溃疡、头晕、头痛、腹胀、腹泻等不适，于当地医院就诊，予以中药治疗后无明显好转，面部皮疹进一步加重扩大，左面颊出现小片渗出、结痂，双手指背、甲周起紫红斑，部分手指关节疼痛明显。自起病以来精神、

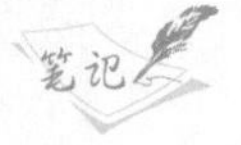

食欲、睡眠较差，大小便正常，体重下降约 3 kg。

【既往史及家族史】

既往体健，无高血压、冠心病、糖尿病等疾病病史，否认家族遗传病病史和类似病史。否认药物、食物过敏史及血吸虫疫水接触史。

【体格检查】

一般情况良好，四测正常，全身浅表淋巴结无肿大，系统体查无明显异常。

【皮肤科专科检查】

面颊部可见对称分布的蝶形红斑，左面颊红斑上覆盖少许褐色痂皮，双手手指指腹、甲周、指背可见紫红色斑疹及斑丘疹，压之不褪色。

临床照片见图 4-5。

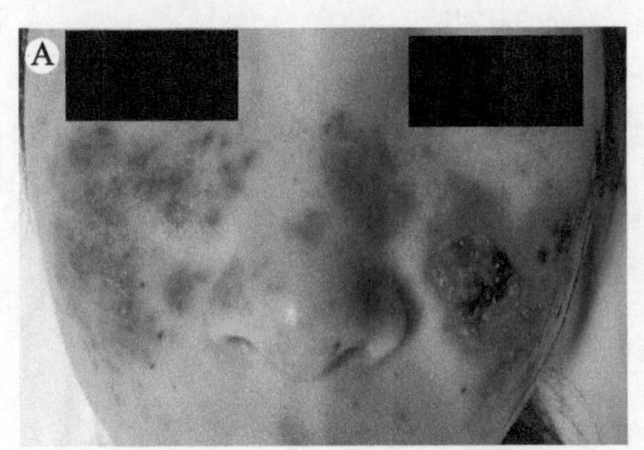

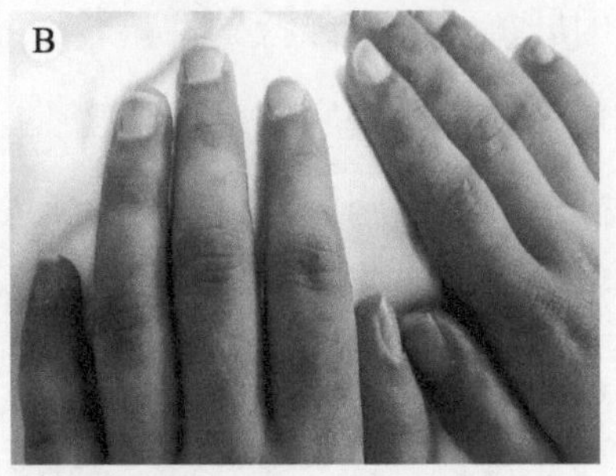

A：面部对称分布的蝶形红斑；B：双手指背及甲周紫红色斑。

图 4-5 临床照片

【实验室检查】

血常规：白细胞计数 2.0×10^9/L↓[参考值：$(3.5\sim9.5)\times10^9$/L]，中性粒细胞比值 78%↑（参考值：40%~75%），淋巴细胞比值 21%（参考值：20%~50%），血红蛋白 76 g/L↓（参考值：115~150 g/L），血小板计数 40×10^9/L↓[参考值：$(100\sim300)\times10^9$/L]。尿常规：隐血(+)，尿蛋白(+)。大便常规正常。红细胞沉降率

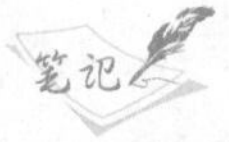

98 mm/h↑（参考值：0～15 mm/h）。C 反应蛋白 17.3 mg/L↑（参考值：0～8 mg/L）。

【思考：可能的诊断】

（1）系统性红斑狼疮？

（2）皮肌炎？

（3）多形红斑？

（4）多形性日光疹？

【进一步检查】

狼疮全套：ANA 1∶1000（均质型），抗 dsDNA 抗体（++），抗 Sm 抗体（++），抗 U1RNP 抗体（++），抗核糖体 P 蛋白抗体（+）。抗磷脂抗体阴性。补体 C3 0.3 g/L↓（参考值：0.79～1.52 g/L），补体 C4 0.01 g/L↓（参考值：0.16～0.38 g/L）。24 小时尿蛋白定量：350 mg/d↑（0～150 mg/d）。T-SPOT、乙肝三对、丙肝抗体、梅毒特异性抗体、抗 HIV 抗体均阴性。皮肤组织病理：角化过度，基底细胞液化变性，真皮浅深层血管周围及附属器周围少量淋巴细胞浸润（图 4－6）。直接免疫荧光示基底膜带 IgG 线状沉积（图 4－7）。胸部 X 线检查、腹部超声及心电图未见异常。

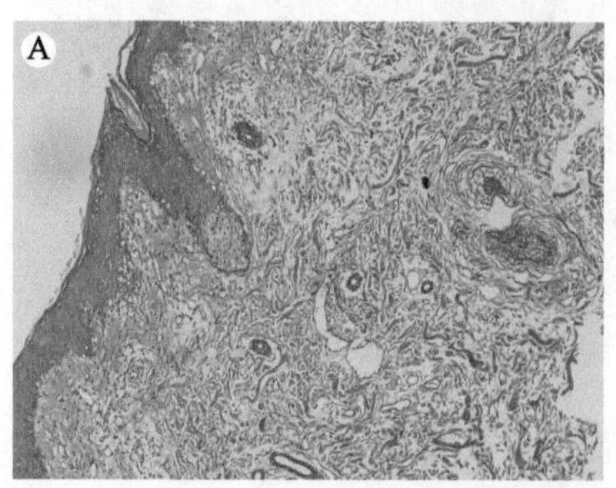

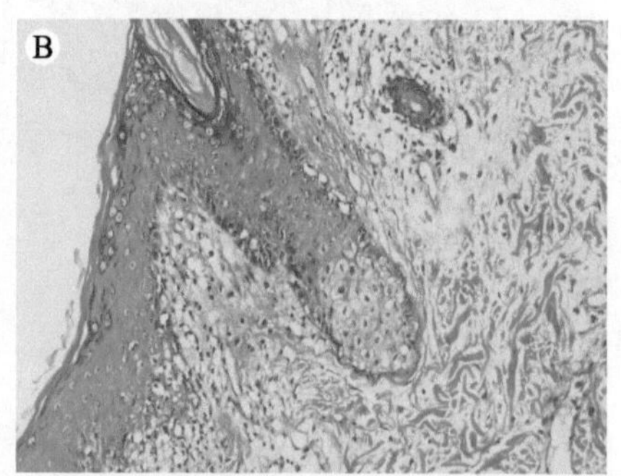

A：HE 染色 ×100；B：HE 染色 ×200。

图 4－6　皮肤组织病理

【最后诊断】

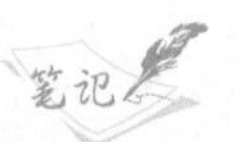

系统性红斑狼疮。

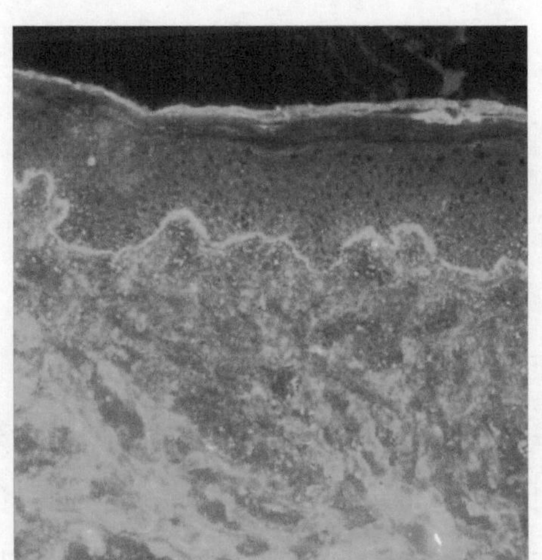

图 4-7　直接免疫荧光

【诊断依据】

（1）27 岁女性，病程 4 个月。

（2）临床表现为面部及手指红斑、四肢关节痛伴脱发、乏力及光敏感，并有间断发热。

（3）皮损特点：面部蝶形红斑，手指指背及甲周可见紫红色斑。

（4）血常规提示三系减少，尿蛋白(+)，红细胞沉降率、C 反应蛋白升高。狼疮全套：ANA 1：1000（均质型），抗 dsDNA 抗体(++)，抗 Sm 抗体(++)，抗 U1-nRNP 抗体(++)，抗核糖体 P 蛋白抗体阳性，补体降低。

（5）皮肤组织病理检查：角化过度，基底细胞液化变性，血管及附属器周围淋巴细胞浸润。直接免疫荧光示基底膜带 IgG 线状沉积。

【治疗】

予甲泼尼龙 40 mg/d 口服、羟氯喹 200 mg bid 治疗，同时补钙、补钾、护胃。皮损外用艾洛松乳膏及 0.1% 他克莫司软膏。治疗 1 个月后皮损基本消退，复查相关指标均好转，予以激素减量，定期

门诊复诊。

病例分析与讨论

系统性红斑狼疮是一种累及多器官、多系统、表现多种多样、严重危害人类健康的自身免疫性疾病。系统性红斑狼疮最常好发于中青年女性，男女发病比例接近1∶9。系统性红斑狼疮的病因不十分清楚，已有大量研究显示遗传、内分泌、感染、免疫异常和环境因素都与其发病密切相关。目前认为在自身遗传背景和外界环境各种因素的作用下，辅助性T淋巴细胞异常激活和抑制性T细胞功能降低引起B淋巴细胞过度增生和激活，从而产生大量的自身抗体，自身抗体本身对机体组织的攻击，加上自身抗体与自身抗原结合形成相应的免疫复合物沉积在皮肤、关节、小血管、肾脏等部位，共同导致机体多系统的损害。

皮损是系统性红斑狼疮最常见的早期损害，包括特异性皮损和非特异性皮损。特异性皮损有蝶形红斑、盘状红斑；非特异性皮损有光过敏、脱发、口腔溃疡、皮肤血管炎（紫癜）、色素改变（沉着或脱失）、网状青斑、雷诺现象、荨麻疹样皮疹，少见的还有萎缩性瘢痕及大疱等。此外，还有系统损害，包括关节炎、浆膜炎、肾脏病变、神经病变、血液系统受累等。系统性红斑狼疮的皮损通常无明显自觉症状，因此当临床上发现面部出现不痛不痒的红斑时，尤其是表现为对称分布的蝶形红斑时，应仔细排查系统性红斑狼疮的可能。

2019年欧洲抗风湿病联盟（EULAR）和美国风湿病学会（ACR）联合发布了最新版的《系统性红斑狼疮诊断分类标准》，将ANA阳性作为系统性红斑狼疮分类诊断的“入围”标准，ANA阴性则不考虑诊断为系统性红斑狼疮。ANA阳性的具体含义是指

用人喉癌上皮样细胞系（Hep-2）细胞作底物条件下的间接免疫荧光法，现在或曾经至少1次测得ANA滴度≥1∶80。对7项临床指标（全身状态、血液学、神经心理学、皮肤黏膜、浆膜、肌肉骨骼、肾脏改变）和3个免疫学指标（抗磷脂抗体、补体、系统性红斑狼疮特异性抗体）进行了加权。积分≥10分，以及满足至少1项临床标准即可诊断。新标准的敏感性为96.1%，特异性为93.4%，较之前的标准有所提高。

本患者为27岁女性，皮损为典型的蝶形红斑、手指紫红斑。临床上需要与多形红斑、多形性日光疹、皮肌炎等疾病进行鉴别。

（1）多形红斑：本病春秋季好发，多发于儿童和青年女性。多与药物和病毒感染有关，皮疹多形，有红斑、丘疹、风团、水疱等，特征性皮损为靶形损害即虹膜状皮疹，有不同程度黏膜损害，少数有内脏损害。组织病理上表现为表皮内角质形成细胞坏死、基底细胞液化变性、浅层血管周围淋巴细胞为主的炎症细胞浸润，但直接免疫荧光阴性，狼疮相关抗体阴性。

（2）多形性日光疹：有明显的光敏性和季节性，疾病呈急性间歇性发作，皮损夏季加重、秋冬季减轻，皮损呈多形性损害，自觉瘙痒，但是狼疮相关抗体阴性。组织病理学改变表现为非特异性皮炎表现，无基底细胞液化变性，常见真皮乳头水肿和浅深层血管周围炎。直接免疫荧光阴性。

（3）皮肌炎：皮损主要表现为双侧眼睑水肿性红斑，常伴眶周水肿和近睑缘处毛细血管扩张，掌指关节、指间关节伸面的Gottron丘疹以及肘、膝等关节伸面的Gottron征。组织病理学表现为表皮轻度棘层增厚或萎缩，基底细胞液化变性，真皮浅层水肿，以及散在或灶状淋巴细胞浸润。

（罗帅寒天　龙　海）

参考文献

1. ARINGER M, COSTENBADER K, DAIKH D, et al. 2019 European League Against Rheumatism/American College of Rheumatology classification criteria for systemic lupus erythematosus. Ann Rheum Dis, 2019, 78(9): 1151 - 1159.

2. PETRI M, ORBAI A M, ALARCÓN G S, et al. Derivation and validation of the Systemic Lupus International Collaborating Clinics classification criteria for systemic lupus erythematosus. Arthritis Rheum, 2012, 64(8): 2677 - 2686.

3. YU C, GERSHWIN M E, CHANG C. Diagnostic criteria for systemic lupus erythematosus: a critical review. J Autoi mmun, 2014(48/49): 10 - 13.

4. 中华医学会风湿病学分会. 系统性红斑狼疮诊治指南(2003 年). 现代实用医学, 2003, 15(12): 764 - 769.

病例 30　全身皮肤紧绷、变硬伴色素异常

病历摘要

【一般情况】

患者，女，52 岁，工人。

【主诉】

全身皮肤紧绷、变硬伴色素异常 3 月余。

【现病史】

患者自诉 3 个月前无明显诱因出现双手肿胀，局部皮肤出现紧绷感，初始未引起重视，皮肤肿胀逐渐扩散至双前臂，遇冷或接触

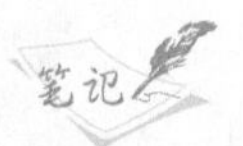

冷水后双手皮肤出现发绀、发白、发红，早晨起床时双手指肿胀明显，有晨僵现象。2个月前开始双前臂、双手皮肤逐渐变硬，自觉有轻度瘙痒，当地就诊，具体诊断不详，给予保湿乳液、中药活血化瘀治疗，病情无缓解，此后头面部出现肿胀、逐渐变硬，且逐渐扩散至躯干、双下肢部位，而且面部、颈部、上胸、背部、前臂皮肤出现色素减退、色素沉着，有时伴活动后四肢乏力、稍微胸闷。否认关节痛、吞咽困难、咳嗽、咳痰、腹痛及腹泻等症状。为求进一步诊治来我科门诊就诊，拟诊为“系统性硬皮病”收住入院。患者自发病以来，精神尚可，无畏寒、发热，睡眠、饮食可，大小便正常，体重无明显变化。

【既往史及家族史】

既往体健，否认高血压、糖尿病病史，无药物、食物过敏史，个人史及家族中无特殊。

【体格检查】

四测正常，慢性病容，全身浅表淋巴结无肿大，心、肺、腹等各系统查体无明显异常。

【皮肤科专科检查】

面具样面容，额纹减少。头面部、颈部、前胸及背部皮肤弥漫性硬化、增厚，皮肤弹性降低，可见大片色素脱失斑伴色素沉着斑点，边界不清。双手手指肿胀、发硬发亮，捏起困难，指尖有凹陷性瘢痕，皮温偏低。

临床照片见图4－8。

【实验室检查】

血常规：血小板计数373×10^9/L↑［参考值：（125～350）×10^9/L］，中性粒细胞比值76.6%↑（参考值：40%～75%），淋巴细胞比值

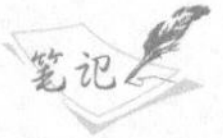

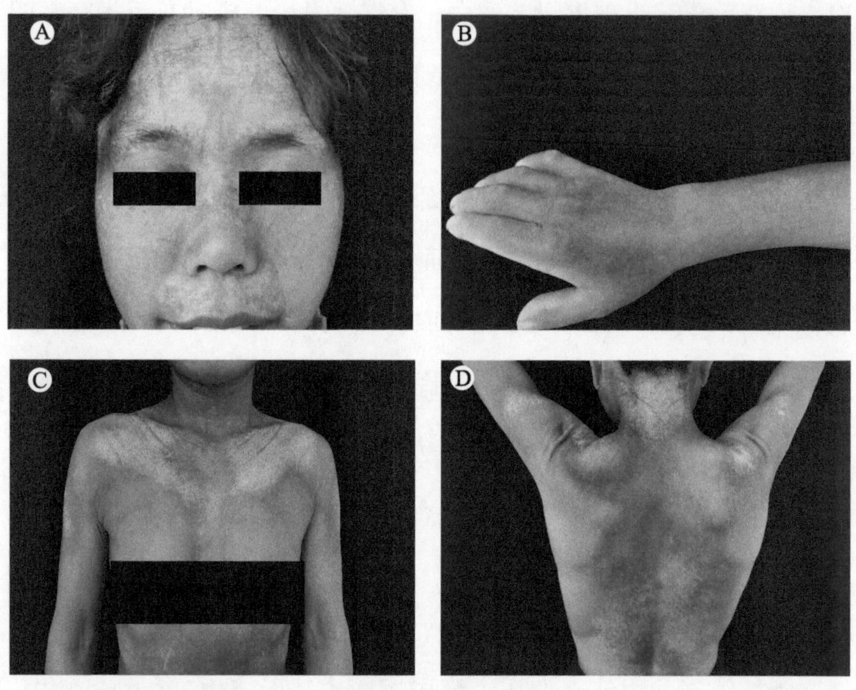

A：面部皮肤紧绷，发硬，假面具样面容，额纹减少；B：双手指、手背及前臂皮肤硬化、色沉，手指呈腊肠样；C、D：躯干、颈、肩部皮肤异色症样改变。

图 4－8 临床照片

12.6%↓(参考值：20%～50%)，余各项正常。尿常规：颜色黄，轻微浑浊，白细胞酯酶(3＋)，维生素 C(＋)，镜检白细胞（＋）。大便常规：正常。肝功能：白蛋白 31.1 g/L↓(参考值：40～55 g/L)，白球比 0.79↓（参考值：1.5～2.5)，余各项正常。肾功能、电解质均正常。红细胞沉降率 70 mm/h↑（参考值：0～15 mm/h)。降钙素原、全血 C 反应蛋白均正常。

【思考：可能的诊断】

（1）系统性硬化症？

（2）成人硬肿病？

（3）硬化性黏液水肿？

【进一步检查】

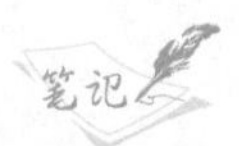

狼疮全套：ANA（1∶1000）阳性，抗 Ro52（52 kDa）抗体

（+++），抗Sc1-70抗体（+++），抗dsDNA抗体阴性。肿瘤标志物筛查12项（C12）：糖类抗原153 57.93 kU/L↑（参考值：<35.00 kU/L）。免疫球蛋白：IgG 20.90 g/L↑（参考值：8.60～17.40 g/L），IgM 3.64 g/L↑（参考值：0.50～2.80 g/L），IgE 2077.00 ng/mL↑（参考值：0～691.4 g/L）。甲功五项：促甲状腺素7.48 μIU/mL↑（参考值：0.30～4.5 μIU/mL），抗甲状腺过氧化物酶抗体89.100 IU/mL↑（参考值：0～30.000 IU/mL）。乙肝三对：乙肝表面抗体、e抗体、核心抗体均阳性。抗HIV抗体、丙肝抗体及梅毒特异性抗体均阴性。血清肌酶、血脂、血糖、补体C3、补体C4均正常。心脏彩超：三尖瓣反流（轻度），左室收缩功能测值正常范围。腹部彩超：双肾实质回声增强，需结合临床。子宫附件彩超：宫颈多发囊肿。胸部CT：双肺间质性病变，食管扩张，结合病史，考虑硬皮病相关性肺病变，需结合临床。

皮肤组织病理：表皮萎缩变薄，真皮胶原增粗、红染、硬化，附属器萎缩、消失（图4－9）。

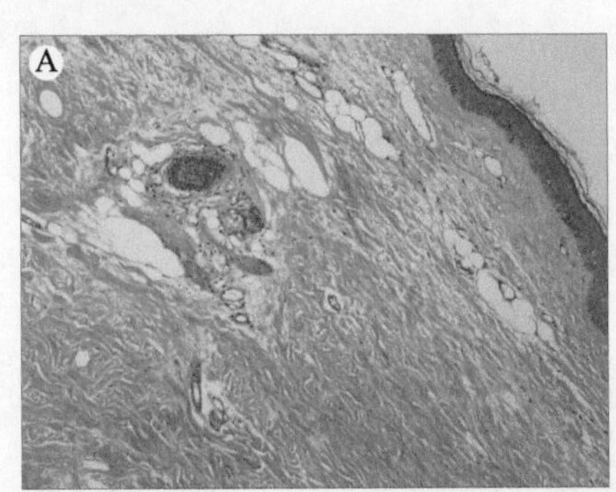

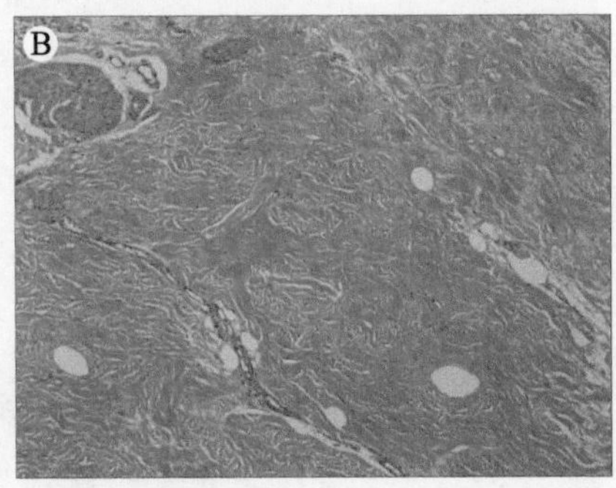

A：HE染色×100；B：HE染色×200。

图4－9　皮肤组织病理

【最后诊断】

（1）系统性硬化症伴肺间质性病变。

（2）自身免疫性甲状腺炎伴亚临床甲状腺功能减退症。

（3）三尖瓣反流（轻度）。

（4）宫颈多发囊肿。

【诊断依据】

（1）临床表现：全身大面积皮肤增厚硬化，伴皮肤异色，双手雷诺现象，手指肿胀、硬化，指尖凹陷性瘢痕及假面具面容。

（2）实验室检查：ANA、抗 Sc1-70 抗体、抗 Ro52 抗体阳性。

（3）影像学检查：肺部 CT 示继发肺间质病变。

（4）皮肤组织病理：表皮萎缩变薄，真皮胶原增粗、红染、硬化。

（5）甲状腺功能异常：促甲状腺素（7.48 μIU/mL）升高，抗甲状腺过氧化物酶抗体升高。

（6）心脏彩超：三尖瓣反流（轻度）。

（7）腹部彩超：双肾实质回质增强。

（8）子宫附件彩超：宫颈多发囊肿。

【治疗】

入院后予环磷酰胺 400 mg 静脉滴注 qd（持续 2 天，每月 1 次），甲泼尼龙片 12 mg qd 口服，硝苯地平控释片 30 mg qd 口服，尼麦角林片 10 mg tid 口服，羟苯磺酸钙分散片 500 mg bid 口服，秋水仙碱片 500 μg bid 口服，乙酰半胱氨酸泡腾片 600 mg bid 口服，维生素 E 胶囊 100 mg tid 口服，积雪苷片 12 mg tid 口服，左甲状腺素钠片 25 μg qd 口服治疗，辅以护胃、补钙、补钾、水化，以及外用多磺酸黏多糖乳膏、积雪苷霜等对症支持治疗。治疗后患者诉皮肤紧绷感较前缓解。出院后每月规律行环磷酰胺冲击治疗（疗程为 6 个月，每月 1 次），并定期复查实验室指标及影像学检查，现患者活动后乏力逐渐好转，躯干部位皮肤较前明显变软。

病例分析与讨论

系统性硬化症是一种以血管炎性改变、免疫异常、皮肤和组织器官进行性纤维化为主要特点的自身免疫性结缔组织病，每100万人中约有38 341例系统性硬化症患者。其具体发病机制及病因尚不明确，目前认为主要与感染、遗传和生活环境有关。近年来发现*TNFAIP3*、*CD247*、*PTPN22*和*IRF5*等基因与系统性硬化症的易感性相关。按皮肤受累程度及范围，系统性硬化症可以分为局限皮肤型系统性硬化症和弥漫皮肤型系统性硬化症。局限皮肤型系统性硬化症的皮肤硬化通常局限于面部及四肢远端，器官系统性受累较晚，预后较好；弥漫皮肤型系统性硬化症可累及躯干、面部、四肢的远端和近端的皮肤，且系统受累较早，预后差。

系统性硬化症多好发于中青年女性，主要临床表现为不同程度和范围的皮肤增厚和变硬。其他皮肤表现包括皮肤异色、雷诺现象、手指肿胀、指尖凹陷性瘢痕、指尖或手指关节处溃疡、甲襞毛细血管扩张等。除皮肤外，系统性硬化症还可累及多个脏器：胃肠道受累可引起吞咽困难、食管反流、便秘、腹泻；肺部受累可有呼吸困难、肺间质病变或肺动脉高压；心脏受累部分可引起心包炎、心脏传导阻滞；肾脏受累可有血尿、蛋白尿，严重时可出现肾危象；其他累及器官包括肌肉、骨关节、生殖器等。实验室检查方面，抗Scl-70抗体、抗着丝点抗体和抗RNA聚合酶Ⅲ具有较高的特异性。而近95%的系统性硬化症患者ANA检测呈阳性，阴性检测结果排除意义较大。系统性硬化症的主要病理特征为表皮萎缩变薄，真皮胶原增粗、红染、硬化，皮下脂肪萎缩或消失。

系统性硬化症目前尚无确切有效的治疗方式，以控制病情、延缓疾病进展为主。生活方式上，患者应戒烟、戒酒、注意保暖、避免外伤。针对皮肤硬化，可局部外用糖皮质激素软膏、积雪苷软膏、他克莫司乳膏等。系统性治疗药物主要以抗炎、免疫抑制、改善血液循环和抗纤维化为基础，应根据患者的具体情况选择合适药物：①抗炎：糖皮质激素适用于早期疾病进展较快、皮肤水肿严重，以及伴随关节症状的患者。②免疫抑制：当疾病大范围累及皮肤或严重累及其他系统时，考虑加用免疫抑制治疗。免疫抑制剂主要包括环磷酰胺、吗替麦考酚酯和甲氨蝶呤，其中环磷酰胺和吗替麦考酚酯在临床上应用相对广泛。环磷酰胺可有效延缓患者肺间质性病变继续进展，稳定患者的呼吸功能；吗替麦考酚酯有利于降低系统性硬化症患者的皮肤和其他器官的纤维化程度；甲氨蝶呤通常用于合并关节炎或肌炎的患者，在疾病的早期应用有利于缓解皮肤纤维化。③改善血液循环：包括钙通道阻滞剂、前列腺素衍生物、内皮素受体拮抗剂、5 型磷酸二酯酶抑制剂等。④抗纤维化：秋水仙碱、积雪苷等均可发挥抗纤维化的作用，出现肺间质病变的患者可加用乙酰半胱氨酸抗肺纤维化。⑤生物制剂：目前利妥昔单抗对系统性硬化症的有效性尚在研究中。⑥其他：包括丙种球蛋白、造血干细胞移植等。

本例患者有全身大面积皮肤增厚硬化，伴皮肤异色，双手可见雷诺现象，指尖有凹陷性瘢痕；抗 Scl-70 抗体阳性；影像学检查提示肺间质性病变；皮肤病理特点显示胶原硬化，附属器减少，符合系统性硬化症。本例患者采用环磷酰胺冲击治疗后，取得了比较满意的效果。因系统性硬化症通常呈持续性进展趋势，所以其远期疗效需进一步观察随访。

系统性硬化症在临床上需要与成人硬肿病、硬化性黏液水肿、

嗜酸性筋膜炎等疾病相鉴别。

（1）成人硬肿病：好发人群根据分型的不同各有差异，部分人群发病与糖尿病相关。硬肿病主要表现为皮肤对称性弥漫性硬化，筋膜和肌肉木质样变。皮损常自颈部开始，主要分布在躯干，很少累及肢端，无雷诺现象和甲襞毛细血管异常，鲜少累及内脏器官，有自愈倾向。皮肤病理显示真皮胶原层增厚，汗腺上移，胶原间隙增宽伴黏蛋白沉积，炎症细胞浸润不明显。

（2）硬化性黏液水肿：临床上十分少见，好发于中年，以头、颈、手臂和躯干上部的皮色或粉色蜡样丘疹为特征，常常出现在增厚硬化的皮肤上。如果血清或尿液样本经免疫固定电泳技术检测到单克隆蛋白（通常是 IgG λ 型），则可以支持硬化性黏液水肿的诊断。皮肤活检主要表现为真皮胶原肿胀，胶原束间黏蛋白沉积，无炎症细胞浸润，通常具有诊断意义。

（3）嗜酸性筋膜炎：约 30% 的嗜酸性筋膜炎患者在出现症状之前曾有重体力劳动史。嗜酸性筋膜炎患者常以肢体皮肤肿胀、疼痛、紧绷、发硬起病，同时可兼有皮肤红斑及关节活动受限，对糖皮质激素反应好，一般好发于四肢，不累及手部和面部。组织病理与硬化症不同，主要表现为筋膜层增厚、纤维化、硬化伴嗜酸性粒细胞浸润，此点可协助鉴别。

（柴 可 肖 嵘）

参考文献

1. INGEGNOLI F, UGHI N, MIHAI C. Update on the epidemiology, risk factors, and disease outcomes of systemic sclerosis. Best Pract Res Clin Rheumatol, 2018, 32(2): 223 - 240.

2. KASIFOGLU T, YASAR B S, YILDIZ F, et al. Risk factors for malignancy in

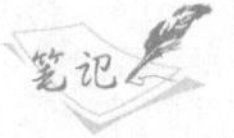

systemic sclerosis patients. Clin Rheumatol, 2016, 35(6): 1529 – 1533.

3. VAN DEN HOOGEN F, KHANNA D, FRANSEN J, et al. 2013 classification criteria for systemic sclerosis: an American College of Rheumatology/European League against Rheumatism collaborative initiative. Arthritis Rheum, 2013, 65(11): 2737 – 2747.

4. 崔祥祥，杨骥，屠文震，等. 系统性硬化病患者的皮肤表现及其临床意义. 中华皮肤科杂志，2018，51(1)：14 – 19.

5. DORNER T, SPECKER C. New aspects on autoantibodies for classification, diagnosis and therapy within rheumatology. Dtsch Med Wochenschr, 2020, 145(3): 181 – 186.

6. 廉晓日，肖嵘. 系统性硬皮病治疗的研究进展. 皮肤性病诊疗学杂志，2010，17(4)：310 – 314.

7. ZHAO M, WU J, WU H, et al. Clinical treatment options in scleroderma: reco mmendations and comprehensive review. Clin Rev Allergy I mmunol, 2021[2021-12-28]. https://doi.org/10.1007/s12016-020-08831-4.

8. RONGIOLETTI F, KAISER F, CINOTTI E, et al. Scleredema. A multicentre study of characteristics, comorbidities, course and therapy in 44 patients. J Eur Acad Dermatol Venereol, 2015, 29(12): 2399 – 2404.

9. RONGIOLETTI F, MERLO G, CINOTTI E, et al. Scleromyxedema: a multicenter study of characteristics, comorbidities, course, and therapy in 30 patients. J Am Acad Dermatol, 2013, 69(1): 66 – 72.

10. PINAL-FERNANDEZ I, SELVA-O' CALLAGHAN A, GRAU J M. Diagnosis and classification of eosinophilic fasciitis. Autoi mmun Rev, 2014, 13(4/5): 379 – 382.

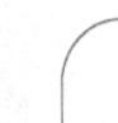

病例 31　面部、双手背皮疹伴四肢肌无力

病历摘要

【一般情况】

患儿，女，6 岁，22 kg。

【主诉】

面部、双手背皮疹 3 月余，四肢肌无力半个月。

【现病史】

患儿于 3 个月前无明显诱因出现双上眼睑淡紫红斑，面颊部发红，双手指关节处红色丘疹，轻痒感，日晒后皮疹发红明显，不伴发热、咳嗽、乏力等其他不适。曾在我院门诊就诊，予完善狼疮全套、免疫功能、肌酶等检查后，考虑“无肌病性皮肌炎？亚急性皮肤型红斑狼疮?”。予羟氯喹口服及外用药物治疗 1 个月后，皮损较前有好转，未再继续诊治；后皮疹又有增多，在当地医院予口服中草药 1 周，皮损愈发加重遂停用。近半个月来，患儿出现全身乏力，下蹲后站起困难，上肢上举困难，眼睑水肿性红斑加重，无发热、口腔溃疡、咳嗽、呼吸困难、声音嘶哑、腹痛、吞咽困难等不适。起病以来，精神食纳一般，大小便正常，体重无明显减轻。

【既往史及家族史】

既往体健，否认食物、药物过敏史，否认家族中类似病史。

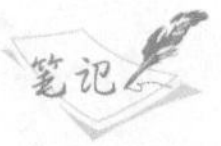

【体格检查】

四测正常，营养中等，慢性病容，全身浅表淋巴结无肿大，双肺呼吸音清，心音可，腹部软，肝脾肋下未触及。

【皮肤科专科检查】

双侧上眼睑水肿性紫红斑，两侧面颊部、颈前及前胸部可见紫红斑，双手指关节伸侧可见扁平红色丘疹（Gottron 丘疹），四肢散在暗红色丘疹，四肢近端肌肉轻压痛，四肢肌力Ⅳ级，肌张力正常。

临床照片见图 4 -10。

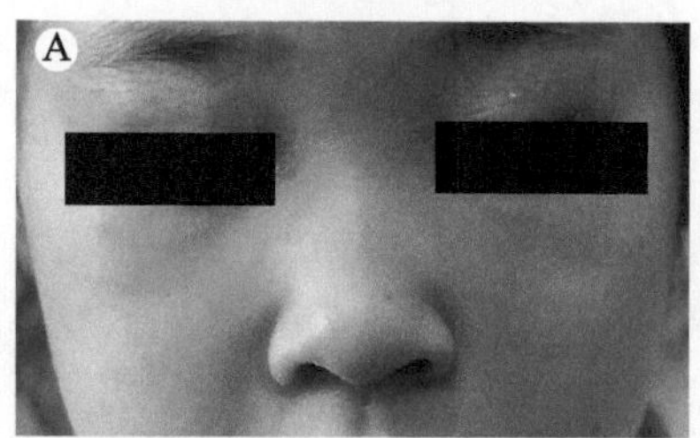

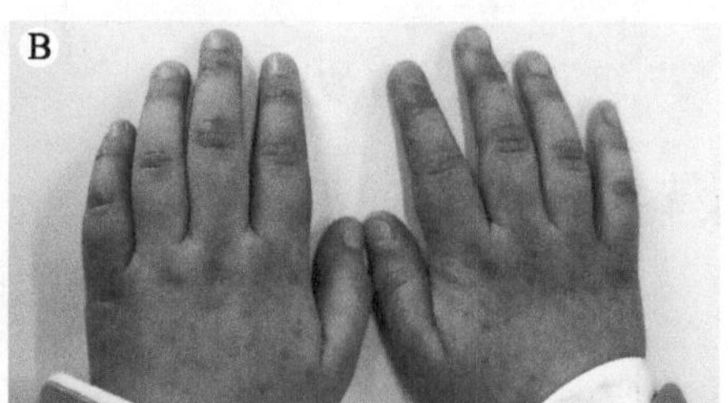

图 4 -10 临床照片

【实验室检查】

3 个月前检查结果：血常规、大便常规正常，狼疮全套、免疫球蛋白全套、肝肾功能、血清肌酶谱无异常。

【思考：可能的诊断】

（1）儿童皮肌炎？

（2）系统性红斑狼疮？

（3）混合结缔组织病？

【进一步检查】

血常规：白细胞计数 $5.87\times10^9/L$［参考值：$(3.5\sim9.5)\times10^9/L$］，中性粒细胞比值 68%（参考值：40% ~ 75%），血红蛋白 135 g/L（参考值：115 ~ 150 g/L），血小板计数 $233\times10^9/L$［参考值：$(125\sim350)\times10^9/L$］。血清肌酶谱：谷丙转氨酶 45.85 U/L↑（参考值：0 ~ 40 U/L），谷草转氨酶 63.43 U/L↑（参考值：0 ~ 40 U/L），乳

酸脱氢酶 582.2 U/L↑（参考值：120.0～250.0 U/L），肌酸激酶 729.5 U/L↑（参考值：50～310 U/L）。红细胞沉降率 21 mm/h↑（0～15 mm/h）。补体 C3、C4 正常。免疫球蛋白正常。C 反应蛋白正常。复查 ANA、抗 dsDNA 抗体、抗 ENA 抗体谱均阴性；肌炎抗体均阴性。乙肝三对：乙肝表面抗体阴性，余阴性。T-SPOT 阴性。肌电图示四肢近端肌肉呈肌源性损害。胸部 X 线检查、心电图、腹部彩超无异常。

【最后诊断】

儿童皮肌炎。

【诊断依据】

（1）典型皮肤损害：眶周紫红色斑，指关节伸侧 Gottron 丘疹。

（2）对称性近端肌无力、肌肉压痛表现。

（3）血清肌酶升高（乳酸脱氢酶、肌酸激酶均升高）。

（4）肌电图提示四肢近端肌肉肌源性损害。

【治疗】

予甲泼尼龙每次 30 mg，静脉滴注，每日 1 次，同时予羟氯喹口服 100 mg qd，护胃、补钾、补钙，以及 0.03% 他克莫司软膏外用治疗，患儿皮损和肌无力症状均改善，肌酶恢复正常出院。出院后继续口服甲泼尼龙片 24 mg/d，加用甲氨蝶呤口服 10 mg/w，前 1 个月每 2 周复查血尿常规、电解质、血糖和肝肾功能，此后每月复查 1 次血尿常规和肝功能、血糖和电解质。同时予以叶酸片口服。定期于我科门诊就诊，在医生指导下进行激素和甲氨蝶呤减量。

病例分析与讨论

儿童皮肌炎是一种少见的儿童结缔组织病，据报道其发病率仅为（3～4）/1 000 000。临床上以对称性四肢近端肌肉炎症和特征性

皮疹为临床特征，高峰年龄为5～10岁，较成人皮肌炎更易出现小血管炎、皮肤钙质沉着和脂肪营养不良，而伴发雷诺现象和恶性肿瘤相对少见，预后较成人皮肌炎好。Winkelmann将儿童皮肌炎分为急性型（Banker型）和慢性型（Brunsting型），前者起病急，血管炎症状明显，多伴脏器损害，对激素反应不好，后者则对激素反应良好。儿童皮肌炎发病机制不十分明确，主要为遗传易感个体因环境因素（感染、药物、恶性肿瘤等）诱发通过免疫介导发病。其特征性皮疹包括以眼睑为中心的紫红色水肿性皮损（Heliotrope征）和掌指关节等伸侧的红色或紫红色斑丘疹（Gottron征）。肌肉症状主要累及横纹肌，以肢体近端肌群为主，表现为对称性肌无力、肌肉疼痛、声音嘶哑和吞咽困难。临床上肌无力分为6级：0级（完全瘫痪）、Ⅰ级（轻微收缩不能产生动作）、Ⅱ级（肢体能平面移动但不能抬起）、Ⅲ级（肢体能抬离床面）、Ⅳ级（能抵抗阻力）、Ⅴ级（正常肌力）。

目前儿童皮肌炎诊断主要依据儿童关节炎和风湿病研究联盟（CARRA）修订的Peter和Bohan诊断标准：①典型皮肤损害；②近端肌群对称性肌无力、肌痛，可伴吞咽困难和呼吸肌无力；③血清肌酶升高，特别是磷酸肌酸酶升高最有意义；④肌电图示肌源性损害；⑤肌肉活检符合肌炎病理改变；⑥MRI肌炎证据；①+②～⑥中至少3条即可确诊。本例患儿有典型皮肌炎皮肤损害、四肢近端肌无力、肌酶升高、肌电图示肌源性损害，诊断儿童皮肌炎明确。

治疗上，糖皮质激素仍是儿童皮肌炎的首选药物，应用指征是发现肌肉病变，早期足量用药再缓慢减量维持，多主张早期初始剂量为醋酸泼尼松1～2 mg/kg，持续用药1～2个月，待症状好转（肌力恢复、肌酶恢复正常）后逐渐减量，6个月后逐渐减量至最大剂量的一半，总疗程为2～3年。除糖皮质激素外，甲氨蝶

笔记

呤也被认为是一线治疗药物，推荐其早期和糖皮质激素联合治疗可减少激素用量，推荐剂量为 15 ~ 20 mg/(m^2 · w)，每周最大剂量不超过 40 mg，且在疾病早期建议以皮下注射为最佳给药方式。此外，对于合并系统症状和皮肤溃疡的患者推荐使用环孢素（3 ~ 5 mg/kg）。重症病例可早期予甲泼尼龙冲击治疗（15 ~ 20 mg/kg）3 日再减量至 2 ~ 3 mg/kg 维持或静脉注射丙种球蛋白。本例患儿予以糖皮质激素治疗后肌力改善，随访 5 年，期间多次在我科使用糖皮质激素和甲氨蝶呤治疗，目前已停药 8 个月，症状无复发。

对于存在皮疹且伴有肌无力症状的儿童皮肌炎患者，需与感染性（病毒、细菌、寄生虫等）肌病和其他风湿性疾病（系统性红斑狼疮、系统性硬化症、混合结缔组织病等）相鉴别，注意询问有无光敏、反复口腔溃疡病史，注意检查是否存在皮肤硬肿或硬化，必要时对感染性肌病进行筛查。而对于无肌病性皮肌炎患者，注意与接触性皮炎、特应性皮炎、皮肤红斑狼疮等疾病相鉴别，后三者无 Heliotrope 征和 Gottron 征等特异性皮损。接触性皮炎常有特殊接触史；特应性皮炎患者皮疹常反复，多有既往史和特应性家族史，皮肤红斑狼疮皮损处免疫荧光常阳性，相关狼疮抗体阳性。

（罗鸯鸯　肖　嵘）

参考文献

1. 陈梦雅，刁立诚，许人杰，等. 皮肌炎患者血清中细胞因子检测及临床意义. 中华皮肤科杂志，2018，51(1)，34 – 37.
2. 马琳. 儿童皮肤病学. 北京：人民卫生出版社，2014：220 – 224.
3. 赵辨. 中国临床皮肤病学. 2 版. 南京：江苏科学技术出版社，2017：808 – 813.
4. 石凯丽，熊晖. 儿童皮肌炎研究进展. 中华临床医师杂志(电子版)，2017，

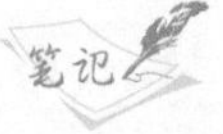

11(1): 95-97.

5. 李丰, 曾华松. 儿童皮肌炎的诊断与治疗. 实用儿科临床杂志, 2012, 27(21): 1694-1696.

6. BADER-MEUNIER B, GITIAUX C, BELOT A, et al. French expert opinion for the management of juvenile dermatomyositis. Arch Pediatr, 2019, 26(2): 120-125.

7. BELLUTTI ENDERS F, BADER-MEUNIER B, BAILDAM E, et al. Consensus-based recommendations for the management of juvenile dermatomyositis. Ann Rheum Dis, 2017, 76(2): 329-340.

8. 中华医学会风湿病学分会. 多发性肌炎和皮肌炎诊断及治疗指南. 中华风湿病学杂志, 2010, 14(12), 828-831.

病例 32　面部、上胸背部起环形红斑 10 个月

病历摘要

【一般情况】

患者，女，37 岁，职员。

【主诉】

面部、上胸背部起环形红斑 10 个月。

【现病史】

患者 10 个月前无明显诱因面部出现多发甲盖大小红斑，无明显自觉症状，未予重视，后逐渐扩散到上胸、背部，红斑逐渐增多扩大，周边稍微隆起呈环形，遇强光照射后出现瘙痒感，自行购买“皮康王”等外用药膏治疗后皮疹稍微好转。患者为求进一步诊治

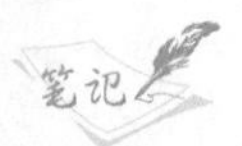

来我院门诊就诊。自起病以来，无发热、咳嗽、口腔溃疡、脱发、关节痛等不适，精神、食欲、睡眠正常，体重无明显变化。

【既往史及家族史】

既往体健，无心、肝、肾等疾病，否认家族中有类似病史和遗传病病史。

【体格检查】

一般情况良好，全身浅表淋巴结无肿大，全身系统体查无明显异常。

【皮肤科专科检查】

面部、背部、上胸可见多个大小不等的红斑，呈圆形或环形，边界清，中央稍凹陷，可见少许鳞屑，部分融合，面颊部红斑呈蝶形分布。

临床照片见图 4－11。

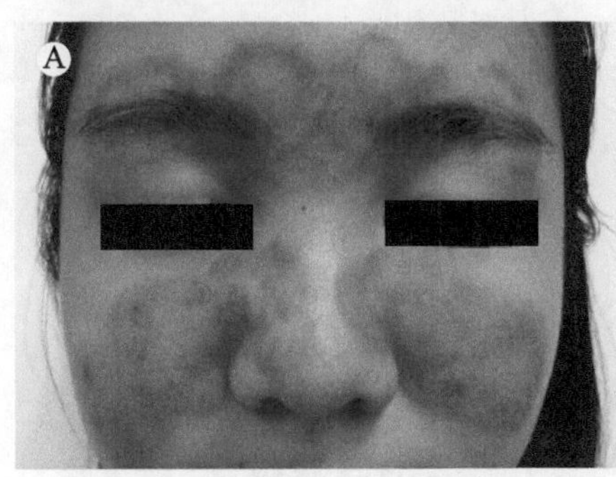

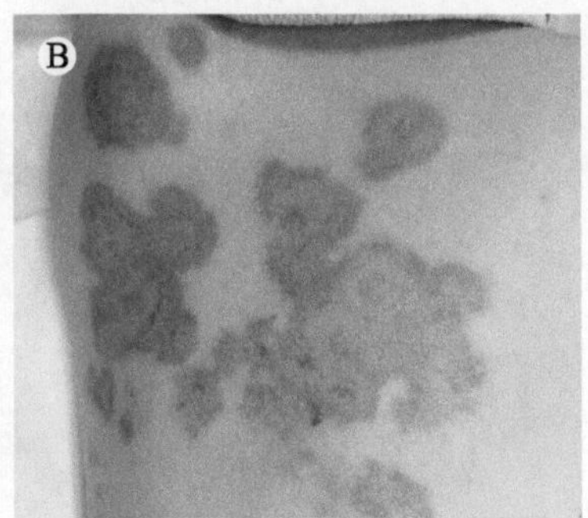

图 4－11　临床照片

【实验室检查】

血常规、尿常规、大便常规均无明显异常。肝肾功能无明显异常。红细胞沉降率 37 mm/h↑（参考值：0～15 mm/h），C 反应蛋白 12.3 mg/L↑（参考值：0～8 mg/L）。C3 0.6 g/L↓（参考值：0.79～1.52 g/L），C4 0.10 g/L↓（参考值：0.16～0.38 g/L）。

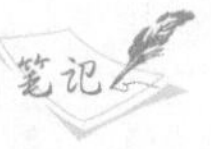

【思考：可能的诊断】

（1）亚急性皮肤型红斑狼疮？

（2）二期梅毒？

（3）环状肉芽肿？

（4）体癣？

【进一步检查】

狼疮全套示 ANA 1∶1000（核颗粒型），抗 SSA 抗体（+++），抗 U1RNP 抗体（++），抗 Ro 52 抗体（+++），其余各项阴性。抗 dsDNA 抗体阴性。梅毒全套阴性。组织病理学检查：表皮变薄，基底细胞空泡变性，血管及附属器周围少量淋巴细胞浸润，胶原间有黏蛋白沉积（图 4－12）。直接免疫荧光示基底膜带 IgG 线状沉积（图 4－13）。

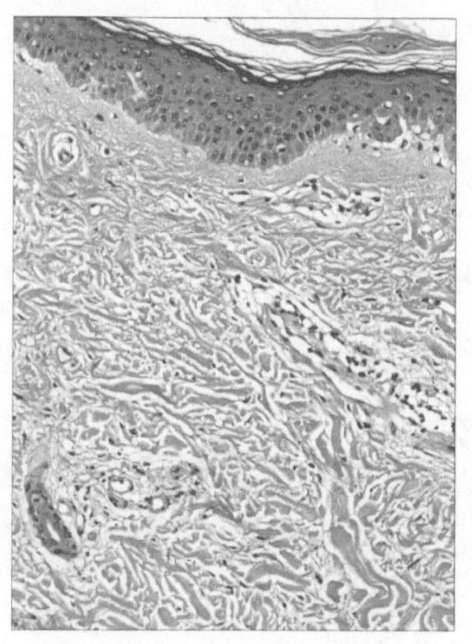

图 4－12　组织病理（HE 染色 ×100）

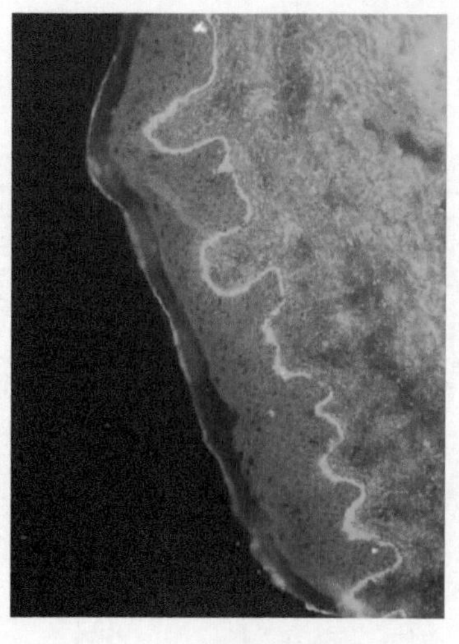

图 4－13　直接免疫荧光

【最后诊断】

亚急性皮肤型红斑狼疮。

【诊断依据】

（1）37 岁女性，面部、上胸背部起红斑、环形红斑 10 个月，

病程慢性。

(2) 皮损特点为面部和背部散在分布多个大小不等的环形红斑，边界清，中央凹陷可见鳞屑。

(3) 实验室检查：狼疮全套示 ANA：1：1000（核颗粒型），抗 SSA 抗体(+++)，抗 U1RNP 抗体(++)，抗 Ro52 抗体(+++)。抗 dsDNA 及抗 Sm 抗体阴性。

(4) 组织病理学检查：表皮变薄，表皮广泛基底细胞空泡变性，真皮血管及附属器周围少量淋巴细胞浸润。直接免疫荧光示基底膜带 IgG 线状沉积。

【治疗】

避免日晒，避免进食光敏性食物。予甲泼尼龙 20 mg qd 口服；羟氯喹 200 mg bid 口服，4 周后羟氯喹改为 100 mg bid 口服；艾洛松乳膏每日 1 次，外用 2 周，2 周后外用 0.1% 他克莫司软膏每日 2 次。同时注意补钾、补钙、护胃，治疗 2 周后皮损明显消退，激素逐渐减量并小剂量维持。

病例分析与讨论

亚急性皮肤型红斑狼疮是一种介于系统性红斑狼疮与盘状红斑狼疮之间的皮肤红斑狼疮类型，较少侵犯内脏，好发于青年，以女性多见。皮损主要表现为丘疹鳞屑型和环形红斑型两种形态，通常只出现一种类型皮损，偶有二型同时存在，损害持续数周或数月后消退，不遗留瘢痕。丘疹鳞屑型初起为小丘疹，逐渐扩大成斑块，附有少许鳞屑，可呈银屑病样或糠疹样。环形红斑型初起为水肿性红斑疹，渐向周围扩大，皮损中央消退，外周为轻度浸润的水肿性红斑，表面平滑或覆有少许鳞屑，但无明显毛囊口角栓，常呈环形、多环形或不规则形。愈后不留瘢痕，或可有暂时性色素沉着，

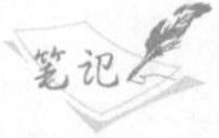

或持久性毛细血管扩张和色素脱失。皮损主要分布于面、耳、上胸背、肩和手背等处。

亚急性皮肤型红斑狼疮全身症状一般较轻，多有光敏性，可有发热、关节酸痛、乏力、雷诺现象、肌痛、口腔溃疡及浆膜炎，但内脏及中枢神经系统损害少见。组织病理表现为表皮基底细胞空泡变性、血管及附属器周围中度淋巴细胞浸润，特征性血清学改变为抗 Ro/SSA 抗体、抗 La/SSB 抗体阳性，有诊断意义。本例患者狼疮全套检查出现抗 SSA 抗体和 Ro52 抗体阳性，实验室检查和组织病理均符合亚急性皮肤红斑狼疮。

亚急性皮肤型红斑狼疮的治疗原则包括避免日晒，外出使用遮光剂。环形红斑型常不需要局部治疗。丘疹鳞屑型皮疹鳞屑较多者，可外用中效糖皮质激素软膏，如糠酸莫米松乳膏，每日 1 ~ 2 次；羟氯喹 100 ~ 200 mg，每日 1 ~ 2 次。还可依据患者病情给予口服泼尼松 0.5 mg/(kg · d)，病情控制后缓慢减量至维持量。

亚急性皮肤型红斑狼疮临床上需要与寻常型银屑病、二期梅毒、环状肉芽肿、体癣等疾病进行鉴别。

（1）寻常型银屑病：皮损为边界清楚的鳞屑型红色丘疹及斑块，刮屑试验阳性，可见 Auspitz 征。组织病理学检查可见角化过度、角化不全，角质层内可见 Munro 微脓肿，颗粒层变薄，棘层肥厚，皮突下延在同一水平，真皮乳头上升伴顶部毛细血管扩张等典型的表现。直接免疫荧光示基底膜带无免疫球蛋白沉积，红斑狼疮相关自身抗体阴性。

（2）二期梅毒：为梅毒螺旋体感染引起的性传播疾病，皮损表现为躯干、四肢散在分布的淡红色红斑，丘疹，边界清，表面可见少许鳞屑，多呈“领圈样”分布。组织病理学检查可见银屑病样皮炎，真皮内大量淋巴细胞、浆细胞浸润，银染色及免疫组化可见表皮及真皮内螺旋体。梅毒血清学检查阳性。

笔记

（3）环状肉芽肿：是一种少见的肉芽肿性皮肤病。皮损多见于双手或足部，可累及面部，上肢及躯干，表现为红色或红棕色的环形斑块及丘疹，无明显自觉症状，有时表面可伴有鳞屑。组织病理学检查可见真皮网状层栅栏状肉芽肿，中心为变性胶原纤维，可见黏蛋白沉积，周围见栅栏状或放射状排列的组织细胞伴淋巴细胞浸润，有时可见多核巨细胞。

（4）体癣：典型的皮损改变为环形皮疹，周边红色丘疹、丘疱疹、鳞屑，皮损边缘有不断向外扩展的趋势，而中央红斑趋于消退或出现色素沉着，形成境界清楚的环状皮损，自觉瘙痒。鳞屑真菌镜检及培养可发现真菌。

（罗帅寒天　龙　海）

参考文献

1. 中华医学会皮肤性病学分会红斑狼疮研究中心. 皮肤型红斑狼疮诊疗指南（2019 版）. 中华皮肤科杂志，2019，52(3)：149－155.

2. 杨敏，常建民. 亚急性皮肤型红斑狼疮 2 例. 临床皮肤科杂志，2008，37(2)：48－49.

笔记

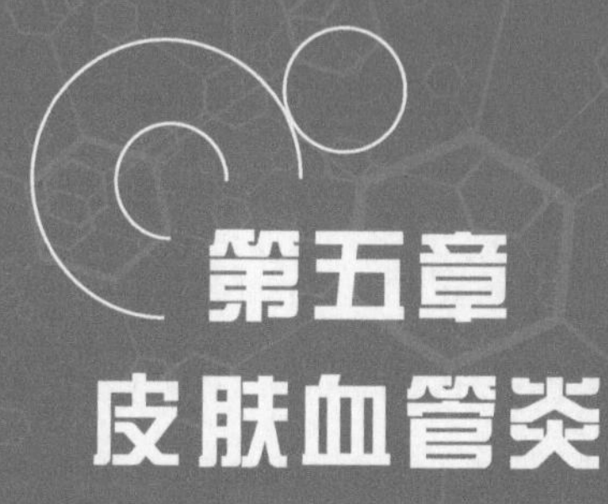

第五章 皮肤血管炎

病例 33　反复喘息伴双下肢紫癜及腹痛

病历摘要

【一般情况】

患者，男，52 岁，农民。

【主诉】

反复喘息 5 个月，双下肢紫癜 20 天，腹痛 1 周。

【现病史】

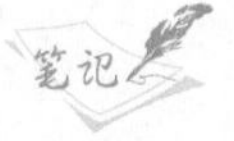

患者 5 个月前受凉后出现咳嗽、咳痰、喘息、胸闷及气促，咳少许白色黏液痰，无咯血，无发热、心悸、胸痛等不适，于外院诊

断为“支气管哮喘”，予以抗炎、平喘、化痰止咳等治疗后好转，但病情反复发作。20 天前患者双小腿突然出现多发暗红色瘀点、瘀斑，自觉轻微瘙痒，不伴关节痛及腹痛，于外院诊断为“过敏性紫癜”，予以抗过敏及外用糠酸莫米松乳膏等治疗后无好转，皮疹逐渐增多，渐蔓延至躯干，双小腿部分皮疹扩大、融合成片，部分出现坏死、结痂。1 周前患者开始出现右中下腹间歇性疼痛，无腹胀、腹泻、便血，无恶心、呕吐等不适，伴不规则发热，体温最高达 38.4 ℃，无畏寒、寒战，伴四肢肌肉酸痛、乏力，四肢末梢麻木伴感觉减退、不对称，咳嗽、咳痰及喘息加重，于当地另一家医院就诊，考虑为“①过敏性紫癜（腹型）；②慢性阻塞性肺疾病?”，予以抗炎、抗感染、止咳、平喘及护胃等对症处理后无好转。自患病以来，患者精神一般，饮食及睡眠欠佳，大小便颜色及量正常，体重减轻 2 kg。

【既往史及家族史】

否认高血压、糖尿病等疾病病史，否认乙肝、结核等传染病病史，否认药物、食物过敏史，无烟酒等不良嗜好。

【体格检查】

体温 37.8 ℃，脉搏 118 次/分，呼吸 23 次/分，血压 132/80 mmHg。慢性病容，精神差。双下肺可闻及少许湿啰音及哮鸣音。心律齐，心脏各瓣膜听诊区未闻及杂音。腹部平软，右下腹轻压痛，无反跳痛。双上肢肌力正常，右下肢肌力 2 级，左下肢肌力 4 级，肌张力正常。

【皮肤科专科检查】

双小腿及足背可见多发瘀点、瘀斑，暗紫红色，边界清楚，对称分布，部分融合成片，亦有部分坏死、结痂（图 5 – 1）。背部及腹部亦可见多发紫红色瘀点及瘀斑，瘀点稍隆起，可触及，无明显

触痛。

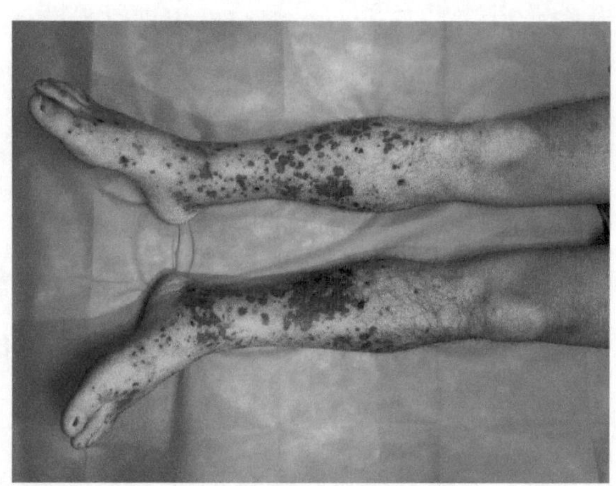

图 5－1　临床照片

【实验室检查】

血常规:白细胞计数 13.45 ×10^9/L↑[参考值:(3.5 ~9.5) ×10^9/L],嗜酸性粒细胞计数 3.45 ×10^9/L↑［参考值:（0.02 ~0.52）×10^9/L］,嗜酸性粒细胞比值 25.7% ↑（参考值:0.4% ~8%）。肝功能：谷丙转氨酶 203.7 U/L↑(参考值：0 ~40 U/L)，谷草转氨酶 62.8 U/L↑（参考值：0 ~40 U/L），总蛋白 60.8 g/L↓（参考值：65 ~85 g/L），白蛋白 27.4 g/L↓(参考值：40 ~55 g/L)。红细胞沉降率 82 mm/h↑（参考值：0 ~ 15 mm/h），C 反应蛋白 162 mg/L↑(参考值：0 ~8 mg/L)，降钙素原 0.316 ng/mL↑（参考值：0 ~0.05 ng/mL）。肌酶：肌酸激酶 862.9 U/L↑（参考值：50 ~310 U/L)，乳酸脱氢酶 564.1 U/L↑(参考值：120.0 ~250.0 U/L)，肌红蛋白 1623.5 U/L↑（参考值：<70 U/L)。血清脂肪酶、血清胰淀粉酶、血尿淀粉酶、肾功能、电解质、血糖、血脂、ANA、抗 dsDNA 抗体、抗 ENA 抗体谱、肌炎抗体、补体 C3、补体 C4、肝炎病毒全套、梅毒血清学试验、HIV 初筛试验均未见明显异常。神经肌电图：①上下肢呈周围神经源性损害电生理改变，运动及感觉神经纤维多发性轴索损

笔记

害，双下肢为主，四肢肌肉均可见自发电位，提示存在活动性损害；②肌源性损害（活动期）电生理改变。胸部 X 线检查：双下肺纹理增多，部分呈网格状改变。皮肤组织病理（左小腿）：表皮萎缩变薄，真皮全层小血管壁纤维素样坏死，部分可见血栓，管周见大量嗜酸性粒细胞、淋巴细胞、组织细胞、中性粒细胞及核尘，有大量的血管外红细胞（图 5－2）。直接免疫荧光：血管周围 IgA、IgG、IgM 及 C3 均阴性。

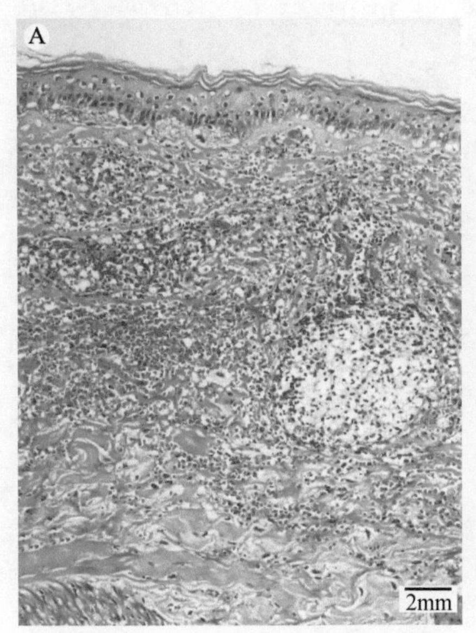

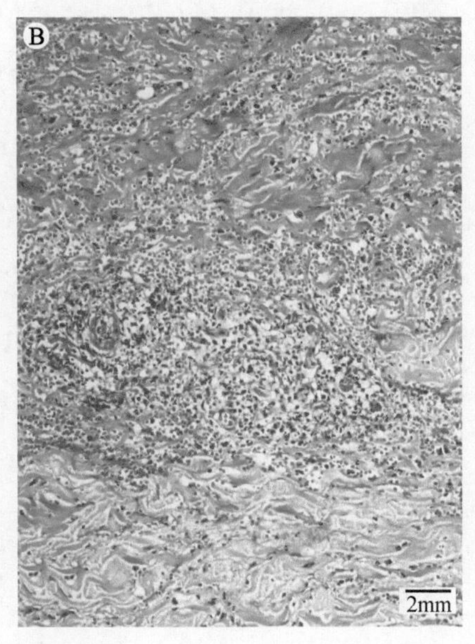

A、B：HE 染色 ×200。

图 5－2　皮肤组织病理

【思考：可能的诊断】

（1）嗜酸性肉芽肿性多血管炎？

（2）嗜酸性粒细胞增多症？

（3）过敏性紫癜？

（4）变应性皮肤血管炎？

（5）结节性多动脉炎？

（6）韦格纳肉芽肿病？

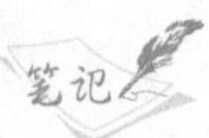

【进一步检查】

免疫球蛋白：IgE 4642.6 ng/mL↑（参考值：0～691.4 ng/mL）；IgG4 13.2 g/L↑(参考值：0.03～2.01 g/L)。尿常规：尿潜血(++)，尿红细胞 50 个/μL。尿沉渣：尿红细胞总数 24 400/mL↑，正常红细胞 40%，变异型红细胞 60%。大便隐血试验(+)。抗中性粒细胞胞浆抗体（ANCA）：核周型（p-ANCA）阳性，胞浆型（c-ANCA）阴性，非典型（A-ANCA）阴性。血管炎三项：髓过氧化物酶抗体（MPO）80.88 IU/mL↑（参考值：≤20 IU/mL），余阴性。凝血全套：纤维蛋白降解产物（FDP）22.36 μg/mL↑（参考值：0～5.0 μg/mL），D-二聚体 14.62 μg/mL↑（参考值：0～0.55 μg/mL），余各项正常。痰培养、血培养、G 试验、GM 试验、肺炎支原体、寄生虫抗体全套均阴性。心脏彩超：二尖瓣反流（轻度）。肺部 CT：右上肺见片状影，左肺见边缘不规则结节影，直径约 3 mm，边界不清，双下肺见絮状影、网格状影。腹部 CT：胆管轻度扩张并胆管炎，Glisson 系统水肿。肠镜：回盲部充血水肿，见散在小结节，未见溃疡、坏死。

【最后诊断】

嗜酸性肉芽肿性多血管炎。

【诊断依据】

（1）有哮喘症状及体征，肺部 CT 示网格状影、絮状影。

（2）多发性神经炎（非对称性四肢末梢感觉减退及麻木）。

（3）皮肤血管炎改变，皮损主要为紫癜，左小腿皮肤组织病理证实为白细胞碎裂性血管炎，有大量嗜酸性粒细胞浸润。

（4）有腹痛，肠镜示回盲部充血水肿，见散在小结节，考虑肠系膜血管炎。

（5）肝功能损害（转氨酶增高）。

(6) 肾小球源性血尿。

(7) 外周血嗜酸性粒细胞计数 (3.45×10^9/L) 及比值 (25.7%) 增高，IgE 升高。

(8) p-ANCA 及 MPO 阳性。

【治疗】

初始予以甲泼尼龙 60 mg qd 静脉滴注，辅以护胃、补钙及补钾，同时予莫西沙星 400 mg qd 抗感染治疗，5 天后患者出现腹痛加剧，喘息加重，出现痰中带血，调整治疗方案为甲泼尼龙 500 mg qd 静脉滴注冲击治疗 3 天，后改为甲泼尼龙 60 mg qd 静脉滴注继续治疗，加用丙种球蛋白［400 mg/(kg·d)，共 5 天］冲击治疗、环磷酰胺 0.4 g qw 静脉滴注，4 周后患者病情好转出院。

病例分析与讨论

嗜酸性肉芽肿性多血管炎是一种罕见的可累及全身多系统、多器官的抗中性粒细胞胞浆抗体相关性的系统性血管炎，又称为 Churg-Strauss 综合征。目前认为嗜酸性肉芽肿性多血管炎的发病与 ANCA 介导的血管壁损伤和嗜酸性粒细胞浸润相关，可累及皮肤、鼻窦、肺部、心脏、胃肠道、肾脏及神经系统等。嗜酸性肉芽肿性多血管炎自然病程可分为前驱期、组织嗜酸性粒细胞浸润期及血管炎期，但无明显的界限，可同时出现。前驱期常表现为哮喘、过敏性鼻炎及鼻窦炎；组织嗜酸性粒细胞浸润期常表现为外周血嗜酸性粒细胞增高，肺部、消化道及心脏等多器官浸润等；血管炎期常表现为系统性坏死性血管炎引起的如发热、皮肤损害、咯血、心肾功能不全、神经系统损害及严重的喘息、呼吸困难等。目前嗜酸性肉芽肿性多血管炎的诊断主要依据 1990 年美国风湿病协会提出的分类标准，共包括 6 条：①哮喘；②外周血嗜酸性粒细胞占白细胞比

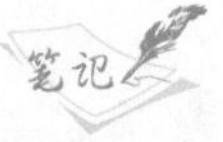

例（>10%）；③单发或多发神经病变；④肺部非固定性浸润影；⑤鼻窦病变；⑥组织病理提示血管外嗜酸性粒细胞浸润，满足以上①~⑥条中的4条或4条以上的标准，并排除其他血管炎及肉芽肿性疾病，即可诊断为嗜酸性肉芽肿性多血管炎。

嗜酸性肉芽肿性多血管炎治疗方案的选择取决于病情的严重程度、病情是否活动及受累的器官情况，总体分为诱导缓解及维持治疗2个阶段。诱导缓解阶段的治疗主要包括糖皮质激素和（或）免疫抑制剂（如环磷酰胺），有严重脏器受累者推荐糖皮质激素的起始剂量相当于泼尼松剂量1 mg/(kg·d)，4~6周后逐渐减量；有危及生命的脏器受累时建议予以甲泼尼龙（500~1000 mg/d）冲击治疗3天。维持治疗推荐使用甲氨蝶呤或硫唑嘌呤，以避免复发及减少激素用量。其他的治疗包括血浆置换、静脉滴注丙种球蛋白、生物制剂（如美泊利单抗、利妥昔单抗、奥马珠单抗）、α-干扰素等。

本例患者最初的表现为喘息、咳嗽及咳痰，于外院诊断为支气管哮喘，予以平喘、止咳等治疗后病情稍改善，但反复发作，后出现皮肤紫癜，查外周血嗜酸性粒细胞明显增高、p-ANCA阳性，行皮肤活检提示为坏死性血管炎，并有大量嗜酸性粒细胞浸润，肺部CT提示有网格状影、絮状影，可明确诊断为嗜酸性肉芽肿性多血管炎。患者有腹痛表现，行肠镜检查发现回盲部充血水肿，有散在小结节，考虑肠系膜血管炎，此时应该高度重视，积极治疗，以防出现肠穿孔。因此，针对皮肤有紫癜的患者，若合并有肺部、胃肠道等系统症状，皮肤组织病理有坏死性血管炎伴嗜酸性粒细胞或肉芽肿，外周血嗜酸性粒细胞增高，需充分考虑嗜酸性肉芽肿性多血管炎的可能，需全面检查是否有相关重要脏器及神经系统受累，并检查外周血ANCA抗体，早期诊断、早期治疗，以免延误病情。

嗜酸性肉芽肿性多血管炎在临床上需要与过敏性紫癜、变应性皮肤血管炎、嗜酸性粒细胞增多症、韦格纳肉芽肿病、结节性多动

笔记

脉炎及显微镜下多血管炎等疾病鉴别，还应注意排除麻风病、寄生虫等疾病。

（1）过敏性紫癜：好发于儿童，是一种由免疫复合物（主要是IgA）介导的全身性小血管炎，典型皮疹表现为可触及性的紫癜，皮疹单一，主要累及双下肢，常累及关节、肾脏及胃肠道。病理特征为真皮浅层小血管白细胞碎裂性血管炎。直接免疫荧光可见血管壁IgA沉积，较少累及肺部和神经系统。累及肺部主要表现为咳嗽、咯血等，无喘息症状。ANCA阴性。

（2）变应性皮肤血管炎：典型皮疹可有红斑、丘疹、紫癜、坏死、结节、水疱、溃疡等多形性损害，好发于下肢，可累及肾脏、关节及胃肠道。皮肤组织病理表现为累及真皮全层毛细血管及小血管的白细胞碎裂性血管炎。肺部损害少见，无喘息症状。ANCA阴性。

（3）嗜酸性粒细胞增多症：满足以下4条标准中的任意1条，可诊断为嗜酸性粒细胞增多症：①2次间隔时间>1个月的外周血嗜酸性粒细胞计数$>1.5\times10^9/L$；②骨髓涂片示嗜酸性粒细胞比例≥20%；③组织病理示广泛嗜酸性粒细胞浸润；④组织病理发现明显的嗜酸性粒细胞颗粒蛋白沉积（有或无组织嗜酸性粒细胞浸润），但极少有血管炎及肉芽肿表现，ANCA阴性。

（4）韦格纳肉芽肿病：临床上主要表现为上、下呼吸道肉芽肿性炎症、系统坏死性肉芽肿性小血管炎及肾小球肾炎三联征，与嗜酸性肉芽肿性多血管炎不同的是韦格纳肉芽肿病无喘息样症状；胸部X线片示结节、空洞形成等破坏性损害；外周血嗜酸性粒细胞无明显增高；组织病理也表现为白细胞碎裂性血管炎伴或不伴肉芽肿炎症，一般无嗜酸性粒细胞浸润，常见多核巨细胞组成的栅栏状肉芽肿，中心为中性粒细胞及核尘；实验室检查主要显示c-ANCA、抗PR3抗体阳性。

（5）结节性多动脉炎：是一种累及中、小动脉为主的节段性坏死性血管炎，几乎不累及肺部，无喘息样症状。肾脏损害多累及小

叶间肾动脉，无肾小球肾炎表现。外周血嗜酸性粒细胞增高不明显。ANCA 阴性。

（6）显微镜下多血管炎：是一种主要累及小血管的坏死性血管炎，最易累及肺部及肾脏，常表现为肺毛细血管炎及坏死性肾小球肾炎，很少有哮喘及外周血嗜酸性粒细胞增高。组织病理示无肉芽肿性炎及嗜酸性粒细胞浸润。部分患者 p-ANCA、抗 MPO 抗体及抗 PR3 抗体阳性。

（罗　雯　龙　海）

参考文献

1. 林燕凤，张英秀，付朝丽，等. 2018 年嗜酸性肉芽肿性多血管炎诊治规范专家共识解读. 中国实用内科杂志，2019，39(5)：437－439.
2. 嗜酸性肉芽肿性多血管炎诊治规范多学科专家共识编写组. 嗜酸性肉芽肿性多血管炎诊治规范多学科专家共识. 中华结核和呼吸杂志，2018，41(7)：514－521.
3. 中华医学会血液学分会白血病淋巴瘤学组. 嗜酸性粒细胞增多症诊断与治疗中国专家共识(2017 版). 中华血液学杂志，2017，38(7)：561－565.

病例 34　双小腿、踝部及足背红斑、溃疡伴疼痛

病历摘要

【一般情况】

患者，女，17 岁，学生。

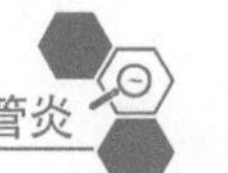

【主诉】

双小腿、踝部及足背红斑、溃疡伴疼痛反复发作8年，再发1个月。

【现病史】

患者8年前无明显诱因双小腿开始出现多发红色斑点、斑疹，表面黑色痂皮，痂皮脱落后局部形成溃烂面，自觉溃烂处有疼痛，曾多次在外院门诊就诊，诊断为“变应性皮肤血管炎”，先后给予甲泼尼龙、沙利度胺、复方甘草酸苷片等治疗后病情有好转，皮疹愈合后遗留白色萎缩性瘢痕，但容易反复发作，每年发作1～2次，并逐渐累及双踝部及足背，夏季易发。1个月前患者无明显诱因上述部位皮疹增多、疼痛加重。起病以来无畏寒、发热、关节痛、腹痛及黑便症状，未出现过口腔及外阴溃疡，体重无下降，饮食睡眠正常。

【既往史及家族史】

既往体健，家族史均无特殊。

【体格检查】

生命体征平稳，心、肺、腹查体未见明显异常，全身浅表淋巴结无肿大。

【皮肤科专科检查】

双小腿下1/3、踝部、足背多发黄红色斑疹，压之不褪色，足背处融合成网状，部分中央见结痂或呈平滑的象牙白色萎缩状瘢痕，周围伴有色素沉着及毛细血管扩张。左足背可见一个黄豆大小溃疡，表面结黑痂。四肢关节未见明显肿胀、压痛。

临床照片见图5－3。

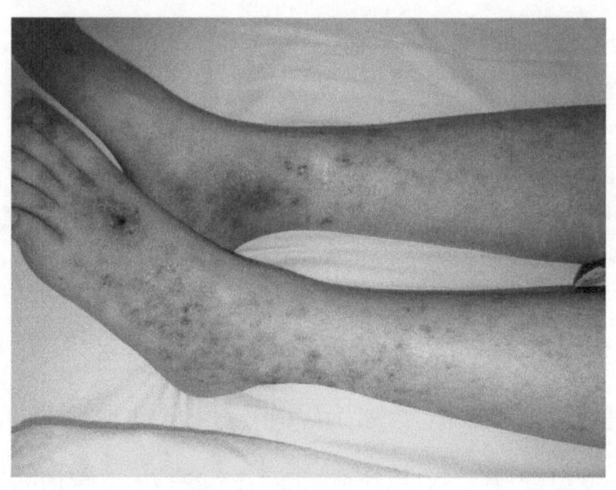

图 5-3 临床照片

【实验室检查】

血常规、肝肾功能、凝血功能均未见明显异常。

【思考：可能的诊断】

（1）青斑样血管病？

（2）变应性皮肤血管炎？

（3）过敏性紫癜？

（4）皮肤型结节性多动脉炎？

【进一步检查】

大便隐血试验、尿沉渣、HIV 抗体、梅毒全套、肝炎病毒全套、ANA、抗 dsDNA 抗体、抗 ENA 抗体谱、ANCA、抗心磷脂抗体、血管炎三项结果均未见明显异常。补体：C3 0.71 g/L↓（参考值：0.79～1.52 g/L），C4 0.12 g/L↓（参考值：0.16～0.38 g/L）。胸部 X 线检查、双下肢动静脉彩超均未见明显异常。皮肤组织病理：表皮角化过度，棘层轻度肥厚；真皮浅中层小血管壁透明变性，血管腔内透明血栓形成，有红细胞外溢，管周少量炎症细胞浸润（图 5-4）。

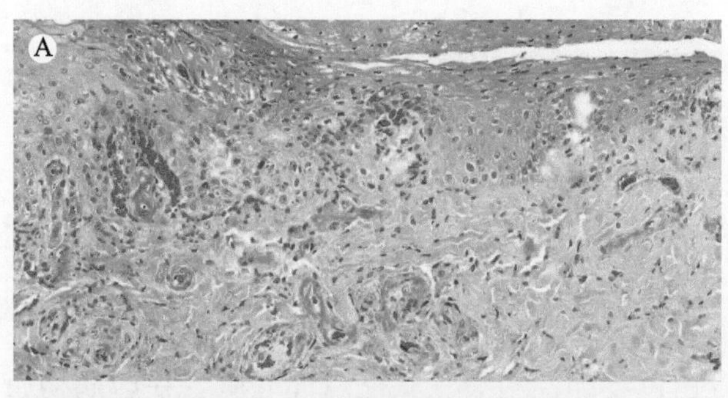

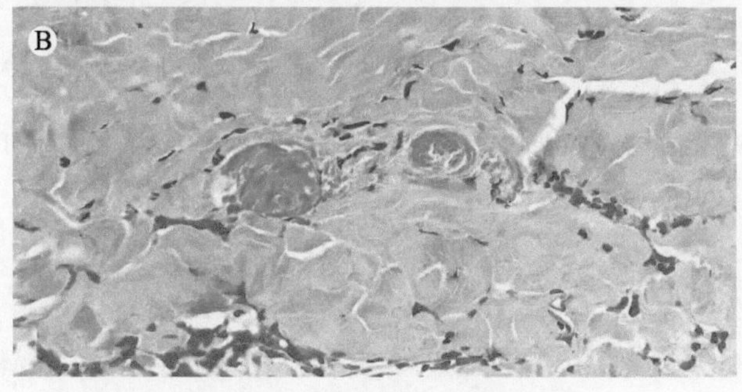

图5－4　皮肤组织病理（HE 染色 ×400）

【最后诊断】

青斑样血管病。

【诊断依据】

（1）17 岁女性，病程 8 年，病情呈夏重冬轻，表现为复发性双下肢瘀点、瘀斑、红斑、溃疡伴疼痛，皮疹愈合后遗留白色的萎缩性瘢痕，周围伴有色素沉着。

（2）自身免疫性抗体 ANA + ENA + dsDNA、抗心磷脂抗体、血管炎三项及下肢动静脉彩超均未见明显异常。

（3）皮肤组织病理检查符合青斑样血管病。

【治疗及转归】

本例患者确诊后给予口服利伐沙班 10 mg qd、迈之灵 2 片 bid、羟苯磺酸钙 0.5 g bid 治疗，外用多磺酸粘多糖乳膏，1 日 2 次，连续治疗 3 个月后皮疹基本愈合，遗留白色萎缩性瘢痕及色素沉着斑。随访 1 年无复发。

病例分析与讨论

青斑样血管病是一种以下肢血栓形成和溃疡为特征的透明血管疾病，可严重影响患者的生活质量。临床上典型表现为网状青斑、小腿溃疡及白色萎缩性瘢痕三联征。部分患者在起病初始阶段可出现铁青至紫红色的网状条纹，随后在足背、脚踝双侧及小腿上出现紫红色的斑点或丘疹，自觉疼痛和（或）瘙痒，皮损逐渐发展成溃疡并于3～4个月愈合，愈合后形成星状萎缩性白色瘢痕，周围有毛细血管扩张和色素沉着，因此临床上也称为白色萎缩。青斑样血管病发病率约为1∶100 000，好发于15～50岁的中青年女性，发病通常与环境温度升高有关，多数病情呈夏重冬轻。青斑样血管病发病机制尚不清楚，目前认为与皮肤毛细血管微循环障碍有关，从而出现血栓形成、局部缺血和梗死。血栓形成的机制可能与内皮细胞纤溶酶原激活障碍、血小板功能障碍或纤维蛋白形成增强等有关。纤维蛋白在毛细血管周围沉积及血管闭塞形成扩散屏障可导致组织供氧不足从而引起缺血性坏死。根据病因不同，可分为原发性和继发性，继发性白色萎缩常继发于其他的基础疾病，如抗磷脂抗体综合征相关疾病、冷球蛋白血症。

原发性青斑样血管病的诊断主要依靠病史、临床表现和皮肤组织病理活检结果。临床上当患者出现以下情况时应怀疑青斑样血管病：①复发性疼痛性小溃疡（直径常小于1 cm）：多在环境温度升高时发病，病变总是发生在膝以下，主要集中于足踝周围、足背和小腿远端，可伴有水肿。②部分皮损可演变成典型的白色萎缩：光滑、轻度凹陷的象牙色皮损，形状不规则，周围可为红色、色素沉

笔记

着和（或）毛细血管扩张。白色萎缩也可发生于没有溃疡的部位。③大多数患者伴有网状青斑，表现为不规则较大且有分支的网状图案。④有研究表明网状青斑与疾病的活动性相关。活动性青斑样血管病的最初皮损为红色丘疹或不规则的深色瘀斑，其中心会变白并演变为疼痛性溃疡。当出现上述特征时，应取新发的紫癜丘疹或溃疡边缘行组织病理检查。青斑样血管病组织病理特征为真皮内血管腔血栓形成，可伴血管内皮细胞增生及典型的血管壁透明变性。本例患者临床表现为复发性双下肢红色斑疹、溃疡伴疼痛，皮疹愈合后遗留白色的萎缩性瘢痕，相关检查未发现其他疾病，组织病理表现为血栓性血管病，可诊断为青斑样血管病。

临床上，青斑样血管病非常容易被误诊为变应性皮肤血管炎、过敏性紫癜，还需与皮肤型结节性多动脉炎等疾病进一步鉴别。

（1）变应性皮肤血管炎：好发于下肢，皮损呈多样性，可出现瘀点、瘀斑、风团样红斑、水疱、血疱，小结节及溃疡，病变触摸浸润较深。组织病理表现为真皮全层毛细血管及小血管的白细胞碎裂性血管炎。患者可有发热、关节痛等全身症状，肾脏及消化道损害少见。秋水仙碱治疗有效，对糖皮质激素敏感。

（2）过敏性紫癜：好发于儿童，皮疹单一，紫癜为主，主要累及双下肢，皮疹无明显自觉症状，成批发生，部分患者伴关节痛、肾炎及胃肠炎等。病理主要表现为真皮浅层小血管白细胞碎裂性血管炎，直接免疫荧光显示血管壁 IgA 沉积。而青斑样血管病好发中青年女性，皮疹多形，溃疡、瘢痕、疼痛多见，病理主要表现为小血管栓塞、炎症细胞较少。

（3）皮肤型结节性多动脉炎：好发于成年男性，临床表现为特征性的下肢皮下结节、网状青斑和（或）皮肤溃疡，但也可有皮肤

外的表现，包括发热、疲劳、肌痛、关节痛和周围神经病变。皮肤组织病理学检查示真皮深层及脂肪间隔中小动脉的阶段性坏死性血管炎，后期出现肉芽肿改变。直接免疫荧光主要显示动脉管壁 IgM 及 C3 沉积。

（陈映丹　张桂英）

参考文献

1. VASUDEVAN B, NEEMA S, VERMA R. Livedoid vasculopathy: a review of pathogenesis and principles of management. Indian J Dermatol Venereol Leprol, 2016, 82(5): 478 – 488.
2. MICIELI R, ALAVI A. Treatment for livedoid vasculopathy: a systematic review. JAMA Dermatol, 2018, 154(2): 193 – 202.
3. LIPSKER D. Livedoid vasculopathy: how to diagnose and how to treat?. J Eur Acad Dermatol Venereol, 2019, 33(9): 1627 – 1628.
4. 闫雨荷，崔炳南，吴小红，等. 青斑样血管病的诊疗进展. 中国麻风皮肤病杂志，2017，33(4): 254 – 256.
5. 杨浩，陈涛. 过敏性紫癜的诊治进展. 医学综述，2020，26(19): 3854 – 3859.
6. 顾有守. 皮肤型结节性多动脉炎. 中华皮肤科杂志，2012，45(4): 296 – 298.

病例 35　四肢、臀部紫红色斑块、丘疹

病历摘要

【一般情况】

患者，男，46 岁，已婚，公司经理。

【主诉】

四肢、臀部紫红色斑块、丘疹6年，加重20天。

【现病史】

患者6年前双足背无明显诱因出现密集性紧张性小水疱，疱壁较厚，胀痛明显，随后双小腿、双膝关节、臀部、肘关节等多处开始出现淡红色蚕豆至硬币大小软结节，并逐渐发展融合成淡紫色或棕红色不规则斑块，以四肢伸侧为主，破溃后有血性液体溢出。2012年4月至某三甲医院就诊，诊断为“急性发热性嗜中性皮病”，并予以泼尼松30 mg qd、秋水仙碱0.5 g bid、四环素0.25 g qd及外用药物等对症支持治疗，后病情好转带药出院，出院后口服甲泼尼龙24 mg qd、四环素0.25 g qd控制病情，定期复诊，自述症状控制可，激素逐渐减量，激素减至4 mg qd时自行停药。20天前，患者四肢及臀部出现紫红色斑丘疹、结节、斑块，臀部及大腿外侧主要以大片形态不规则紫红色结节、斑块为主，部分伴破溃、渗出、糜烂、结痂，伴皮损区触痛，曾自行购买中药煎服未见明显好转。自起病以来，患者精神、饮食、睡眠可，大小便正常，体重无明显减轻。

【既往史及家族史】

10年前双小腿鲜红色瘀点、瘀斑，压之不褪色，至当地医院就诊，诊断为“过敏性紫癜”，予以治疗后皮疹消退。否认高血压、糖尿病、肾病等疾病病史，否认药物及食物过敏史，其他个人史、婚姻史、家族史无特殊。

【体格检查】

体温36.8 ℃，脉搏108次/分，呼吸20次/分，血压135/97 mmHg。心、肺、腹及神经系统检查无明显异常，全身浅表淋巴结无肿大。

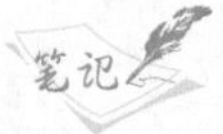

【皮肤科专科检查】

臀部、双下肢、肘膝关节伸侧、手背、踝关节周围可见多发境界清楚、形状不规则的褐红色软丘疹、结节及斑块，有融合大片，部分皮肤表面伴有破溃、糜烂、结痂，可见皮肤萎缩及色素沉着、少量散在分布的紧张性水疱。

临床照片见图5－5。

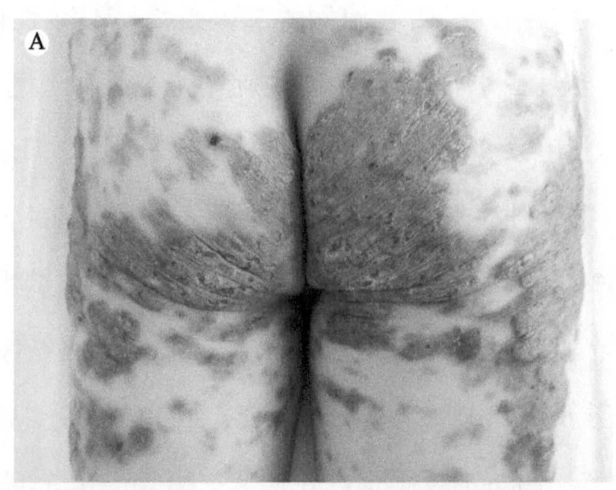

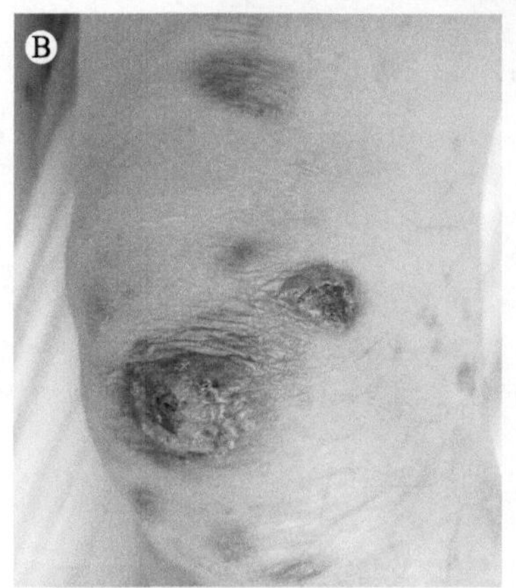

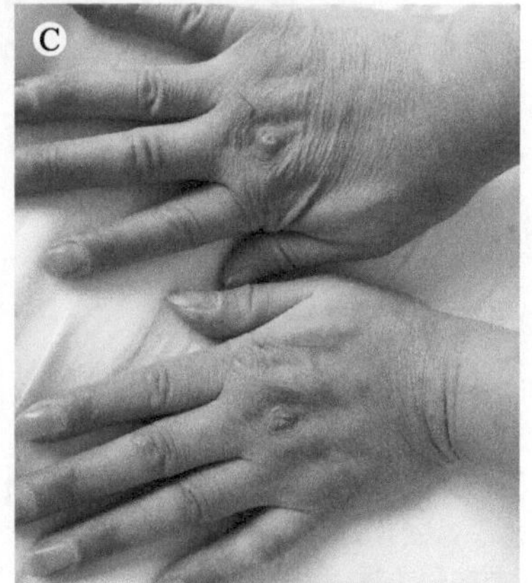

图5－5　临床照片

【实验室检查】

血常规、尿常规、肾功能、血脂、电解质、空腹血糖、降钙素原、心肌酶、补体C3、补体C4均正常。血清蛋白电泳正常，血清

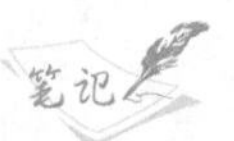

免疫球蛋白 IgA、IgM、IgG 正常。类风湿因子、抗 CCP 抗体、ANA、抗 ENA 抗体谱、抗 dsDNA 抗体、ANCA、天疱疮及类天疱疮抗体、抗 β_2 糖蛋白 1 抗体、抗心磷脂抗体均阴性。乙肝、丙肝、梅毒、HIV 均阴性。大便常规：隐血试验(+)。肝功能：白蛋白 36.0 g/L↓（参考值：40～55 g/L），余(-)。红细胞沉降率 30 mm/h↑（参考值：0～15 mm/h）。C 反应蛋白 15.3 mg/L↑（参考值：0～8 mg/L）。免疫全套：IgE 5402.00 ng/mL↑（参考值：0～691.4 ng/mL）。病毒全套：柯萨奇病毒抗体 IgM 阳性，余(-)。腹部彩超：右肾囊肿并囊壁钙化，餐后胆囊声像。心电图、骨密度测定、胸部 X 线检查、左侧踝关节平片等无明显异常。

【思考：可能的诊断】

（1）持久性隆起性红斑?

（2）急性发热性嗜中性皮病?

（3）变应性皮肤血管炎?

（4）冷球蛋白血症?

【进一步检查】

皮肤组织病理（图 5-6）：角化过度，表皮大致正常，真皮全层见中性粒细胞伴淋巴细胞、嗜酸性粒细胞、组织细胞呈弥漫或结节状浸润，部分血管壁肿胀伴纤维素样物质沉积，可见核尘、红细胞外溢及胶原变性，抗酸染色阴性，PAS 染色阴性。直接免疫荧光示 IgA、IgG、IgM、C3 阴性。结合临床符合持久性隆起性红斑。

【最后诊断】

持久性隆起性红斑。

【诊断依据】

（1）患者为 46 岁男性，皮损多分布于四肢及臀部，主要表现为多发境界清楚、形状不规则的紫红色软丘疹、结节及斑块。

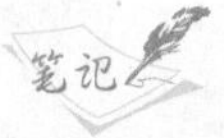

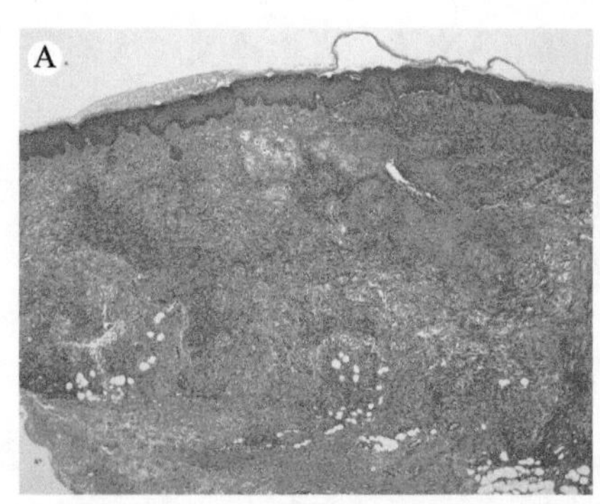
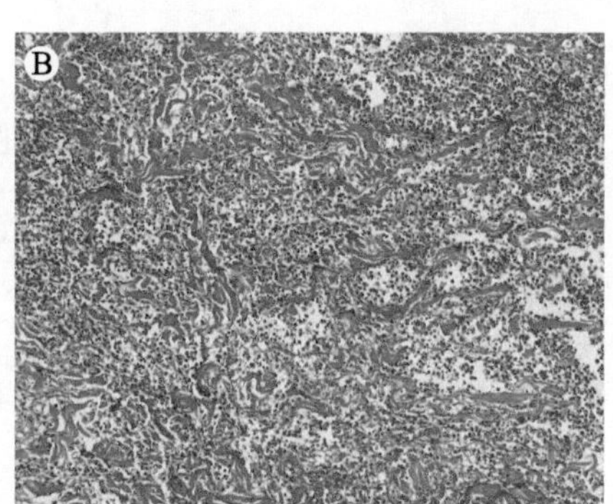

A：HE 染色 ×40；B：HE 染色 ×200。

图 5-6　皮肤组织病理

（2）皮肤组织病理符合持久性隆起性红斑。

【治疗】

卤米松/三氯生软膏外用、甲泼尼龙 40 mg qd 静脉滴注控制病情，辅以护胃、补钾、补钙，同时予沙利度胺 50 mg bid 治疗。1 周后病情控制不佳，予以口服氨苯砜治疗，开始剂量为 50 mg qd，3 天后剂量调整为 50 mg bid，治疗 2 周后皮疹基本消退，留下色素沉着，激素开始减量，1 个月后停用激素，予氨苯砜 50 mg qd 维持治疗。

病例分析与讨论

持久性隆起性红斑是一种少见的慢性复发性皮肤病，多见于成人，主要表现为紫红色至红棕色的丘疹、结节及斑块，常对称分布，好发于四肢伸侧，尤其是手足、肘、膝及踝关节伸侧，面部、耳后、臀部及生殖器等部位也可受累，通常无自觉症状。皮肤损害初起时常为成群的红色丘疹及结节，随着时间推移，颜色变成红棕色或紫红色，质地变硬，皮损渐扩大融合成特征性斑块，表面光

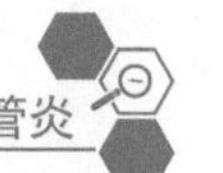

滑，炎症剧烈时可发生水疱、大疱及溃疡。皮损可绵延数年，多数患者5～10年内消退，皮疹消退后可留有萎缩、色素脱失或色素沉着，发生溃疡者愈后常留有瘢痕。皮肤外病变包括关节痛、葡萄膜炎、溃疡性角膜炎、口腔溃疡及神经病变等。

持久性隆起性红斑与许多全身性疾病相关：血液系统疾病如IgA单克隆丙种球蛋白病、骨髓发育不良、骨髓增生性疾病、高球蛋白血症等；自身免疫性疾病如系统性红斑狼疮、类风湿性关节炎、炎症性肠病、乳糜泻等；感染性疾病包括慢性复发性链球菌感染、艾滋病、病毒性肝炎、梅毒等。

持久性隆起性红斑的病因尚不清楚，其发病机制可能与慢性抗原暴露或高循环抗体水平所致的免疫复合物沉积有关。免疫复合物沉积导致补体激活、中性粒细胞浸润和破坏性酶（如胶原酶、溶酶体）的释放，致使纤维蛋白在疾病后期沉积于真皮小血管壁及其周围。

持久性隆起性红斑的早期组织病理表现为白细胞碎裂性血管炎，主要是中性粒细胞浸润及较多核尘；进展期皮损炎性浸润被肉芽组织纤维化、脂质沉积所取代；疾病晚期血管真皮纤维化，反映了临床上见到的皮损“初软后硬”的一个慢性持续性进展过程。

氨苯砜是目前治疗持久性隆起性红斑最有效的药物，有文献报道称单用氨苯砜治疗持久性隆起性红斑的有效率为80%，但停药后易复发。此外，沙利度胺、四环素、羟氯喹、秋水仙碱、烟酰胺、非甾体抗炎药、甲氨蝶呤等也有一定疗效。轻度皮损可局部注射糖皮质激素，很少系统使用糖皮质激素治疗。

临床上持久性隆起性红斑需与以下疾病相鉴别。

（1）急性发热性嗜中性皮病：皮损表现为多发性红色隆起性结节、斑块，表面可有假性水疱，好发于面颈部及四肢，分布不对称，常伴有发热及皮疹疼痛；实验室检查常有白细胞及中性粒细胞增多，红细胞沉降率增快；组织病理学表现为真皮内中性粒细胞为

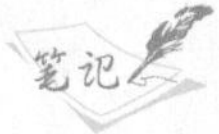

主的炎细胞浸润，无白细胞碎裂性血管炎的表现，对糖皮质激素反应极好，愈后不留瘢痕。而持久性隆起性红斑的皮疹表现为紫红色至红棕色的丘疹、结节及斑块，无明显自觉症状，好发于关节伸侧，不伴发热；实验室检查无明显异常；组织病理早期为白细胞碎裂性血管炎，晚期表现为真皮纤维化，慢性病程，愈后常留有瘢痕。

（2）变应性皮肤血管炎：好发于双下肢，皮损呈多形性，特征性损害是紫癜性斑丘疹，可同时有血疱、坏死、小结节及溃疡，对称分布，部分患者有发热、皮疹疼痛，大部分患者对激素治疗效果较好，典型病理改变为真皮浅深层白细胞碎裂性血管炎。而持久性隆起性红斑的皮损好发于膝、肘等关节伸侧，皮损多为丘疹、结节及斑块，陈旧性损害组织病理上表现为真皮纤维化。

（3）冷球蛋白血症性血管炎：皮疹好发于双下肢，通常表现为可触及的紫癜，也可表现为红色丘疹、结节、坏死、溃疡等，皮肤外表现有关节痛、肌肉痛、慢性肝炎、外周神经病变及肾小球肾炎等，血清中有 IgG 和 IgM 型冷球蛋白，部分病例 ANA 及类风湿因子阳性。丘疹性损害组织病理上表现为白细胞碎裂性血管炎，溃疡及坏死性损害为中等大小的血管炎表现。而持久性隆起性红斑多无系统损害，血清中无 IgG 及 IgM 型冷球蛋白。

（廖洁月　张桂英）

参考文献

1. ABADIE M A, OUMEISH F, AL-RUBAYE M, et al. Update and review of the treatment of erythema elevatum diutinum. Biomedical Journal of Scientific & Technical Research, 2019, 21(5): 16176 - 16178.

2. NEWBURGER J, MUSRI C, SCHMIEDER G J. Erythema elevatum diutinum. Treasure Island: StatPearls Publishing, 2021.

3. SANDHU J K, ALBRECHT J, AGNIHOTRI G, et al. Erythema elevatum et diutinum

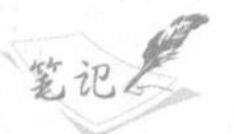

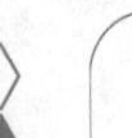

as a systemic disease. Clinics in Dermatology, 2019, 37(6): 679 - 683.

4. MANANO V D S, DINATO S L M E, AIMEIDA J R P, et al. Erythema elevatum diutinum. Anais Brasilros de Dermatologia, 2018, 93(4): 614 - 615.
5. MOMEN S E, JORIZZO J, AL-NIAIMI F. Erythema elevatum diutinum: a review of presentation and treatment. Journal of the European Academy of Dermatology & Venereology, 2014, 28(12): 1594 - 1602.
6. 张皓，暴芳芳，周桂芝，等. 氨苯砜单一疗法治疗持久性隆起性红斑一例并文献复习. 中国麻风皮肤病杂志，2019，35(12)：735 - 737.

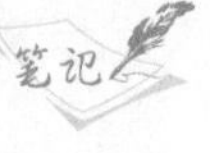

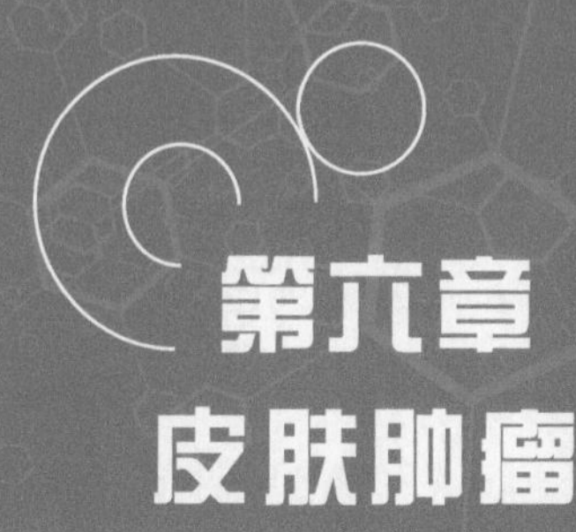

第六章 皮肤肿瘤

病例 36　反复发热伴全身红色丘疹、结痂

病历摘要

【一般情况】

患者，女，63 岁，农民。

【主诉】

反复发热 10 个月，全身泛发红色丘疹、结痂 4 个月。

【现病史】

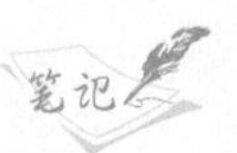

10 个月前患者感冒后发热伴轻微咳嗽，咳少量痰，体温 38 ~

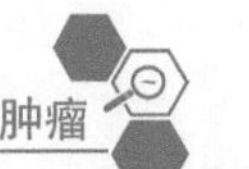

39 ℃，于当地住院治疗，考虑肺部感染、肺结核可能性大，予以抗结核治疗 4 个月，间歇性发热及咳嗽改善不明显。4 个月前无明显诱因下双手、双足多发暗红色丘疹，伴有瘙痒，不伴疼痛，随后皮疹蔓延至躯干、四肢及面部，间断性发热，体温通常不超过 38 ℃，不伴畏寒、寒战，不伴胸闷、气促、腹痛、腹泻、四肢关节疼痛等不适。于当地医院就诊，完善相关检查后考虑诊断为“①肺结核；②皮肤血管炎；③中度贫血”。予以改善微循环、抗炎、纠正贫血等治疗，病情控制不佳。自患病以来，常觉胸闷不适，活动时明显。精神、食欲一般，睡眠可，大小便可，体重无明显减轻。

【既往史及家族史】

患者 30 年前曾感染过肺结核，已治愈；个人史及家族史无特殊。

【体格检查】

一般情况良好，右下颌、双侧腋窝和腹股沟可触及多个肿大的淋巴结，蚕豆大小，质地不硬，活动度尚可。

【皮肤科专科检查】

头面部、躯干和四肢多发直径为 0.5 ~ 0.7 cm 的暗红色丘疹，部分丘疹表面糜烂，并伴有结痂，少数丘疹融合成硬币大小斑块。

临床照片见图 6 - 1。

【实验室检查】

血常规：白细胞计数 21.3 × 10^9/L↑［参考值：(3.5 ~ 9.5) × 10^9/L］，血红蛋白 72 g/L↓（参考值：110 ~ 145 g/L）。肝功能：白球比 0.99↓（参考值：1.5 ~ 2.5），其余各项正常。C 反应蛋白 73.8 mg/L↑（参考值：0 ~ 8 mg/L）。补体 C3 0.63 g/L↓（参考值：0.79 ~ 1.52 g/L）。PPD-IgG 阳性，PPD-IgM 阴性，T-SPOT 阴性。肾功能、血糖、血脂、电解质、降钙素原、红细胞沉降率、凝血功

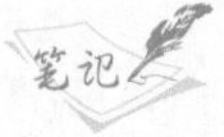

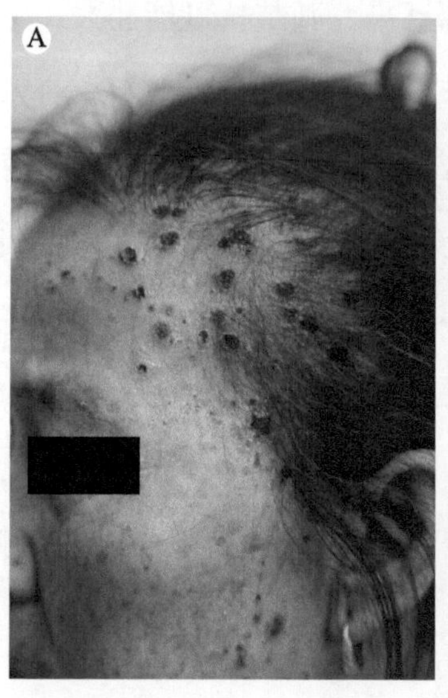

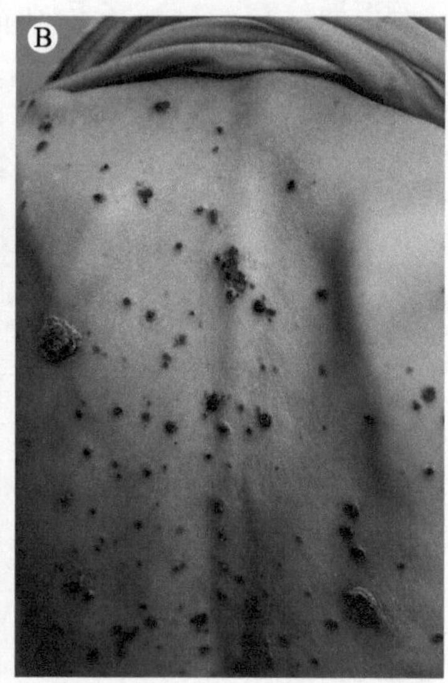

图6－1 临床照片

能、乙肝病毒抗体、丙肝病毒抗体、梅毒全套、HIV 抗体、ANA、抗 ENA 抗体谱、ANCA 均无明显异常。腹部彩超：腹主动脉周围有低回声结节，腹膜后淋巴结肿大。双肺 CT：慢性肺气肿并感染，纵隔内淋巴结肿大，右肺上叶斑片状阴影及纤维条索状影，考虑陈旧性结核。

【思考：可能的诊断】

（1）朗格汉斯细胞组织细胞增生症？

（2）急性痘疮样苔藓样糠疹？

（3）淋巴瘤样丘疹病？

（4）皮肤白血病？

【进一步检查】

皮肤组织病理（背部）：在真皮—表皮交界处和真皮内见大量浸润的组织样细胞伴轻度淋巴细胞浸润，亲表皮现象明显；真皮内浸润的组织样细胞呈结节状分布，胞质淡染，核呈卵圆形或肾形，并见核分裂象（图6－2）。

免疫组化：肿瘤细胞显示 S100（图6－3A）、CD1a（图6－3B）、

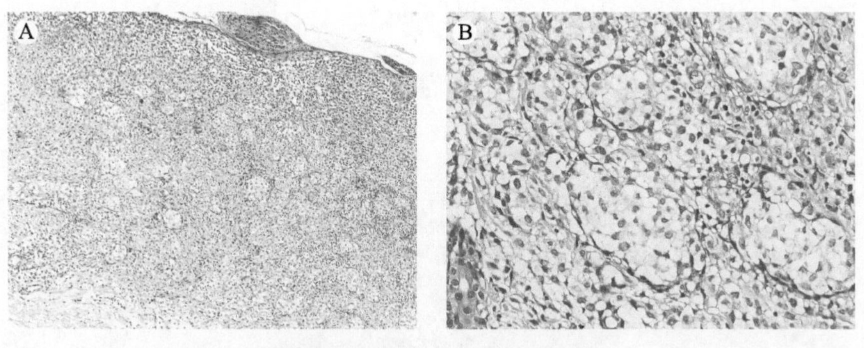

A：HE 染色×100；B：HE 染色×200。

图 6-2　皮肤组织病理（背部）

CD68（图 6-3C）和波形蛋白呈阳性，而 CD207（图 6-3D）、Melan-A、HMB45、CD3、CD5、CD10、CD20、CD30、CK、EMA 和末端脱氧核苷酸转移酶（TDT）阴性，Ki-67 约为 70%。电子显微镜下未见伯贝克颗粒。

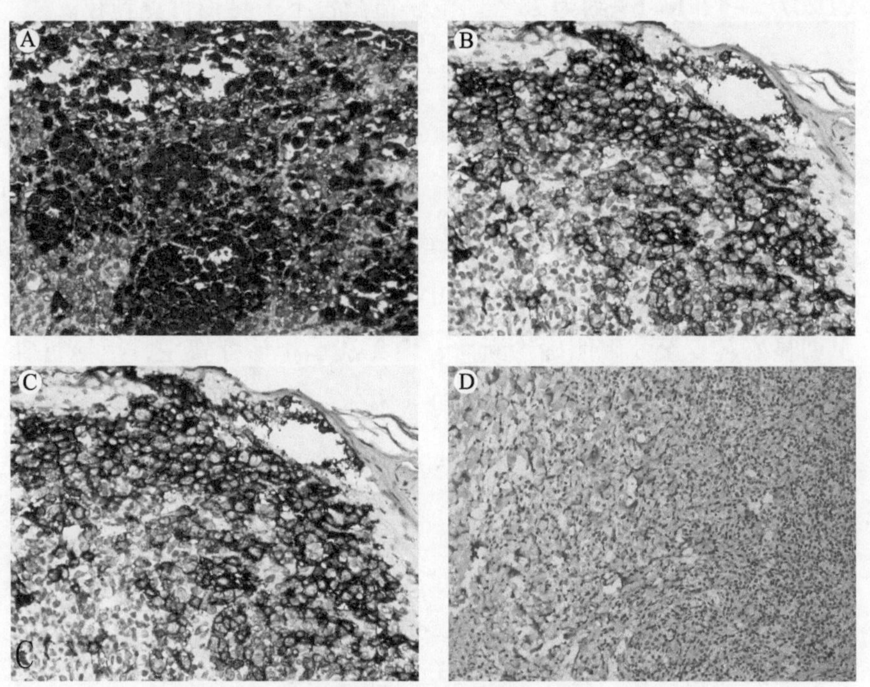

A：S100(+)；B：CD1a(+)；C：CD68(+)；D：CD207(-)。

图 6-3　免疫组化

【最后诊断】

未定类细胞组织细胞增生症（indeterminate cell histiocytosis，ICH）伴系统受累。

【诊断依据】

（1）63 岁女性，反复发热 10 个月，全身泛发红色丘疹、结痂 4 月余。

（2）皮疹表现为对称分布的红色丘疹伴表面糜烂、痂皮。

（3）皮肤组织病理：在真皮—表皮交界处和真皮内见大量浸润的组织样细胞伴轻度淋巴细胞浸润，亲表皮现象明显；真皮内肿瘤细胞呈结节状分布，组织细胞胞质淡染，体积大，核呈卵圆形或肾形，并见核分裂象。

（4）肿瘤细胞的免疫表型：CD1a（+），S100（+），CD68（+），CD207（-），Ki-67 约为 70%。电子显微镜下未见伯贝克颗粒。

（5）贫血伴白细胞增加。

（6）其他系统受累：腹膜后、纵隔内淋巴结肿大，右肺上叶斑片状阴影及纤维条索状影。

【治疗】

患者在当地医院予以抗过敏止痒、改善贫血、活血等治疗后未见明显好转。至我院明确诊断后，因无法承担诊疗费用，拒绝行骨髓穿刺及淋巴结活检，病情进一步恶化，出现进行性贫血、低蛋白血症、腹水及四肢浮肿，于确诊 4 个月后死亡。

病例分析与讨论

组织细胞增生症包括皮肤和皮肤外的表现，根据组织细胞来源不同，进一步又分为朗格汉斯细胞组织细胞增生症（langerhans cell histiocytosis，LCH）和非朗格汉斯细胞组织细胞增生症（non-LCH）。

在 LCH 中，朗格汉斯细胞具有伯贝克颗粒及 S100、CD1a 和 CD207 阳性的免疫表型，而 ICH 细胞表达 CD68 和其他单核—巨噬细胞的免疫表型，伯贝克颗粒抗原 CD207 常不表达。

未定类细胞组织细胞增生症是一种非常罕见的疾病，1985 年由 Wood 等人首次报道，认为该病起源于真皮未定类细胞，但未定类细胞的起源和功能尚不清楚。真皮未定类细胞具有与单核—巨噬细胞和朗格汉斯细胞相似的免疫表型，只是不含伯贝克颗粒，因此这些未定类细胞可分为未成熟朗格汉斯细胞和免疫辅助抗原递呈细胞（单核巨噬细胞）。Brown 等的研究检测了组织细胞增生性疾病中的基因突变，结果发现 4 例 ICH 病例中有 3 例存在 *ETV3-NCOA2* 基因转位，而在其他组织细胞增生性疾病包括 LCH 甚至那些未定类细胞数量增加的疾病中，都不存在 *ETV3-NCOA2* 转位现象，提示 ICH 是不同于 LCH 中未定类细胞的反应性增生，可能是一种独立的克隆体系。

ICH 通常发生于成人，偶见于儿童，无性别倾向。临床上，病变主要累及皮肤，具有自发缓解但易反复的特点，表现为躯干、面部、颈部和四肢单个或多个丘疹或结节，但全身泛发的病例较为罕见。ICH 组织病理特征为真皮内组织细胞浸润，细胞含大量的嗜酸性胞质，细胞核呈卵圆形至锯齿状，在一些病例中可见典型肾形细胞核并有核沟，胞质空泡化。其他浸润细胞主要为淋巴细胞，有时也可见嗜酸性粒细胞和中性粒细胞。免疫组化表现 CD1a、S100、CD68 阳性，为朗格汉斯细胞特征，但是本病与 LCH 不同之处是 CD207 表达阴性、电镜下无伯贝克颗粒。除了皮肤表现，也报道过皮肤外受累，包括淋巴结、骨、角膜等。ICH 的临床病程通常是良性的，大多损害可以自行消退，除非与造血系统的恶性肿瘤相关。

本例患者在就诊时已出现了头面部、躯干部的泛发性皮疹，并伴有反复发热。患者 T-SPOT 为阴性，且经过抗结核治疗后症状并

没有改善，因此考虑其肺部症状是ICH的系统受累，但是该患者拒绝进行骨髓和淋巴结活检，不能进一步明确是否合并了淋巴造血系统恶性肿瘤。由于伴随进行性贫血、低蛋白血症、腹水和四肢水肿，患者病情急剧恶化，最终导致死亡。考虑到本例患者存在系统受累和预后不良，我们高度怀疑其伴发淋巴造血系统恶性肿瘤。

关于ICH的治疗方法的报道甚少。由于其呈慢性、良性的临床过程，目前尚无标准疗法。对于皮损泛发、有系统受累的患者，可考虑行全身化疗、补骨脂素化学疗法、窄谱中波紫外线以及系统给予沙利度胺、普伐他汀和低剂量甲氨蝶呤治疗。

临床上本病需要与朗格汉斯细胞组织细胞增生症、急性痘疮样苔藓样糠疹、淋巴瘤样丘疹病、播散性黄瘤皮肤白血病等疾病进行鉴别。

（1）朗格汉斯细胞组织细胞增生症：主要累及婴幼儿，成年发病较为罕见。临床分型为莱特勒—西韦病（Letterer-Siwe disease）、汉—许—克病（Hand-Schuller-Christian disease）、嗜酸性肉芽肿和先天性自愈性网状组织细胞增生症。莱特勒—西韦病是最重型，主要见于0～2岁婴幼儿，皮肤损害可见于全身，以躯干、头面部为主，皮疹表现多样，常为瘀点、瘀斑及丘疹，可伴有结痂、脱屑。皮疹可与发热相关，往往高热增多，退热后减少。组织病理表现为弥漫性朗格汉斯细胞浸润，胞质呈嗜酸性，可见核分裂象。免疫组化示肿瘤细胞S100、CD1a及CD207均阳性，电镜下可见伯贝克颗粒。本例患者临床表现及病理改变虽然均类似莱特勒—西韦病，但是皮损免疫组化显示肿瘤细胞CD207阴性及电镜未发现伯贝克颗粒，因此不支持LCH这一诊断。

（2）急性痘疮样苔藓样糠疹：最常见于儿童和青年，皮损好发躯干及四肢，不累及掌跖部位，特点是突然出现红色丘疹，可覆有

笔记

少量鳞屑，随后可出现丘疹中央结痂、坏死性小溃疡或出血倾向。皮肤病理多表现为急性炎症和空泡型界面皮炎，可见角化不全，表皮细胞间及细胞内水肿，散在坏死角化不良细胞，基底细胞液化变性，真皮内淋巴细胞性血管周围炎和血管炎样浸润，表皮及真皮乳头层有红细胞外渗。

（3）淋巴瘤样丘疹病（LyP）：是一种原发皮肤的 CD30 阳性淋巴细胞增生的低度恶性肿瘤，可发生于各个年龄，多见于成人。皮损好发于躯干、四肢近端，表现为大小不等、直径多小于 2 cm 的红棕丘疹或结节，多数有出血，可有坏死、溃疡、脓疱形成。皮损大多可在数月消退，愈后有色素沉着或浅表性瘢痕。因皮损大多成批出现，反复发作和消退，常可看见不同时期的皮损。少数患者可累及口腔、生殖器黏膜。LyP 典型免疫表型肿瘤细胞常显示 CD30（+）、CD3（+）、CD4（+）、CD8（-），而 CD2、CD5 通常阳性。但是 LyP B 型肿瘤细胞 CD30（-）。

（4）播散性黄瘤：临床少见，好发于男性，表现为血脂正常的非朗格汉斯细胞组织细胞增生性疾病，典型患者有皮肤黄瘤、黏膜黄瘤和尿崩症的三联征表现。皮损好发于屈侧和间擦部位，为米粒至黄豆大红黄色丘疹、结节，对称性成群分布，陈旧性皮损可出现萎缩。组织病理改变主要表现为大量组织细胞、Touton 巨细胞及炎性细胞浸润。免疫组化示 CD68 阳性，但是 S100 及 CD1a 均阴性。

（5）皮肤白血病：指白血病累及皮肤的临床表现，多见于急性髓系白血病的患者，好发于中年男性，皮损没有明显的特异性，可发生于身体的任何部位，表现为散在或成群的红斑、丘疹、结节、斑块、瘀斑及可触性的紫癜，其中以结节最为多见。皮肤白血病的确诊需要依据皮肤病理检查、免疫组化、外周血象和骨髓活检等结果。皮肤白血病皮肤病理示白血病细胞在真皮及皮下组织间呈弥漫

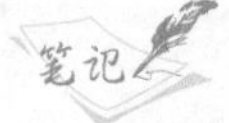

性或者结节性浸润，有时可侵犯血管及皮肤附属器周围，而表皮一般不受累。

（邱月棨　李亚萍　张桂英）

参考文献

1. WOOD G S, HU C H, BECKSTEAD J H, et al. The indeterminate cell proliferative disorder: report of a case manifesting as an unusual cutaneous histiocytosis. J Dermatol Surg Oncol, 1985, 11(11): 1111 – 1119.

2. MANENTE L, COTELLESSA C, SCHMITT I, et al. Indeterminate cell histiocytosis: a rare histiocytic disorder. Am J Dermatopathol, 1997, 19(3): 276 – 283.

3. REZK S A, SPAGNOLO D V, BRYNES R K, et al. Indeterminate cell tumor: a rare dendritic neoplasm. Am J Surg Pathol, 2008, 32(12): 1868 – 1876.

4. BROWN R A, KWONG B Y, MCCALMONT T H, et al. ETV3-NCOA2 in indeterminate cell histiocytosis: clonal translocation supports sui generis. Blood, 2015, 126(20): 2344 – 2345.

5. WANG C H, CHEN G S. Indeterminate cell histiocytosis: a case report. Kaohsiung J Med Sci, 2004, 20(1): 24 – 30.

6. GHANADAN A, KAMYAB K, RAMEZANI M, et al. Indeterminate cell histiocytosis: report of a case. Acta Med Iran, 2014, 52(10): 788 – 790.

7. VAN T N, THI T N, HUU D L, et al. Clinical aspects and treatment of pityriasis lichenoides et varioliformis acuta: a retrospective vietnamese study. Open Access Maced J Med Sci, 2019, 7(2): 198 – 199.

8. 李渊，马翠玲，王雷. 淋巴瘤样丘疹病分型和治疗的研究进展. 中国皮肤性病学杂志，2017，31(5)：557 – 559，587.

9. 王明，王翠彦，孙兰，等. 播散性黄瘤. 临床皮肤科杂志，2013，42(11)：670 – 672.

10. KANG Y S, KIM H S, PARK H J, et al. Clinical characteristics of 75 patients with leukemia cutis. J Korean Med Sci, 2013, 28(4): 614 – 619.

病例37 右胸部暗红色斑块10余年

病历摘要

【一般情况】

患者，女，36岁，农民。

【主诉】

右胸外侧暗红色斑块10余年。

【现病史】

患者诉10余年前偶然发现右胸外侧出现黄豆大小淡红褐色丘疹，无糜烂，无疼痛、瘙痒等自觉症状，未予重视，皮损逐渐增大，无糜烂流水及水疱现象，按湿疹治疗也无好转倾向。患者自起病以来，精神、食欲可，睡眠良好，大小便正常，体重无明显减轻。

【既往史及家族史】

既往体健，否认慢性病病史，否认传染病病史，否认家族性及遗传性疾病病史。

【体格检查】

一般情况可，系统检查无明显异常。

【皮肤科专科检查】

右胸外侧可见约壹元硬币大小的淡红褐色斑块，边界清楚，稍突出皮面，边缘呈褐色堤状隆起。

临床照片见图6-4。

【实验室检查】

血常规、尿常规、大便常规、凝血功能正常，乙肝二对、HIV、

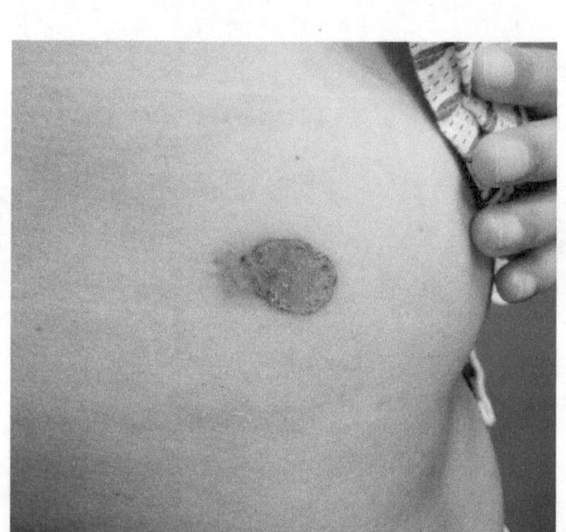

图6-4 临床照片

梅毒均阴性。

【思考：可能的诊断】

（1）基底细胞癌？

（2）脂溢性角化症？

（3）光线性角化病？

（4）恶性黑素瘤？

（5）鲍温病？

【进一步检查】

皮肤组织病理（图6-5）：真皮浅层见与表皮相连的嗜碱性基底样细胞团块，外缘细胞呈栅栏样排列，细胞有异型，可见核分裂象。

【最后诊断】

浅表型基底细胞癌。

【诊断依据】

（1）皮疹表现为淡红褐色斑片，边界清楚，边缘呈堤状隆起。

（2）皮肤组织病理表现为真皮内可见基底样细胞团块，与表皮相连，周边细胞呈栅栏样排列。

笔记

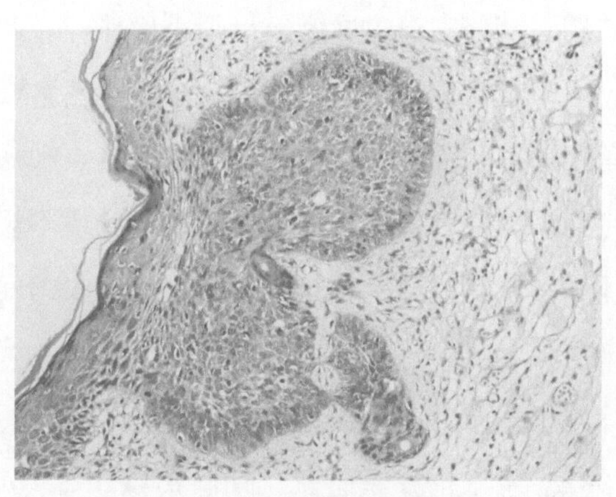

图6－5　皮肤组织病理

【治疗】

局部麻醉下行手术切除，切除边缘0.3 cm，术后恢复良好。

病例分析与讨论

基底细胞癌又名基底细胞瘤、基底细胞上皮瘤，是一种低度恶性的皮肤肿瘤，为皮肤最常见的恶性肿瘤。生长缓慢，有局部破坏性，但极少发生转移。本病发生原因和机制虽不十分清楚，但与以下几个因素有关：Hedgehog信号通路失调、日光长期暴晒、过量X线照射、长期摄入无机砷或含砷较高的饮水、食物等，也可能继发于烧伤瘢痕和其他瘢痕及错构瘤，如皮脂腺痣、疣状表皮痣等。本病好发于老年人曝光部位，特别是面部多发，非暴露部位少见。根据皮损的病理学特点常分为结节型、结节囊肿型、微小结节型、浅表型、腺样型、浸润型、硬斑病样、基底鳞癌型及其他罕见型，如纤维上皮瘤型、多形细胞型等。

本例属浅表型基底细胞癌，好发于躯干等非暴露部位，临床比较少见，发病年龄较早，单发或者多发，损害为淡红色或黄褐色轻度浸润性斑片，可向周围缓慢扩展，境界清楚，不规则，表面可有

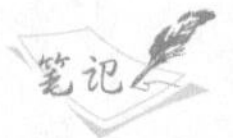

小片溃疡和结痂，部分皮损边缘隆起呈细小珍珠样。此种类型的浅表基底细胞癌由于不常见，易被误诊为鲍温病、黑素瘤、鳞状细胞癌、光线性角化病等。鉴别诊断主要依靠皮疹特点和病理表现。该型组织学特点为瘤体浅表，从表皮下缘呈芽蕾状或不规则形进入真皮浅层，瘤体周围细胞呈栅栏状排列，周围可见收缩间隙，可伴结缔组织间质增生。

本病治疗应根据年龄、皮损大小和部位综合考虑，主要分为手术和非手术治疗。手术治疗是首选，切除边缘0.2 ~0.5 cm。鉴于原发及复发肿瘤均有较高的治愈率，建议应用 Mohs 手术切除。针对有手术禁忌和美容要求高的患者，可用光动力疗法进行治疗，目前国内常采用手术联合 5-氨基酮戊酸光动力疗法（ALA-PDT），其具有治愈率高、美容效果佳等优点。其他非手术治疗包括冷冻、激光、电烧灼、放射疗法及药物等。外用5-氟尿嘧啶、咪喹莫特可治疗浅表型基底细胞癌。索立德吉已被批准用于晚期难治性基底细胞癌。

临床上浅表型基底细胞癌需与以下疾病相鉴别。

（1）恶性黑素瘤：黑素细胞来源的恶性肿瘤恶性程度较高，多发生于皮肤，临床分型包括浅表扩散型黑素瘤、结节型黑素瘤、恶性雀斑样痣黑素瘤及肢端雀斑样黑素瘤等亚型，皮损为境界不清的黄褐色或者黑褐色斑，色素不均，可出现结节、溃疡，易发生血行或者淋巴转移。组织病理表现为表皮内或伴发真皮内肿瘤细胞巢，巢大小形态不一，可融合成片，细胞大小不等，有较多核分裂象，可有或无黑素存在。

（2）脂溢性角化病：是临床常见的良性皮肤肿瘤，好发于中、老年人，光暴露部位发病率更高。皮损可单发或多发，呈黑褐色或棕色斑疹、丘疹或疣状。皮肤镜下特点为脑回状结构、指纹样结构、粉刺样开口、粟丘疹样囊肿、发卡样血管及虫蚀状边缘。组织病理表现为角化过度、棘层肥厚和乳头瘤样增生，增生的瘤细胞由

笔记

鳞状细胞和基底样细胞组成，其特点是瘤底边基本平齐，瘤内可见假囊肿结构。

（3）光线性角化病：一种皮肤癌前期损害，多见于曝光部位，皮损呈淡红色丘疹或斑丘疹、斑块，表面可有轻微黏着性鳞屑。皮肤镜特点为红色背景或“草莓”样外观、鳞屑样外观、靶样结构及“玫瑰花瓣”征。组织病理表现为表皮广泛性角化过度伴境界明显的角化不全，基底层非典型细胞常呈芽状增生，伸向真皮上部，真皮浅层可见明显的日光弹力纤维变性，并有较多的淋巴细胞浸润。病变部位蓝色的角化不全柱与粉红色的角化过度柱相互交替为本病组织病理特点。

（4）鲍温病：为一种皮肤原位鳞状细胞癌，典型表现为生长缓慢及边境清楚的鳞屑性红斑或斑块，呈圆形、匍行性或不规则形。皮肤镜特点是典型小球状血管、表面鳞屑和角化。组织病理表现为表皮角化过度伴角化不全，棘层肥厚，表皮全层内有不典型角质形成细胞和角化不良细胞，但基底膜完整。

（张慧明　张桂英）

参考文献

1. GUTZMER R, SOLOMON J A. Hedgehog Pathway Inhibition for the treatment of basal cell carcinoma. Targeted oncology, 2019, 14(3): 253-267.

2. 吴晓晖，高菲，徐陶陶，等. 基底细胞癌. 临床皮肤科杂志，2018，47(8): 480-481.

3. TANESE K. Diagnosis and management of basal cell carcinoma. Curr Treat Options Oncol, 2019, 20(2): 13.

4. 赵辨. 中国临床皮肤病学. 2 版. 南京：江苏科学技术出版社，2017：1084.

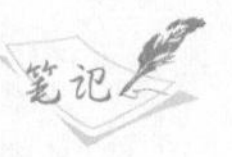

病例 38　鼻部红肿、糜烂伴发热 3 个月

病历摘要

【一般情况】

患者，男，35 岁，职员。

【主诉】

鼻部红肿、糜烂伴发热 3 个月，加重 2 周。

【现病史】

患者 3 个月前发现左鼻翼部皮肤肿胀，无明显自觉症状，随后出现间断发热，体温最高达 39.8 ℃，无明显畏寒、寒战，持续 1 ~ 2 天，于当地医院治疗后（具体不详）体温可降至正常，但反复发作且皮损范围逐渐扩大。2 周前患者左鼻孔周围皮肤出现红肿、糜烂，继而结痂，并伴有恶臭，且口腔出现散在分布米粒大小的浅溃疡，以上腭部及两侧颊黏膜为主，同时出现左眼睑红肿，双眼结膜充血，有分泌物，偶有头痛。病程中无头晕，无咳嗽、咳痰，无鼻塞、鼻出血，无消瘦、盗汗，于外院诊断为“白塞氏病”，治疗后无好转。患者为求进一步诊治来我科就诊。起病以来饮食睡眠可，大小便正常，体重无下降。

【既往史及家族史】

既往体健，否认肝炎、结核等传染病病史，家族中无类似病史。

【体格检查】

一般情况良好，全身浅表淋巴结均未扪及肿大，全身系统体查

无明显异常。

【皮肤科专科检查】

左鼻翼及鼻尖部肿胀，左鼻孔及鼻间隔下方浅表糜烂、结痂，左上下眼睑红肿，以下眼睑明显，右眼结膜充血，双眼内眦可见较多脓性分泌物。口腔上腭部及两侧颊黏膜可见散在分布的大小不等的溃疡。其他部位未见皮损。

临床图片见图6－6。

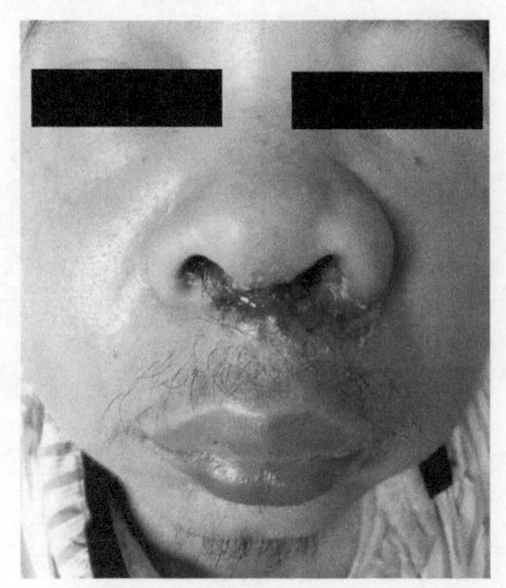

图6－6　鼻孔处皮肤红肿、糜烂，有结痂

【实验室检查】

血常规：白细胞计数 3.28 × 10^9/L↓[参考值：(3.5 ~ 9.5) × 10^9/L]，血红蛋白 119 g/L(参考值：115 ~ 150 g/L)。肝功能：ALT 70.3 U/L↑（参考值：9.0 ~ 50 U/L），AST 83.4 U/L↑（参考值：15.0 ~ 40.0 U/L），总蛋白 56.2 g/L↓（参考值：65 ~ 85 g/L），白蛋白 29.0 g/L↓（参考值：40 ~ 50 g/L），乳酸脱氢酶 343.5 U/L↑（参考值：120.0 ~ 250.0 U/L）。电解质：钾离子 2.98 mmol/L↓（参考值：3.50 ~ 5.50 mmol/L），钙离子 1.89 mmol/L↓（参考值：2.03 ~ 2.54 mmol/L）。血脂检查：甘油三酯 1.79 mmol/L↑（参考值：<1.71 mmol/L），高密度脂蛋白 0.74 mmol/L↓（参考值：

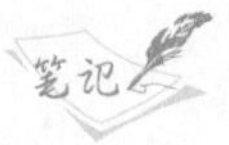

>1.04 mmol/L）。铁蛋白 1343.2 ng/mL↑（参考值：21.80～274.66 ng/mL）。1,3-β-D-葡聚糖含量为 552.3 pg/mL↑（参考值：0～60.0 pg/mL）。半乳甘露聚糖试验（－）。红细胞沉降率 19 mm/h↑（参考值：0～15 mm/h）。C 反应蛋白 14.5 mg/L↑（参考值：0～8 mg/L）。降钙素原 0.08 ng/mL↑（参考值：0～0.05 ng/mL）。外周血 EB 病毒 IgM（－）、IgG（－），EBV DNA 检测：3.24×10^{3} copies/mL（参考值：<1000 copies/mL）。肝炎全套正常。乙型肝炎病毒脱氧核糖核酸 52.00 U/mL↑（参考值：<10 U/mL）。病毒全套检查：单纯疱疹病毒 IgG（＋）。尿常规、大便常规、肾功能、空腹血糖、结核全套、梅毒、艾滋检查均未见异常。MR 头部平扫＋增强：①鼻部软组织肿胀；②两侧上颌窦及筛窦炎症；③颅脑 MRI 平扫＋增强未见明显异常。CT 肺部平扫＋增强未见明显异常。CT 全腹部平扫＋增强：双肾多发小结石。骨髓细胞学检验：骨髓增生活跃，粒系占 66.0%，部分粒细胞质内颗粒增多、增粗，红系占 14.5%，偶见嗜血现象及个别分类不明细胞。

【思考：可能的诊断】

（1）鼻部感染性皮肤病？

（2）韦格纳肉芽肿病？

（3）鼻部 NK/T 细胞淋巴瘤？

【进一步检查】

取鼻腔黏膜行组织病理检查：镜下见异型增生的淋巴细胞及散在分布的片状坏死组织。免疫组织化学：CD3（++），CD56（+），CD20（局灶+），Ki-67（60%+），CD43（散在+），B 细胞特异性激活蛋白-5（PAX-5）（个别+），CD5（散在+），T 细胞内抗原-1（TIA-1）（+），鼠抗人多发性骨髓瘤原癌基因-1（*MUM-1*）（+），

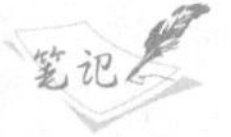

EB 病毒编码 RNA（EBER）原位杂交(+)，CK(-)，CD4(-)，CD10(-)，重组人 B 细胞淋巴瘤蛋白-6(-)。取鼻基底部皮肤行组织病理检查：真皮内见中等大的淋巴样细胞弥漫性浸润，肿瘤细胞胞质透明，毛囊、血管、小汗腺受累，个别血管受侵犯呈纤维素样坏死，表皮全层或部分坏死（图 6-7）。免疫组织化学：CD3(胞质+)，CD2(+)，CD7(+)，CD56(+)，TIA-1(+)，颗粒酶 B(+)，MUM-1(+)，Ki-67(80%+)，EBER 原位杂交(+)，CD4(-)，CD8(-)，CD20(-)，CD79a(-)，CD10(-)，CK(-)，Bcl-6(-)，Bcl-2(-)，CD21(-)，鼠抗人间变型淋巴瘤激酶单克隆抗体 80（ALKP80）(-)，CD30(-)(图 6-8)。

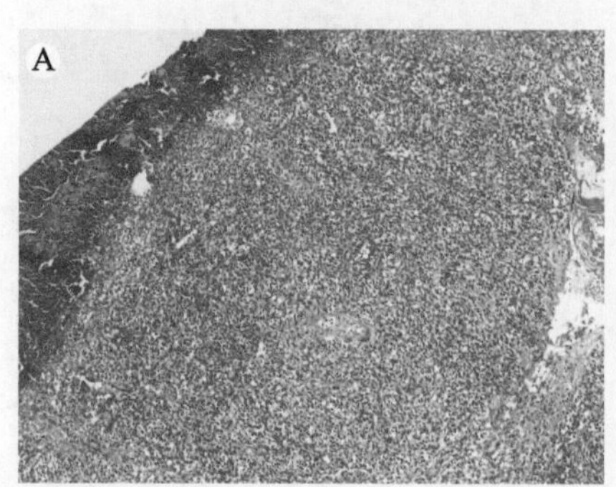

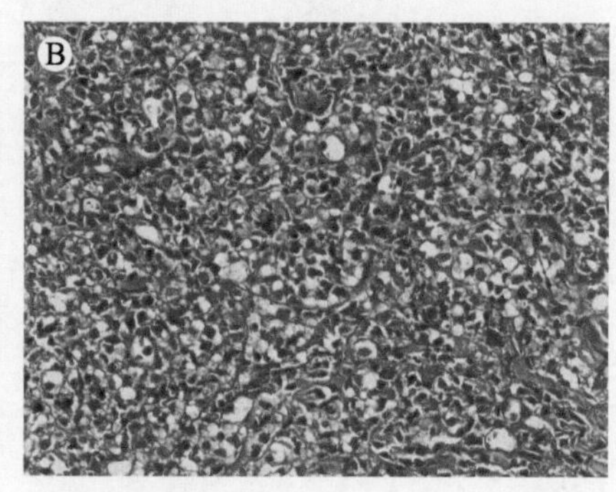

A：HE 染色 ×100；B：HE 染色 ×400。

图 6-7　鼻部皮损组织病理

【最后诊断】

（1）结外 NK/T 细胞淋巴瘤—鼻型（EN-NK/T-NT）。

（2）慢性乙型肝炎。

【诊断依据】

（1）左鼻翼及周边皮肤红肿 3 个月，反复发热且鼻部周围皮损溃疡加重。

（2）组织病理和免疫组化检查符合 NK/T 细胞淋巴瘤—鼻型。

（3）乙肝病毒 DNA 水平升高。

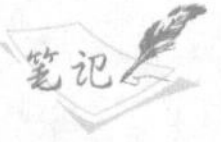

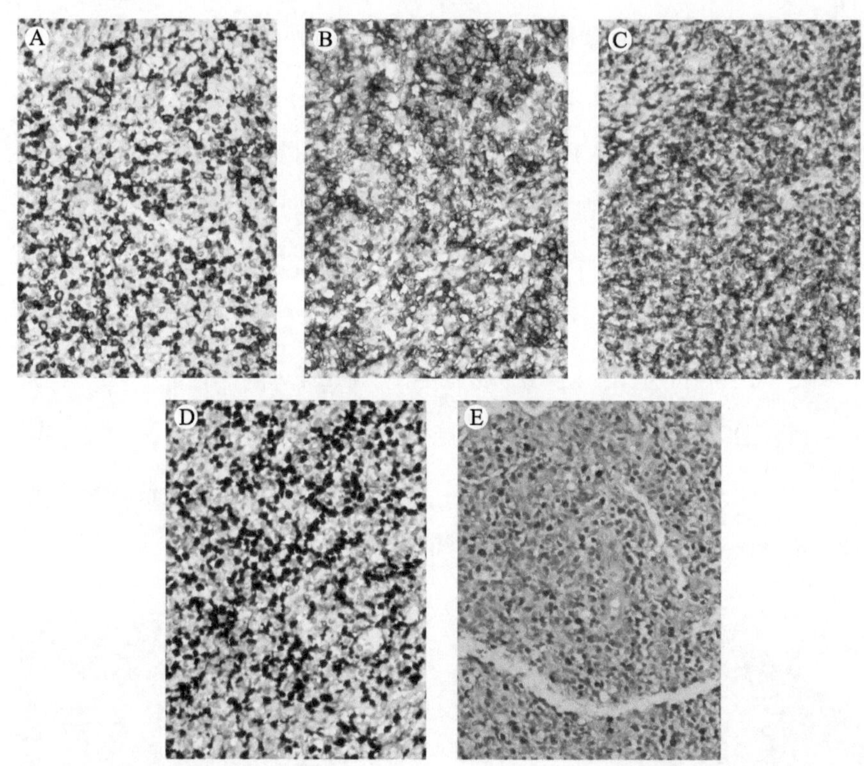

A：CD3（胞质+）；B：CD56（+）；C：TIA-1（+）；D：Ki-67（80%+）；E：EBER 原位杂交（+）。

图 6-8　鼻部皮肤组织免疫组织化学（DAB 染色 ×400）

【治疗】

确诊后给予培门冬酶联合吉西他滨及奥沙利铂化学治疗（化疗），并予恩替卡韦抗病毒、氟康唑抗感染治疗。化疗过程未出现明显不良反应，经过一次化疗后患者面部、鼻部肿胀及感染好转出院。出院后在当地市级人民医院定期按原方案化疗，行 4 次化疗后，病情较前明显好转，准备配合放射治疗（放疗）。后失访。

病例分析与讨论

结外 NK/T 细胞淋巴瘤—鼻型是一种少见的侵袭性非霍奇金淋巴瘤，肿瘤细胞大多数来源于表达 EB 病毒和 CD56 的 NK 细胞，少

数来源于表达EB病毒而不表达CD56的NK样细胞毒性T细胞，因此命名为NK/T细胞淋巴瘤。EN-NK/T-NT发病的主要机制尚未明确，可能涉及染色体异常、基因突变、信号通路变化、蛋白质异常表达、EB病毒及间质血管浸润等。

EN-NK/T-NT常见于中年男性，男女比例为（3～4）：1，平均发病年龄和中位发病年龄均为40岁。该病常发生于鼻部的鼻腔，多表现为鼻塞或鼻出血，扩展至邻近组织可造成面中线深部结构的破坏，形成溃疡、穿孔及广泛毁损。鼻部的皮肤和皮下组织是继续蔓延的最常发生部位。鼻部皮肤亦可为原发损害，表现为浸润性红斑、丘疹或紫色斑块、肿瘤、溃疡，可伴面部肿胀、发热、盗汗、体重减轻等全身症状，噬血细胞综合征的发生率明显增加。胃肠道和睾丸为其次好发部位，肺、前列腺、肾上腺及子宫内膜部位、中枢神经系统受累较为罕见。本病预后差，5年生存率不足20%。

EN-NK/T-NT的组织学特征为真皮内致密的淋巴样肿瘤细胞浸润，可累及表皮及皮下脂肪组织，细胞多形性（中等大小多见），易累及血管、附属器及神经。常见血管中心性浸润和破坏、区域性组织坏死及碎核，常伴混合炎症细胞浸润。肿瘤细胞核大、深染、扭曲，常表达CD2、CD56、CD3ε及细胞毒性颗粒蛋白（TIA-1、颗粒酶B和穿孔素），几乎所有病例肿瘤细胞均可检测到EBV表达。细胞膜CD3、CD4、CD5及CD8不表达，CD30和CD7不表达或偶表达。对于少数CD56表达阴性的EN-NK/T-NT的病例，细胞毒性颗粒相关蛋白和EBV阳性更具有诊断价值。CD3ε的胞质阳性定位差别有助于EN-NK/T-NT和外周T细胞淋巴瘤的鉴别。本例患者为35岁男性，以鼻翼部皮肤红肿为首发表现，随后出现发热、鼻孔附近及口腔溃疡、同侧眶周皮肤红肿。取鼻孔处皮损行组织病理检查

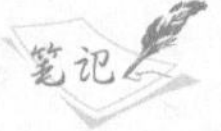

示表皮全层或部分坏死，真皮内淋巴样细胞弥漫性浸润，并累及毛囊、汗腺及小血管，细胞有异型。结合临床表现、组织病理学及免疫组织化学特点，最后确诊为原发鼻部的EN-NK/T-NT，给予放疗、化疗联合治疗方案。

EN-NK/T-NT是一种病程进展快、病死率高的恶性肿瘤性疾病，临床上主要表现为面中部的皮肤水肿性红斑、溃疡，原先被称为致死性中线肉芽肿。其早期无特异性改变，可表现为鼻塞、鼻腔分泌物增多、鼻出血、鼻部及面颊部肿胀等，常被误诊。当遇到反复发作的鼻塞、涕中带血、局部症状较重与全身症状较轻不一致性时，应及早行活检以明确诊断。鼻部溃疡的常见原因还有鼻部真菌、细菌感染，以及基底细胞癌和韦格纳肉芽肿病，应该与EN-NK/T-NT进行鉴别。

（1）鼻部真菌、细菌感染：鼻部真菌病中引起鼻部溃疡者以侵袭性鼻部真菌感染多见，其中代表性的是鼻—脑毛霉菌病，临床表现为高热、鼻部进行性快速发展的干性坏死黑痂、溃疡，以及眶尖综合征、各类急性神经功能障碍。活检组织内找到毛霉菌菌丝是确诊本病的金标准。鼻部细菌感染引起的溃疡中具有代表性的是鼻硬结病，其是由克雷伯鼻硬结杆菌引起的慢性进展性、上呼吸道肉芽肿性、感染性病变。初期表现为鼻部卡他症状，分泌物浓稠有臭味，偶有鼻出血，黏膜可见萎缩，缓慢进展形成纤维化肉芽组织及瘢痕，导致面部广泛毁容和明显变形，组织病理学特征为高度特异性的Mikulicz细胞和Russel小体。

（2）基底细胞癌：多见于老年人，开始多为色素性丘疹，缓慢向周围扩大，形成溃疡，易出血，周边往往呈珍珠状或堤状隆起，基本不会出现发热等全身症状。组织病理学表现为与表皮相连的基底样肿

笔记

瘤细胞团块，瘤团周围有收缩间隙，基质可见胶原增生或黏液沉积。

（3）韦格纳肉芽肿病：是一多系统损害性疾病，好发于成人，累及鼻部时可出现红色结节及溃疡，除鼻部损害外常伴有三联症状，即泛发性、系统性、中等及小血管坏死性血管炎，以及上、下呼吸道坏死性肉芽肿和局灶性坏死性肾小球肾炎。组织病理表现为白细胞碎裂性血管炎或坏死性肉芽肿，肉芽肿中心为胶原坏死区，周围混合炎症细胞浸润，可见较多浆细胞、淋巴细胞、巨细胞、中性粒细胞混合浸润，罕见嗜酸性粒细胞，常见多核巨细胞。血清中发现c-ANCA及CT扫描鼻窦和肺脏有助于诊断。

（陈 盼 湛 意）

参考文献

1. JAFFE E S, KRENACS L, RAFFELD M. Classifcation of cytotoxic T-cell and natural killer cell lymphomas. Semin Hemato, 2003, 40(3): 175 – 184.

2. 黄小银，王靖华. NK/T 细胞淋巴瘤发病机制研究进展. 中国肿瘤临床杂志，2013，40(6)：367 – 370.

3. AOZASA K, ZAKI M A. Epideminology and pathogenesis of nasal NK/T-cell lymphoma: a mini-review. Scientifc World Journal, 2011, 11(41): 422 – 428.

4. 赵辨. 中国临床皮肤病学. 2 版. 南京：江苏科学技术出版社，2017.

5. FANG J C, ZHOU J, LI Z, et al. Primary extranodal NK/T cell lymphoma, nasal-type of uterus with adenomyosis: a case report. Diagn pathol, 2014, 9: 95.

6. HENDRICKSON R G, OLSHAKER J, DUCKETT O. Rhinocerebral mucormycosis: a case of a rare, but deadly disease. J Emerg Med, 1999, 17(4): 641 – 645.

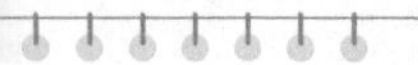
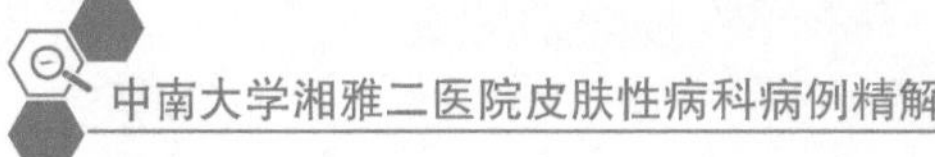

病例 39　腹部皮肤结节、肿块 5 年，加重 2 个月

病历摘要

【一般情况】

患者，女，52 岁，农民。

【主诉】

腹部皮肤结节、肿块 5 年，加重 2 个月。

【现病史】

5 年前无明显诱因患者脐部右上方皮肤出现一个约绿豆大小隆起皮面的暗红色结节，不痛不痒，表面光滑，质地硬，边界清楚，未予重视。2 年后上述皮疹逐渐扩大至指头大小，遂于当地医院行手术切除，组织病理证实为"隆突性皮肤纤维肉瘤"。术后 1 年原手术瘢痕旁相继出现多个与之前类似的坚实小结节、肿块，部分相互融合。近 2 个月以来患者发现其中一个结节生长迅速，遂来我科就诊。

【既往史及家族史】

既往体健，否认糖尿病、高血压、冠心病等疾病病史，否认家族相关遗传病病史。

【体格检查】

一般情况可，全身浅表淋巴结无肿大，心、肺、腹部查体阴性。

【皮肤科专科检查】

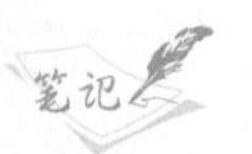

肚脐上方见瘢痕样浸润性暗红色斑块，皮下可触及多个大小不

一的结节、质地硬。右上腹部多个大小不一的隆起性红色结节，质地坚韧。

临床照片见图 6 – 9。

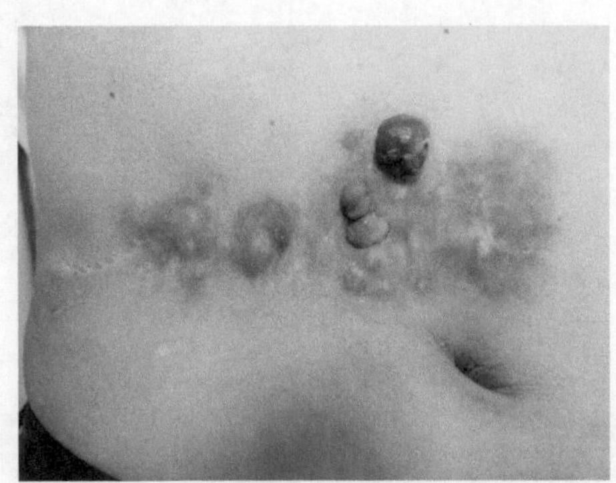

图 6 – 9　腹部皮肤多发结节、斑块

【实验室检查】

血常规、肝肾功能、电解质、血糖、凝血功能均正常。腹部 B 超：右上腹真皮内及皮下脂肪内无包膜的多发低回声结节，显示丰富血流信号，未发现腹腔内内脏占位性病变，无局部淋巴结肿大。全身浅表淋巴结彩超未发现肿大淋巴结。

【思考：可能的诊断】

（1）隆突性皮肤纤维肉瘤?

（2）瘢痕疙瘩?

（3）纤维肉瘤?

（4）多形性未分化肉瘤?

【进一步检查】

皮肤组织病理：真皮全层及皮下组织可见大量梭形肿瘤细胞呈席纹状排列，累及皮肤附属器，可见少数核分裂象（图 6 – 10）。免疫组化（图 6 – 11）：CD34(++)，Vimentin(++)，Bcl-2(+)，NSE(–)，Syn(–)，S100(–)，SMA(–)，XⅢa(–)。

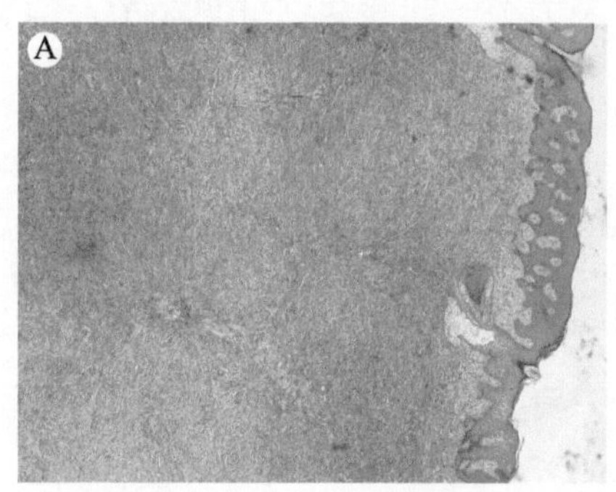
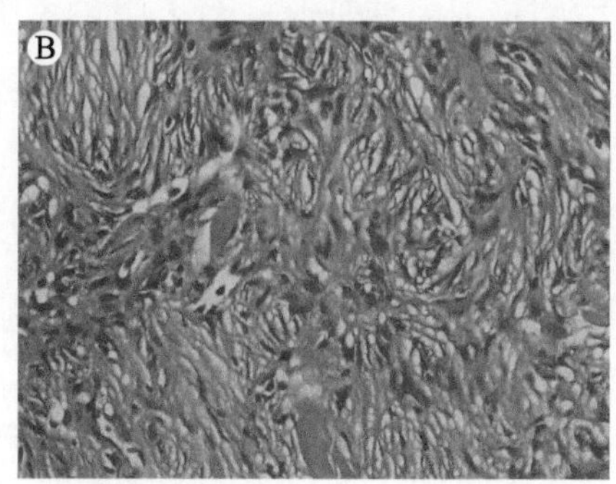

A：HE 染色 ×100；B：HE 染色 ×400。

图 6－10　皮肤组织病理

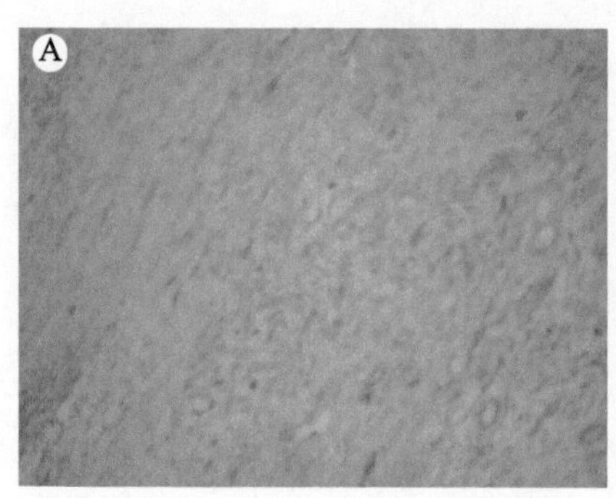
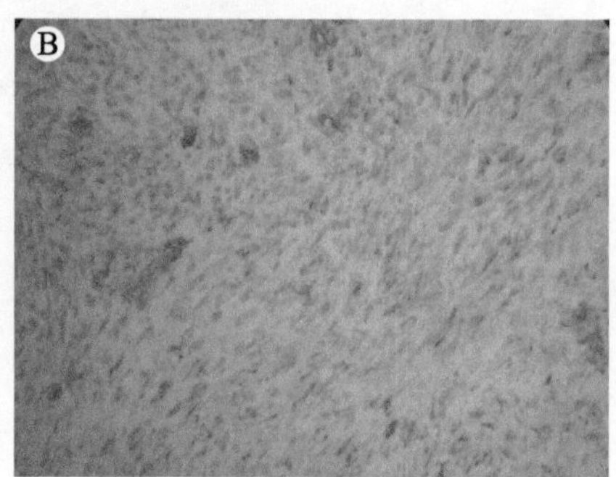

A：CD34（++）；B：Vimentin(++)。

图 6－11　免疫组化

【最后诊断】

隆突性皮肤纤维肉瘤（低度恶性肿瘤术后复发）。

【诊断依据】

（1）患者为 52 岁女性，表现为右中腹皮肤红色结节、肿块 5 年，2 年前手术切除，1 年后复发。

（2）皮损为右上腹多发的斑块、结节及肿块质硬。

（3）皮肤组织病理：真皮全层及皮下组织大量梭形肿瘤细胞呈席纹状排列，累及皮肤附属器，可见少数核分裂象。免疫组化：肿瘤细胞 CD34(++)，Vimentin(++)，Bcl-2(+)，S100(－)，SMA(－)，XⅢa(－)。病理结合免疫组化特征符合隆突性皮肤纤维

笔记

肉瘤。

【治疗】

确诊后转入烧伤整形科行手术切除治疗，边缘扩大5 cm，底面至深筋膜层1 cm，术后伤口愈合好，随访1年无复发。

病例分析与讨论

隆突性皮肤纤维肉瘤是一种交界性的、低度恶性的真皮内梭形细胞肿瘤，各年龄段均可发生，高峰年龄为30～50岁。该病好发于躯干、腹股沟、头颈部，偶见于女性外阴、乳腺，也可发生于以前的外伤部位。皮损不具明显特异性，早期表现为实质坚硬的丘疹、结节，皮损增长缓慢，一般无自觉症状，个别可有轻度或中度疼痛，中后期可出现多个坚实小结节，并可相互融合形成较大、不规则的隆起斑块，表面皮肤可见萎缩、变薄，呈淡红、青紫色，血管易见，可伴随脓性渗出或者溃疡。该病早期易被误诊为良性肿瘤如瘢痕疙瘩，切除后易复发，局部复发常见，但极少转移，有时可能会转化为纤维肉瘤。

病理和免疫组化是诊断隆突性皮肤纤维肉瘤的金标准。其典型病理改变为真皮内弥漫梭形肿瘤细胞呈席纹状或车辐状排列，可见少数核分裂象，异型性不明显，真皮乳头往往受侵犯，表皮及附属器萎缩，肿瘤组织常浸润至皮下脂肪组织，呈蜂窝状结构，晚期可侵犯筋膜及肌肉。大体上，组织病理可分为4型：普通型、黏液型、纤维肉瘤型和色素型，其中黏液型和纤维肉瘤型侵袭性强，复发率高于普通型。其余还包括萎缩型等少见型。隆突性皮肤纤维肉瘤的瘤细胞免疫组化染色示CD34、Vimentin阳性，Ki-67、Actin和SMA部分阳性，S100大部分阴性但可阳性，而CK、XⅢa、CD117、

CD68 阴性。其中，CD34 是隆突性皮肤纤维肉瘤的主要免疫组化标志，具有重要鉴别意义。MRI 和 CT 也可辅助诊断。MRI 具有非常高的软组织分辨率，在软组织肿瘤诊断中具有一定的优势，多数患者 T1WI 呈等或稍低信号，T2WI 呈高或稍高信号，由于病灶血供丰富，增强扫描多显示明显强化。CT 检查密度和空间分辨率高，可以清晰辨认肿瘤的边界、范围、大小等。CT 和 MRI 联合应用对隆突性皮肤纤维肉瘤的早期诊断和其他类别的肿瘤如韧带样型纤维瘤、多形性未分化肉瘤等的鉴别诊断具有一定的意义。超声检查也可辅助诊断隆突性皮肤纤维肉瘤，一般显示皮肤与皮下层肿块，大多表现为边界清楚、形态规则，内部呈不均匀弱回声，血流较为丰富，无局部淋巴结肿大。

隆突性皮肤纤维肉瘤首选的治疗方法是手术切除，广泛性切除是治疗成功的关键，切除范围应尽可能距离肿瘤边缘 5 cm（至少 3 cm），底面至深筋膜层 1 ~ 2 cm，若浸润脂肪组织或者肌肉则需要一并切除，并且病理证实切缘无肿瘤细胞残留。对于儿童或者在头面部、颈部的肿瘤，难以尽可能扩大切除范围，建议行 Mohs 手术。患者常规手术后复发率在 20% 左右，Mohs 手术的复发率小于 1% 。同时，由于隆突性皮肤纤维肉瘤很少发生淋巴结转移，因此一般不需要行淋巴结清扫。虽然该病对放疗敏感，但是目前放疗的疗效尚不是十分确切，仅用于不能切除的病灶或者术后组织病理切缘阳性患者的辅助治疗。对于无法手术的患者，研究显示靶向药物伊马替尼有一定的缓解效果。

临床上隆突性皮肤纤维肉瘤需要与瘢痕疙瘩、皮肤纤维瘤、纤维肉瘤、多形性未分化肉瘤等疾病进行鉴别。

（1）瘢痕疙瘩：皮肤受到一定程度损伤、创伤或炎症后以胶原为主的结缔组织成分在真皮内过度积聚，超出了原有损伤的范围，是组织修复过度的结果，表现为表面光滑的丘疹、斑块，红色或紫

笔记

红色，触之坚实，皮损常有疼痛瘙痒。有时早期皮损及组织病理很难与隆突性皮肤纤维肉瘤鉴别，但免疫组化 CD34 阴性，此点与隆突性皮肤纤维肉瘤明显不同。

（2）皮肤纤维瘤：是成纤维细胞或组织细胞灶性增生引起的一种真皮内的良性肿瘤，好发于四肢伸侧，外伤或者蚊虫叮咬可诱发，皮损常为单发的小于 1 cm 的棕褐色或黑褐色结节，表面多光滑，生长缓慢，病变局限，肿瘤范围很少超过深部真皮，没有浸润式生长，主要需要与萎缩型或斑块型隆突性皮肤纤维肉瘤鉴别。皮肤纤维瘤的病理表现为无包膜结构的实性结节，以梭形成纤维细胞、幼稚或成熟的胶原纤维为主，呈平行状或车轮装排列。隆突性皮肤纤维肉瘤表皮常萎缩或形成溃疡，而皮肤纤维瘤表皮常增生伴基底部色素增加。免疫组织化学示隆突性皮肤纤维肉瘤肿瘤细胞 CD34 弥漫阳性，而大多数皮肤纤维瘤 CD34 阴性，部分皮肤纤维瘤可见 CD34 在肿瘤边缘表达，但中央阴性。

（3）纤维肉瘤：大多发生于肌肉和肌间的纤维组织、深部筋膜、腱膜、肌腱等处。光镜下瘤细胞异型性大，病理性核分裂象多见，没有或少见典型席纹状、车辐状结构；免疫组化示 CD34 阴性，S100、肌酸激酶和 EMA 阴性，Vimentin 阳性。本病临床生长迅速，常引起转移。

（4）多形性未分化肉瘤：常见于成年人四肢，尤其是下肢，肿物多位于皮下或深部软组织，主要需要与纤维肉瘤样型隆突性皮肤纤维肉瘤相鉴别，前者的瘤组织异形性非常明显，细胞排列也呈编织状，可见组织细胞（部分为梭形）、多核瘤巨细胞和数量不等的炎症细胞，核分裂象多见，出血、坏死少见，免疫组化示 CD34 阴性、Vimentin 阳性、CD68 部分阳性。

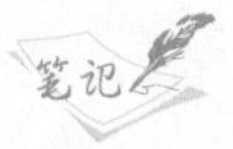

（黄　馨　张桂英）

参考文献

1. 叶新青. 隆突性皮肤纤维肉瘤的临床病理学研究进展. 诊断病理学杂志, 2016, 23(5): 390 - 394.

2. 周慧霞. 9 例隆突性皮肤纤维肉瘤的临床病理特征分析. 实用癌症杂志, 2019, 34(6): 1044.

3. 郭虎. 30 例隆突性皮肤纤维肉瘤(DFSP)患者的 CT 与 MR 对比分析. 皮肤病与性病, 2018, 40(4): 562 - 563.

4. 刘中华, 曾志雄, 黄阿评. 隆突性皮肤纤维肉瘤的超声表现. 中国中西医结合影像学杂志, 2019, 17(6): 648 - 650.

5. 赵海娜, 骆洪浩, 彭玉兰. 隆突性皮肤纤维肉瘤的高频超声表现. 临床超声医学杂志, 2016, 18(6): 412 - 414.

6. 王晓阳, 褚小玲, 张红, 等. 隆突性皮肤纤维肉瘤 3 例报告并文献回顾. 实用皮肤病学杂志, 2017, 10(6): 330 - 333.

7. 孔亚梅, 彭云武. 扩大切除联合电子线照射治疗隆突性皮肤纤维肉瘤. 中国肿瘤外科杂志, 2014, 6(4): 257 - 258.

8. NAVARRETE-DECHENT C, MORI S, BARKER C A, et al. Imatinib treatment for locally advanced or metastatic dermatofibrosarcoma protuberans: a systematic review. JAMA Dermatol, 2019, 155(3): 361 - 369.

病例 40　面部暗红色丘疹、结节、斑块半年

病历摘要

【一般情况】

患者，男，30 岁，军人。

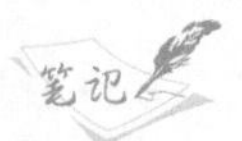

【主诉】

左面颊暗红色丘疹、结节、斑块半年。

【现病史】

患者诉半年前开始左面颊部出现数个绿豆大小的红色丘疹，无明显瘙痒、疼痛等自觉症状，在外院诊断为“痤疮”，外用夫西地酸、莫匹罗星等无明显效果，皮疹渐增多并出现结节，部分皮疹融合成暗红斑块，质地稍软，但无明显压痛。起病以来，患者无发热、乏力、关节痛等症状，精神、睡眠、饮食正常，大小便可。

【既往史及家族史】

患者既往体健，否认传染病病史、外伤史，家族史无特殊。

【体格检查】

一般情况良好，心、肺、腹查体未见明显异常，全身浅表淋巴结未触及肿大。

【皮肤科专科检查】

左面颊部口角附近可见硬币大小的浸润性暗红色斑块，其上可见簇集分布的丘疹、结节，部分表面见米黄色斑点，触之质地稍软，无破溃及压痛。

临床照片见图 6 - 12。

【实验室检查】

血常规、尿常规、大便常规、肝肾功能、梅毒 + HIV 筛查、病毒全套均无明显异常。

【思考：可能的诊断】

（1）Rosai-Dorfman 病？

（2）结节病？

（3）皮肤淋巴瘤？

（4）皮肤结核？

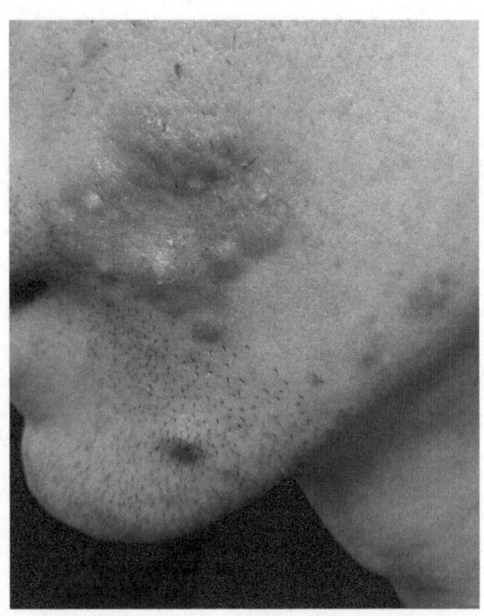

图6－12　临床照片

【进一步检查】

T-SPOT、胸部X线检查结果未见异常，结核菌素试验阴性。浅表淋巴结彩超：双侧颈部、腋下及腹股沟均未探及明显肿大淋巴结声像。面部皮损组织病理活检：真皮全层至皮下脂肪边缘弥漫呈片状或结节状分布的淋巴细胞伴胞质透明的体积较大的组织样细胞及较多浆细胞浸润，并见组织细胞吞噬淋巴细胞现象（图6－13）。免疫组化（大的淡染组织细胞）：S100（＋），CD68（＋），CD1a（－），CD207（－），CD3（＋），CD4（＋），CD5（＋），CD8（＋），CD38（＋），CD138（＋），IgG（灶＋），IgG4（灶＋），IgG4/IgG比值40%，Ki-67（15%＋），PAS和六胺银染色阴性。结合临床符合皮肤型Rosai-Dorfman病。

【最后诊断】

皮肤型Rosai-Dorfman病。

【诊断依据】

（1）左面颊红色丘疹、结节、斑块半年，无明显瘙痒与疼痛。

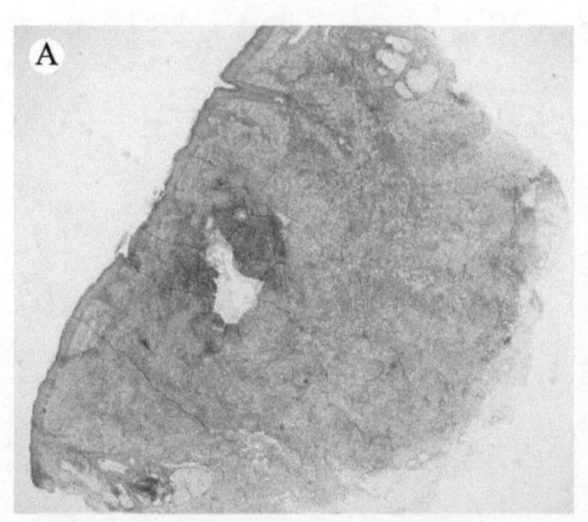
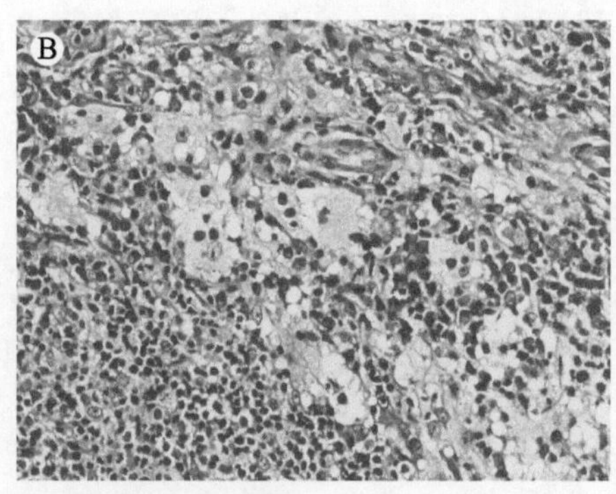

A：HE 染色 ×40；B：HE 染色 ×400。

图 6－13　面部皮损组织病理

（2）浅表淋巴结 B 超及胸部 X 线检查均未见明显异常。

（3）皮肤组织病理检查可见特征性的组织细胞及淋巴细胞伸入运动，免疫组化特点符合 Rosai-Dorfman 病。

【治疗】

予口服沙利度胺 50 mg bid、羟氯喹 0.2 g bid 治疗，外用卤米松软膏及 0.1% 他克莫司乳膏，患者皮疹有所好转。目前仍在治疗随访中。

病例分析与讨论

Rosai-Dorfman 病是一种罕见的、病因未明的良性自限性组织细胞增生症，偶可呈侵袭性，累及全身各个器官，好发于儿童及青少年男性，典型的临床表现为双侧颈部淋巴结对称性无痛性肿大、反复发热及多形性皮疹，可伴有其他表现，包括眼、上呼吸道、肝、骨骼等受累。发生于结外者较少见，以皮肤和皮下组织最多见。而单纯发生于皮肤不伴淋巴结及系统受累的 Rosai-Dorfman 病称为皮肤型 RDD（cutaneous Rosai-Dorfman disease，CRDD）。病因不明，目前认为可能

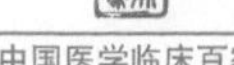

与人类免疫缺陷病毒、人疱疹病毒、EB 病毒和水痘—带状疱疹病毒感染密切相关。此外,某些自身免疫反应也可能是本病发生的主要因素之一。

CRDD 患者最常见的受累部位是头部和颈部，其次为躯干。皮损表现多样，通常存在多处病变。典型皮损表现为红棕色丘疹或结节，也有脓疱或痤疮样疹的报道，少数患者可发生广泛的融合浸润。

皮肤组织病理学是诊断 CRDD 的关键。病理表现以真皮内弥漫性组织细胞、浆细胞、淋巴细胞浸润为特征。大的组织细胞（Rosai-Dorfman 细胞）有泡沫状细胞核，细胞边界模糊，可见完整的淋巴细胞或浆细胞等被吞噬现象，即“伸入运动”(Rosai-Dorfman 病特征性病理改变)。这些组织细胞免疫组化表达 S100 蛋白强阳性，CD68 不同程度的阳性反应，但 CDla 呈阴性。

本例患者皮疹表现为浸润性斑块和小结节，皮肤组织病理可见特征性的组织细胞及淋巴细胞伸入运动，免疫组化改变符合 Rosai-Dorfman 病，未发现其他系统受累，符合 CRDD 的诊断。

CRDD 的皮疹表现多样，临床上需与结节病、皮肤淋巴瘤、皮肤结核等疾病鉴别。

（1）结节病：皮肤结节病皮损类型多样，丘疹、结节、斑块型多见，临床上还有结节红斑型、瘢痕型、冻疮样狼疮型、色素减退斑、溃疡型、银屑病样和鱼鳞病样改变及皮下结节型等皮疹形态。组织病理特征主要为上皮细胞为主的非干酪样坏死性肉芽肿改变，周围少量淋巴细胞浸润，结节边界清楚，呈“裸结节”样表现。

（2）淋巴瘤：常表现为弥漫的肿瘤性淋巴细胞浸润，细胞致密排列，核染色质多而分散，核异型及核分裂象较多见，但无伸入运动。免疫组化显示单一 T 淋巴细胞或 B 淋巴细胞的免疫表型，S100 蛋白染色阴性。基因重排显示肿瘤细胞为淋巴细胞单克隆性。

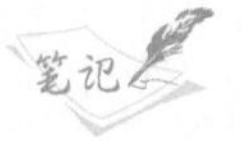

（3）皮肤结核：是由结核杆菌引起的一种皮肤传染病，皮疹表现为浸润红斑、丘疹、结节、斑块、溃疡等。皮肤病理出现结核性肉芽肿伴较多淋巴细胞浸润、干酪样坏死是诊断要点。结核菌素试验、γ-干扰素释放试验或 T-SPOT 等检查可辅助诊断。

（陈映丹　陈秀芳　张桂英）

参考文献

1. BRUCE-BRAND C，SCHNEIDER J W，SCHUBERT P. Rosai-Dorfman disease：an overview. J Clin Pathol，2020，73(11)：697－705.
2. 罗颖君，马寒. Rosai-Dorfman 病发病机制的研究进展. 国际皮肤性病学杂志，2016，42(4)：247－249.
3. AHMED A，CROWSON N，MAGRO C M. A comprehensive assessment of cutaneous Rosai-Dorfman disease. Ann Diagn Pathol，2019，40：166－173.
4. CAPLAN A，ROSENBACH M，IMADOJEMU S. Cutaneous sarcoidosis. Semin Respir Crit Care Med，2020，41(5)：689－699.
5. MUGNAINI E N，GHOSH N. Lymphoma. Prim Care，2016，43(4)：661－675.
6. Charifa A，Mangat R，Oakley A M. Cutaneous Tuberculosis. Treasure Island (FL)：StatPearls Publishing，2021.

病例 41　外阴浸润性红斑 6 年

病历摘要

【一般情况】

患者，男，75 岁，农民。

【主诉】

外阴浸润性红斑6年。

【现病史】

患者6年前无明显诱因左侧阴茎根部出现一约甲盖大小的红斑，红斑表面无渗出、糜烂，不痒不痛，于当地医院初步诊断为湿疹，予以口服氯雷他定片及外用地奈德乳膏后瘙痒减轻，但皮疹逐渐扩大，蔓延至左侧阴囊，经反复搔抓、摩擦后局部皮肤增厚、粗糙，偶尔出现糜烂、渗出。患者反复就诊于多家医院，均以湿疹或神经性皮炎治疗，多年来皮疹一直未消退。病程中患者无发热，无双侧腹股沟淋巴结肿大及疼痛等不适。

【既往史及家族史】

既往体健，否认高血压、糖尿病病史，家族中无类似患者。

【体格检查】

一般情况尚可，系统检查未见异常。

【皮肤科专科检查】

左侧阴茎根部及左侧阴囊处见片状红斑，约5 cm×6 cm大小，表面粗糙，覆有少许白色鳞屑，呈苔藓样改变，有浸润感，表面无糜烂、渗出。双侧腹股沟未触及肿大的淋巴结。

临床照片见图6－14。

【思考：可能的诊断】

（1）神经性皮炎？

（2）湿疹？

（3）乳房外佩吉特病？

【进一步检查】

血常规、尿常规正常；真菌涂片、培养阴性；肿瘤标志物筛查12项正常。皮肤组织病理：可见较多细胞质丰富淡染的肿瘤细胞散在分布于整个表皮，细胞异型明显，真皮未累及（图6－15），考

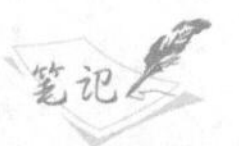

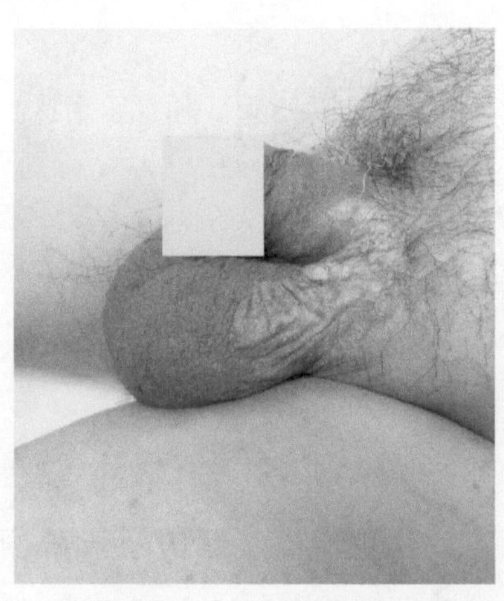

图6－14　临床照片

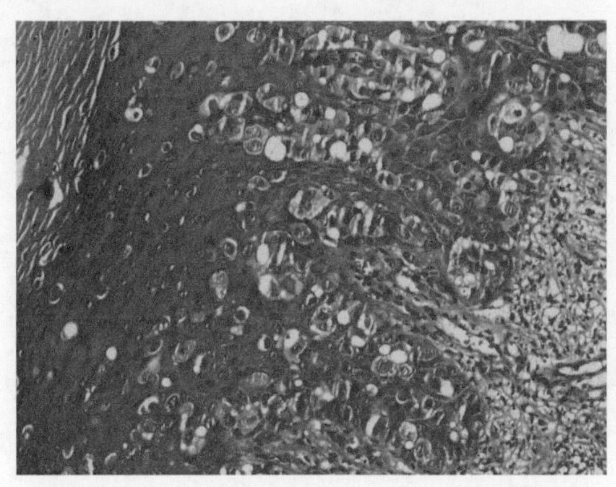

图6－15　皮肤组织病理（HE 染色 ×400）

虑乳房外佩吉特病。免疫组化：肿瘤细胞 CEA、EMA、GCDFP-15、PAS、CK7 均阳性，CK20 阴性。病理结合免疫组化均符合乳房外佩吉特病。

【最后诊断】

乳房外佩吉特病。

【诊断依据】

（1）75 岁男性，皮疹表现为外阴部位界限清楚的浸润性红斑。

（2）皮肤组织病理结合免疫组化结果符合乳房外佩吉特病。

【治疗】

手术切除皮损，边缘扩大 1 cm，随访 2 年后无复发。

病例分析与讨论

乳房外佩吉特病又称乳房外湿疹样癌，分为原发性和继发性，是一种少见的皮肤恶性肿瘤。原发性乳房外佩吉特病多发生在大汗腺分布丰富的区域，如外生殖器、肛周及腋窝等，少数见于躯干、四肢及面部；继发性乳房外佩吉特病主要来源于泌尿生殖道及消化道肿瘤。原发性乳房外佩吉特病好发于 50 岁以上的男性，临床进展缓慢，恶性程度不高，但晚期可呈侵袭性生长，淋巴结转移是其最常见的转移方式。乳房外佩吉特病临床上往往呈湿疹样或慢性皮炎样改变，可表现为界限清楚的红色斑片或斑块，中央可有潮红、糜烂及渗出，上附鳞屑或结痂，部分患者可伴有不同程度瘙痒，故临床上极易被误诊为慢性湿疹、神经性皮炎及股癣等。

乳房外佩吉特病的诊断主要借助于组织病理及免疫组化检查。组织病理学特征为表皮棘层肥厚，其内可见数量不等的 Paget 样肿瘤细胞，圆形，胞体大，胞质丰富淡染，有异型性，孤立或成簇分布，常见核分裂象。免疫组化可用于鉴别原发性和继发性乳房外佩吉特病，常用的标志物有 CK7、CK20、CEA、巨大囊性病的液状蛋白 15（GCDFP-15）、CAM5.2 等。CK7 诊断乳房外佩吉特病的敏感性为 86% ~ 100%，CK20 阳性常提示为继发性乳房外佩吉特病，GCDFP-15 阳性常提示为原发性乳房外佩吉特病。

乳房外佩吉特病的治疗首选手术切除，主要包括局部扩大切除术和 Mohs 手术。局部扩大切除术通常沿皮损边缘扩大切除 1.5 ~ 3 cm，但复发率为 20% ~ 60%。Mohs 手术可有效降低乳房外佩吉特病术后的复发率，可作为无转移的乳房外佩吉特病患者的一线治

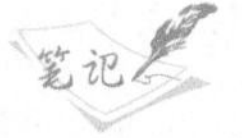

疗。若有淋巴结转移，需进行淋巴结清扫。乳房外佩吉特病的非手术治疗方式包括光动力治疗、放疗、化疗及分子靶向治疗等。光动力治疗适用于有手术禁忌、复发及皮损面积过大的患者；放疗可作为有手术禁忌患者的替代治疗或术后的辅助治疗；化疗常用于有手术禁忌、远处转移的患者及术后的辅助治疗。目前用于乳房外佩吉特病的分子靶向治疗的药物主要有曲妥珠单抗和泒洛替尼。

本例患者曾长期被误诊为湿疹、神经性皮炎，多年来病情反复迁延不愈，予以口服抗组胺药及外用糖皮质激素制剂等治疗后无好转，后结合皮肤组织病理及免疫组化检查，最终确诊为乳房外佩吉特病。因此，针对50岁以上者，若发生外生殖器部位长期不愈的湿疹样皮肤损害，尤其是合并有慢性溃疡、疣状肿物等症状，应提高警惕，及时行组织病理和免疫组化检查以明确诊断。

本病在临床上需要与阴囊湿疹、神经性皮炎、股癣、鲍温病等疾病相鉴别。

（1）慢性阴囊湿疹：多由急性、亚急性阴囊湿疹反复发作转变而来，表现为阴囊处肥厚性斑块，境界欠清，表面粗糙，常伴有色素沉着，使用抗组胺药及外用糖皮质激素软膏有效。虽容易复发，但皮疹可痊愈。组织病理表现为海绵水肿性皮炎，真皮内常见嗜酸性粒细胞浸润，表皮内无 Paget 细胞。

（2）神经性皮炎：是一种常见的慢性瘙痒性皮肤病，好发于颈后、肘部、骶尾部等，起初仅有痒感，无皮疹，经反复搔抓、摩擦等刺激后皮疹逐渐粗糙、肥厚，呈苔藓样改变，边界清楚，表面可覆有鳞屑，易复发，予以抗组胺药及外用糖皮质激素软膏治疗有效。

（3）股癣：皮疹起初表现为小片红斑或丘疹，逐渐向四周离心性蔓延，其上可有丘疹、水疱及鳞屑等，边界清楚，中央部位可自愈，伴色素沉着或脱屑，常伴有瘙痒，真菌检查阳性可确诊。

（4）鲍温病：好发于躯干，典型的皮疹为孤立的、边界清楚的不规则形暗红色斑片或斑块，表面常有结痂、脱屑甚至糜烂、渗出。组织病理表现为表皮全层的非典型增生，可伴角化不全及角化不良，可见病理性核分裂象，肿瘤细胞通常未突破基底膜。与乳房外佩吉特病不同的是，鲍温病表皮内可有佩吉特样肿瘤细胞，但免疫组化示 CEA、GCDFP-15 等阴性，此点不同于乳房外佩吉特病。

（罗　雯　张桂英）

参考文献

1. BÖER-AUER A，AUGUST C，FALKTM，et al. Benign mucinous metaplasia of the genital mucosa：histomorphological and immunohistochemical features and criteria for differentiation from extramammary Paget disease. Br J Dermatol，2011，165(6)：1263 - 1272.
2. 张韡，曾学思，孙建方. 乳房外 Paget 病的病理学研究进展. 中华皮肤科杂志，2015，48(12)：897 - 898.
3. 徐莹莹，王焱，方方. 乳房外 Paget 病的治疗进展. 国际皮肤性病学杂志，2017，43(1)：10 - 13.

病例 42　面部及四肢反复出现丘疹、斑块、水疱、坏死及溃疡

病历摘要

【一般情况】

患儿，男，11 岁，学生。

【主诉】

面部及四肢反复出现丘疹、斑块、水疱、坏死及溃疡6年。

【现病史】

患儿诉6年前春夏季蚊虫叮咬后面部及四肢远端出现数个约绿豆大小的红色丘疹，顶端出现小水疱，伴轻微瘙痒，继而向周边扩大为红色斑块，部分皮疹中央逐渐溃烂、坏死。皮疹成批发生，严重时伴有不规则间歇发热，皮疹1～2周不经治疗能自愈，愈后留痘疮样瘢痕。病情秋季减轻，冬季痊愈。曾于外院多次诊断为“虫咬皮炎”，予以抗过敏等治疗后皮疹好转，之后患儿每年春夏季经蚊虫叮咬后均出现类似皮疹。自起病以来，患儿体重无下降，精神、睡眠、饮食可。

【既往史及家族史】

既往体健，否认传染病病史及接触史，家族中无类似患者。

【体格检查】

一般情况可，体温37.0℃，双侧颈部触及多个肿大的淋巴结，约花生大小，可推动，无压痛。心、肺、腹部查体未见异常。

【皮肤科专科检查】

颜面、右手背尺侧缘和双踝关节附近皮肤见浸润性的红色或暗红色水肿性斑块，部分表面可见溃疡及黑色坏死性痂皮，颜面部及四肢远端见黄豆至蚕豆大小的凹陷性瘢痕，面部及双手背皮肤明显肿胀。

临床照片见图6－16。

【实验室检查】

血常规、尿常规及大便常规均正常。病毒全套、肝炎病毒全套、梅毒血清学检查、HIV 初筛试验、结核菌素试验、T-SPOT、ANA、抗 ENA 抗体谱、抗 dsDNA 抗体均阴性。EB 病毒 IgM 阳性。寄生虫全套：包虫抗体(＋)。心电图、胸部 X 线检查及腹部 B 超均正常。

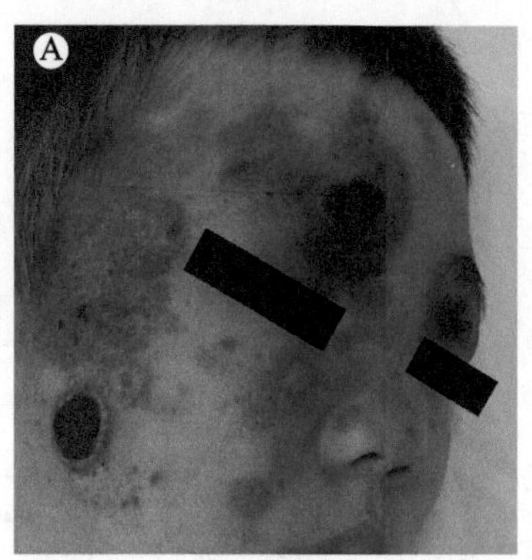

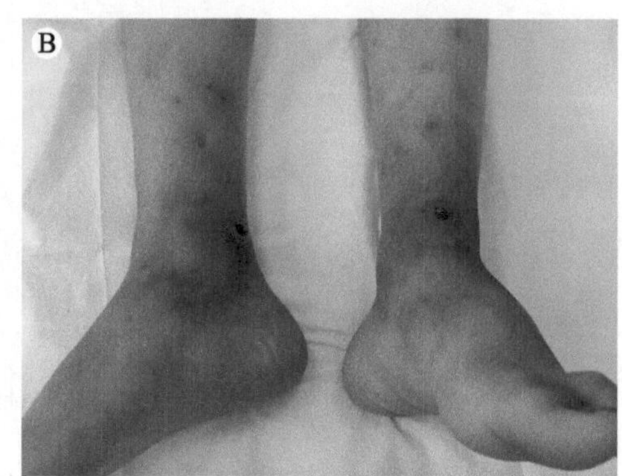

图 6-16　临床照片

【思考：可能的诊断】

（1）急性痘疮样苔藓样糠疹?

（2）淋巴瘤样丘疹病?

（3）种痘样水疱病?

（4）种痘水疱病样淋巴增殖性疾病?

【进一步检查】

皮肤组织病理：真皮及皮下组织内弥漫性淋巴样细胞浸润，细胞有异型性，表皮下半部亦有异型淋巴细胞浸润（图 6-17）。免疫组化：CD45RO（+），CD45RB（+），CD43（+），TIA-1（++），CD30（+），CD56（+），CD20（+），MPO（+），CK（-），Ki-67（+，<10%），CD3（+），CD68（+）。EBER 原位杂交检测阳性。结合临床病史、病理特点及免疫组化结果符合种痘水疱病样淋巴增殖性疾病。骨髓涂片及活检正常。

【最后诊断】

种痘水疱病样淋巴增殖性疾病。

【诊断依据】

（1）患儿，男，11 岁，皮疹表现为水肿性红斑块、丘疹、丘疱疹、坏死及溃疡等多形性损害，起疹前多有蚊虫叮咬史。

（2）皮肤组织病理特点、免疫组化结果符合淋巴增殖性疾病。

笔记

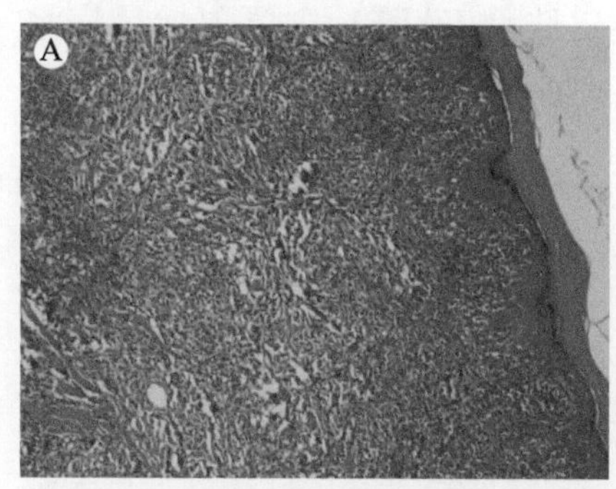
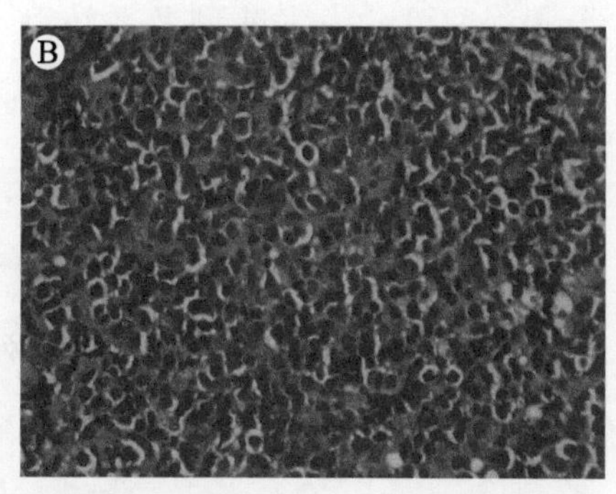

A：真皮及皮下组织内弥漫性或结节状淋巴样细胞浸润；B：异型淋巴细胞。

图 6-17　皮肤组织病理

（3）EBER 原位杂交检测阳性。

【治疗】

予以泼尼松 10 mg bid 口服共 30 天；重组人干扰素 α-2a 100 万单位，肌内注射，每天 1 次，共 15 天；阿昔洛韦 200 mg 口服，每天 3 次，共 30 天；破溃处外用莫匹罗星软膏。4 周后复诊，患儿病情稳定，皮疹大部分消退，激素减量至 15 mg qd 口服，后激素逐渐减量。随访 1 年后患者出现高热不退，全血细胞下降，转儿科住院治疗。

病例分析与讨论

根据 2018 年 WHO-欧洲癌症研究和治疗组织（European Organzation for Research and Treatment of Cancer，EORTC）发布的原发性皮肤 T 细胞淋巴瘤（PCTCL）的最新分类标准，儿童 EB 病毒相关 NK/T 细胞淋巴组织增生性疾病主要包括慢性活动性 EB 病毒感染（CAEBV）和儿童系统性 EBV 阳性 T 细胞淋巴瘤。慢性活动性 EB 病毒感染指原发 EB 病毒感染后，病程 >3 个月，外周血 EB 病毒载量持续异常升高，出现全身症状（发热、肝脾肿大、肝功能损害、腹泻等），组织学上呈谱系改变，浸润细胞可呈克隆性增生，往往进展为系统性 EBV 阳性 T 或 NK/T 细胞淋巴瘤。CAEBV 根据

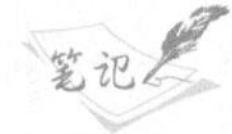

受累程度可分为皮肤型及系统型，皮肤型 CAEBV 主要包括种痘水疱病样淋巴增殖性疾病和蚊虫叮咬高敏反应（HMB）。种痘水疱病样淋巴增殖性疾病多累及儿童及青少年，偶可见于成人，皮疹类似于种痘样水疱病，主要发生于曝光部位，表现水肿性红斑、丘疹、水疱、丘疱疹、溃疡、结痂、坏死和痘疮样瘢痕等多形性损害，愈后有浅表瘢痕形成，病情严重时可伴有发热、肝脾及淋巴结肿大等全身症状。HMB 通常表现为蚊虫叮咬的部位出现溃疡性皮损。种痘水疱病样淋巴增殖性疾病和 HMB 的组织病理改变相似，表现为真皮血管及附属器周围灶状至致密的淋巴细胞浸润，部分患者见少量嗜酸性粒细胞、中性粒细胞浸润，但 HMB 多为 NK 细胞表型，种痘水疱病样淋巴增殖性疾病多呈 $CD8^+$T 细胞表型。儿童系统性 EBV 阳性 T 细胞淋巴瘤常急性起病或由 CAEBV 进展所致，常伴噬血细胞性淋巴组织细胞增多症，有明显的系统受累，预后差。

种痘水疱病样淋巴增殖性疾病目前尚无标准的治疗方案。文献报道糖皮质激素、免疫球蛋白、环孢素、干扰素及抗病毒治疗对本病有一定的疗效。

本例患者起疹前有蚊虫叮咬，皮损多发生于面部及四肢远端等曝光部位，呈红色丘疹、斑块、水疱、坏死及溃疡等多形性损害，皮损不经治疗能自愈，愈后留有痘疮样瘢痕，严重时伴有不规则间歇发热，于外院一直被误诊为虫咬皮炎，经激素、干扰素、阿昔洛韦及免疫调节剂等治疗数月后皮疹基本消退，但其远程疗效需要进一步观察及随访。

本病在临床上需要与种痘样水疱病、淋巴瘤样丘疹病、急性痘疮样苔藓样糠疹、丘疹坏死性结核疹等疾病鉴别。

（1）种痘样水疱病：皮疹主要分布于光暴露部位，日晒后出现红斑、丘疹、水疱，自幼发病，多数患者青春期后可自愈，愈后形成持久性痘疮样瘢痕，病理上无异型淋巴细胞浸润，无系统损害。

笔记

（2）淋巴瘤样丘疹病：皮损亦可出现坏死、破溃、结痂等多形性损害，皮疹愈合后无痘疮样萎缩性瘢痕，免疫组化示CD30阳性，EBER原位杂交阴性。

（3）急性痘疮样苔藓样糠疹：皮损同样可出现丘疹、坏死、破溃、结痂等多形性损害，愈后留下痘疮样瘢痕，为自限性疾病，预后良好。

（4）丘疹坏死性结核疹：常伴有肺、淋巴结、泌尿道或其他部位结核病灶，皮疹表现为丘疹，中央坏死形成溃疡，愈后留下萎缩性瘢痕。结核菌素试验阳性。

（罗 雯 张 静 张桂英）

参考文献

1. WILLEMZE R, CERRONI L, KEMPF W, et al. The 2018 update of the WHO-EORTC classification for primary cutaneous lymphomas. Blood, 2019, 133(16): 1703-1714.
2. 田树凤，申昆玲，邓继岿. 慢性活动性EB病毒感染的研究进展. 中华实验和临床病毒学杂志，2018，32(1)：103-107.
3. 陈浩，孙建方，周小鸽. 原发皮肤淋巴组织增殖性疾病分类进展. 中华皮肤科杂志，2019，52(9)：647-651.
4. 李姣姣，任发亮，谭琦，等. 儿童种痘样水疱病样淋巴组织增生性疾病15例临床、病理及预后分析. 中华皮肤科杂志，2019，52(10)：717-721.
5. LONG V, LIANG M W, TAN S H. Hydroa vacciniforme-like lymphoproliferative disorder in an elderly Chinese patient and a literature review of adult cases. Int J Dermatol, 2018, 57(11): 1283-1292.

病例43　脐周、右上臂出现红斑、丘疹

病历摘要

【一般情况】

患者，男，38岁，职员。

【主诉】

脐周、右上臂出现干燥鳞屑性红斑、丘疹2年。

【现病史】

患者诉2年前无明显诱因脐周两侧出现硬币大小的干燥脱屑性斑片，未重视，逐渐扩大，边界不清，右侧斑片表面逐渐出现粟粒大小的丘疹，左侧斑片表面反复脱屑。曾于当地医院就诊，诊断为“湿疹”，外用激素类乳膏后皮疹好转，但反复发作。近期右上臂伸侧出现类似的干燥脱屑性淡红斑片，皮疹进行性扩大，无自觉不适。

【既往史及家族史】

既往体健，否认传染病病史，个人史及家族史均无特殊。

【体格检查】

一般情况良好，全身浅表淋巴结未触及肿大，心肺腹查体未见明显异常。

【皮肤科专科检查】

脐周两侧及右上臂可见三处边界不清的干燥脱屑性斑片，脐部右侧斑片表面可见粟粒大小的红色丘疹，脐部左侧及右上臂斑

片表面覆有白色糠状鳞屑及皱纹，未见明显浸润性斑块、结节及肿块。

临床照片见图6－18。

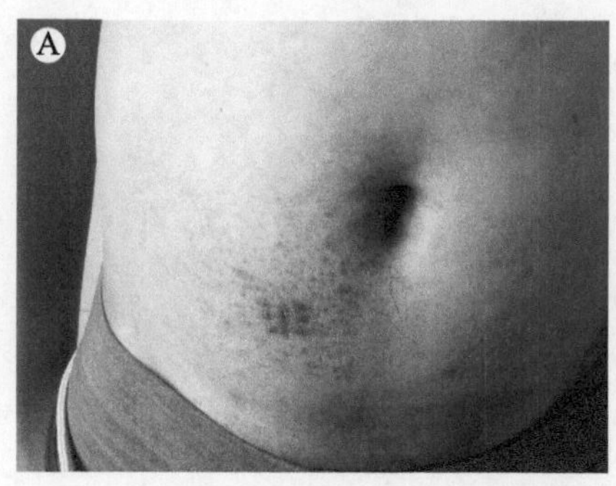
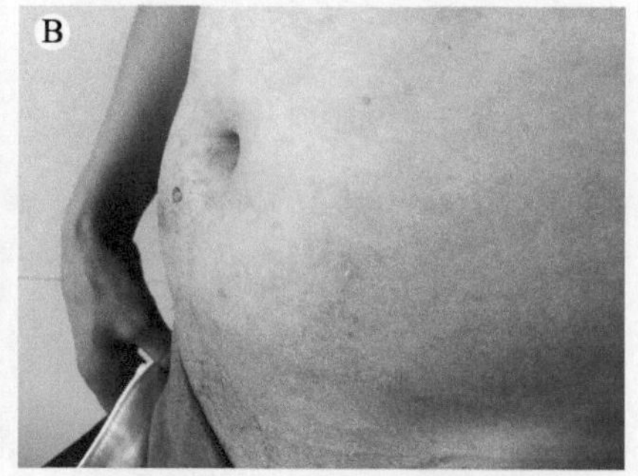

图6－18 临床照片

【思考：可能的诊断】

（1）乏脂性湿疹？

（2）大斑片型副银屑病？

（3）蕈样肉芽肿？

【进一步检查】

血常规、尿常规、大便常规、肝肾功能、血清乳酸脱氢酶、梅毒血清学试验及HIV初筛试验均无异常。全身浅表淋巴结彩超：颈部、双腋下、腹股沟均未见肿大淋巴结声像。PET/CT未发现代谢增高区域，全身浅表淋巴结无肿大。皮肤组织病理：轻度角化过度，表皮增生伴真皮浅层较多单一核细胞带状浸润，局部淋巴细胞有亲表皮现象，可见Pautrier微脓肿，真表皮交界处淋巴细胞有轻度异型（图6－19）。免疫组化：CD3（+），CD4（+），CD5（+），CD7（局灶+），CD8（散在+），CD20（散在+），CD79a（局灶+），CD30（－），CD56（－），Ki-67（15%+），EBER原位杂交（－）。基因检测：*TCR*基因重排阳性。临床结合皮肤组织病理和免疫组化结果符合皮肤T细胞淋巴瘤、蕈样肉芽肿（斑片期）。

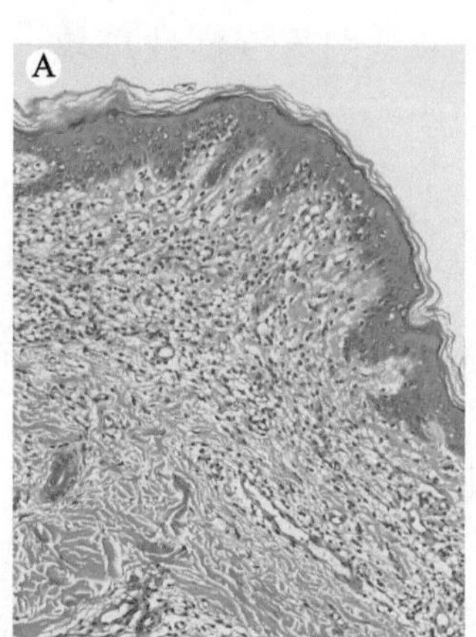

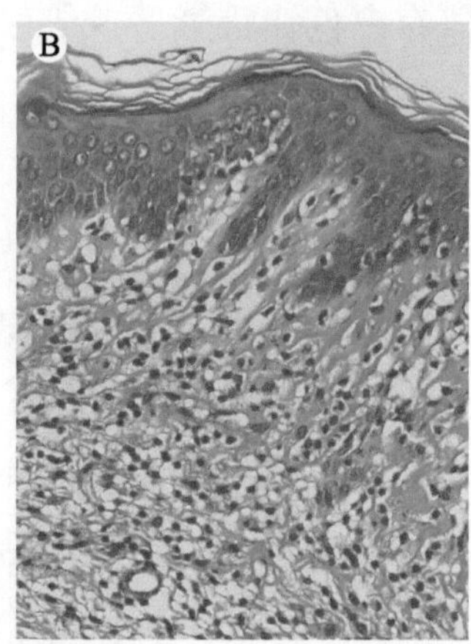

图 6－19　皮肤组织病理

【最后诊断】

蕈样肉芽肿（斑片期）。

【诊断依据】

（1）38 岁男性，皮疹表现为干燥脱屑性斑片及红色丘疹。

（2）组织病理可见真皮浅层带状稀疏单一核细胞浸润，淋巴细胞亲表皮现象，可见 Pautrier 微脓肿形成，细胞有轻度异型性。免疫组化：CD3（＋），CD4（＋），CD5（＋），CD8（散在＋），Ki-67（15% ＋）。基因检测：*TCR* 基因重排阳性。

【治疗】

予注射用重组人干扰素 a-2b、外用丙酸氟替卡松乳膏及氮芥溶液治疗，联合 UVA 光疗 2 个月后患者皮疹基本消退，目前仍在随访中。

病例分析与讨论

蕈样肉芽肿是起源于记忆性辅助性 T 细胞的低度恶性皮肤 T 细胞淋巴瘤，是皮肤 T 细胞淋巴瘤中最常见的一种亚型，根据典型临

床表现分为斑片期、斑块期和肿瘤期。病程呈慢性进行性，其病因及确切的发病机制仍不明确，最近的研究发现皮肤微环境中的多种因素共同决定着恶性T细胞的皮肤诱导能力。蕈样肉芽肿的早期临床表现缺乏特异性，皮损表现多种多样，极易被误诊为其他皮肤病，特别是湿疹、副银屑病，因此组织病理及免疫组化检查是诊断早期蕈样肉芽肿的重要依据。

蕈样肉芽肿的三期表现在组织病理学上存在不同程度的差异，其中斑片期和斑块期往往重叠。其常见的病理学表现：①亲表皮现象，淋巴样细胞在表皮基底层呈列兵样排列，细胞周围有晕，在表皮内可出现 Pautrier 微脓肿；②真皮浅层淋巴细胞苔藓样浸润；③免疫组化：通常以克隆性增殖 $CD4^+$ T细胞为主。

目前蕈样肉芽肿的早期诊断主要依据2005年国际皮肤淋巴瘤协会（International Society of Cutaneous Lymphoma，ISCL）公布的基于临床、病理和多种方法学的早期蕈样肉芽肿诊断评分标准。我们参考该标准对本例患者进行了评价：临床表现为非曝光部位的、形态及大小不一致的进行性加重的斑片；组织病理上出现表皮下多个灶性淋巴细胞亲表皮现象，表皮内见 Pautrier 微脓肿形成；克隆性 *TCR* 基因重排阳性；表皮浸润T细胞表面抗原CD7阳性率 $<10\%$。ISCL诊断标准评分为6分，满足诊断早期蕈样肉芽肿的条件。

本例患者皮疹表现为干燥脱屑性斑片，临床上需与乏脂性湿疹、大斑片型副银屑病等疾病进一步鉴别。

（1）乏脂性湿疹：主要由于皮肤水分脱失，皮脂分泌减少，干燥，表皮及角质层有细裂纹。皮疹可呈干燥脱屑斑片，严重者可类似“碎瓷”。多发生于冬季、老年人，可发生于身体多处，但多见于四肢，尤其小腿胫前。病理无特征性，无亲表皮现象及 Pautrier 微脓肿。

（2）大斑片型副银屑病：皮疹可呈圆形或不规则形的鳞屑性淡红色斑片，表面干燥，直径常大于5 cm，有时皮疹呈血管萎缩性皮

肤异色症改变。组织病理特征性不强，常表现为浅层血管周围炎，淋巴细胞深染，可有亲表皮现象，但没有细胞异型及 Pautrier 微脓肿，部分患者最终转化为蕈样肉芽肿。

（陈映丹　张桂英）

参考文献

1. 王兴，庞云燕，刘国鹏，等. 初发为离心性环状红斑样的蕈样肉芽肿 1 例. 医学检验与临床，2017，28(1)：60－61.
2. PIMPINELLI N，OLSEN E A，SANTUCCI M，et al. Defining early mycosis fungoides. J Am Acad Dermatol，2005，53(6)：1053－1063.
3. BOLOGNIA J L，SCHAFFER J，CERRONI L. 皮肤病学. 4 版. 朱学骏，王宝玺，孙建方，等，译. 北京：北京大学医学出版社，2019.

病例 44　双手掌黄褐色硬斑块伴疼痛

病历摘要

【一般情况】

患者，女，49 岁，农民。

【主诉】

双手掌、指屈侧黄褐色硬斑块伴疼痛 6 年。

【现病史】

患者 6 年前右手小指掌指关节处出现一个约绿豆大小黄褐色疼痛结节，质硬，逐渐增多累及右手无名指、中指掌指交界处及中指近端指间关节皮肤，并融合成硬条索状。开始时未重视，未治疗，

左手中指、无名指、小指掌指交界处出现类似皮损并伴明显疼痛。病变逐渐进展，双侧无名指、小指屈曲挛缩畸形，不能伸直。双足跖部无类似结节皮损。

【既往史及家族史】

既往体健，否认糖尿病、高脂血症、癫痫等疾病病史。家族中无类似疾病患者。

【体格检查】

一般情况良好，全身系统体查未见异常。

【皮肤科专科检查】

双侧手掌中指、无名指、小指掌指关节附近、右手中指近端指间关节皮肤可见多个绿豆至黄豆大小黄褐色结节，高出皮面，表面光滑，质坚实，压痛明显，难以推动。双侧手掌结节融合成条索状。双手中指、无名指、小指屈曲挛缩畸形，不能完全伸直。足底未见类似皮损。

临床照片见图6-20。

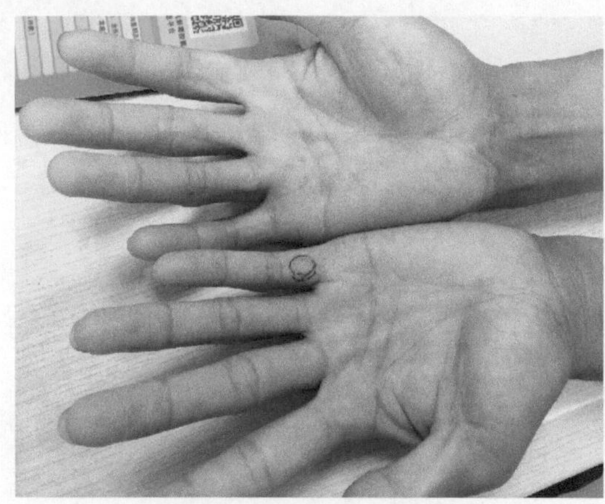

图6-20 临床照片

【实验室检查】

血常规、尿常规、大便常规、肝肾功能、血脂及血糖检查无异常。

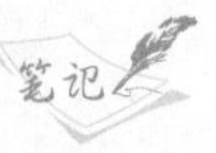

【思考：可能的诊断】

（1）上皮样肉瘤？

（2）钙化性腱膜纤维瘤？

（3）腱鞘巨细胞瘤？

（4）掌纤维瘤病？

（5）腱鞘囊肿？

【进一步检查】

皮肤组织病理：（左手小指掌指交界处皮肤）真皮内见大量平行于表皮排列的形态一致的成纤维细胞，局部胶原粗大，病灶边界尚清楚，无包膜（图 6－21）。

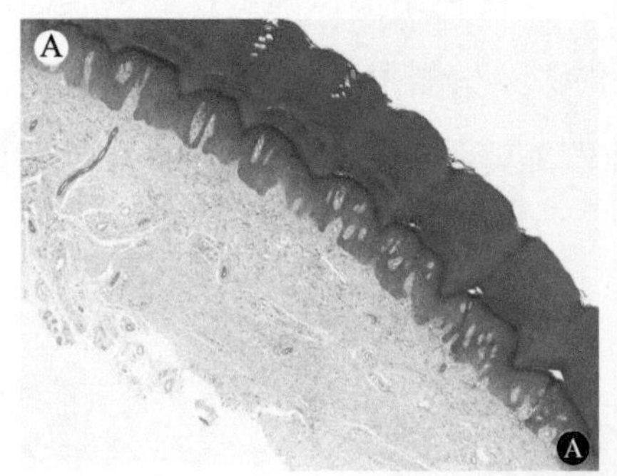
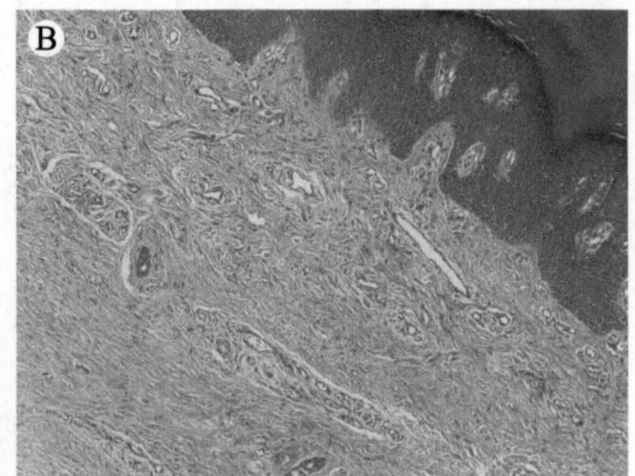
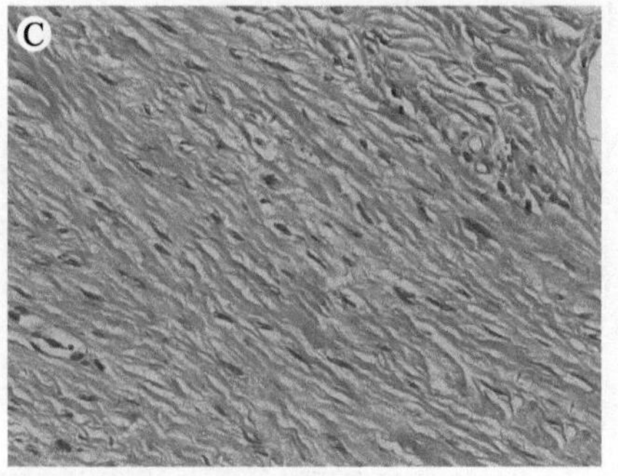

A：HE 染色 ×40；B：HE 染色 ×200；C：HE 染色 ×400。

图 6－21　皮肤组织病理

【最后诊断】

掌纤维瘤病。

【诊断依据】

(1) 患者为49岁女性，体力劳动者，双手掌指黄褐色硬斑块伴疼痛6年，病情进展缓慢。

(2) 皮损表现为双侧手掌中指、无名指、小指掌指关节附近、右手中指近端指间关节皮肤可见多个绿豆至黄豆大小黄褐色结节，融合成条索状，质地坚实，压痛明显。双手中指、无名指、小指屈曲挛缩畸形。

(3) 皮肤组织病理：真皮内见大量大致平行于表皮方向排列的形态一致的成纤维细胞，局部胶原粗大，病灶无包膜，边界尚清楚，结合患者典型的临床表现和组织病理改变，可明确诊断。

【治疗】

掌部皮损行外科手术切除治疗，术后4个月双手掌指关节部位皮损复发，未行进一步治疗。

病例分析与讨论

掌纤维瘤病也称杜氏病或杜氏挛缩（Dupuytren's disease or Dupuytren's contracture），是掌腱膜纤维组织过度增生所致的良性疾病。本病原因不明，与地理位置、环境和遗传因素密切相关，还与酗酒、吸烟、创伤、体力劳动、高血压、高脂血症、糖尿病、癫痫等高危因素有关。部分病例为常染色体显性遗传模式，也有散发病例。掌纤维瘤病在不同地区的人群中患病率差别很大，在北欧白种人中很常见，黑人和亚洲人中罕见。多见于中老年人，患病率随着年龄的增长而增加，年龄大于45岁的男性患病率明显高于女性。本病通常发生于双侧，双手一般先后受累，最常侵犯无名指、小指的尺侧，其次是拇指、中指和食指。病变早期手掌皮下脂肪逐渐纤维化，皮肤紧贴浅筋膜，表面形成凹陷，一般无明显症状，此后逐

渐形成单发或多发大小不一坚实硬性结节，而后发展成条索状，偶有麻刺感或阵发性疼痛。晚期引起掌指关节、近端指间关节屈曲挛缩畸形，不能伸直，导致手功能障碍。部分掌纤维瘤病伴发跖纤维瘤病（plantar fibromatosis）、阴茎纤维瘤病（penile fibromatosis）或近端指间关节背侧纤维瘤病。它们的组织病理改变基本一致：早期成纤维细胞转化为肌成纤维细胞；增殖期肌成纤维细胞增殖形成细胞性结节，瘤细胞为梭形，常有波纹状的核，在波纹状胶原基质中排列成交叉的索状；晚期肌成纤维细胞收缩、退化，数量减少，细胞外基质大量Ⅰ型和Ⅲ型胶原纤维沉积，网状纤维增多，弹性纤维显著减少；中期损害可见到以上两期的表现。本例患者双手掌指皮肤出现黄褐色疼痛性结节，融合成条索状，并且掌指关节、近端指间关节出现屈曲挛缩畸形，临床表现典型，组织病理检查示真皮内见大量大致平行于表皮方向排列的梭形成纤维细胞和致密的胶原纤维，结合患者发病部位、皮损形态及组织病理表现可诊断为掌纤维瘤病。

治疗的主要目的是改善手指的伸展和手的功能。目前没有最佳的治愈方法，外科手术治疗仍然是主要的治疗方法。掌指关节挛缩 $>30°$ 或近端指间关节挛缩 $>15°$ 影响手部功能者需行手术治疗。局限或根治性浅筋膜切除术均可取得良好效果，但存在神经、肌腱损伤和复杂的局部疼痛综合征等手术并发症的风险，术后复发率高。对于不适合手术的晚期掌纤维瘤病患者，注射溶组织梭菌胶原酶是一种可替代手术治疗的方法，通过溶解胶原蛋白发挥作用，可显著减少患者的关节挛缩，改善关节活动度。主要的不良反应有局部肿胀、疼痛、压痛、瘀斑和瘙痒等。早期未发生手挛缩畸形患者，可密切观察或选择物理疗法。早期糖皮质激素局部注射有效。放疗能缓解疾病进展，长期的疗效和风险尚不清楚。

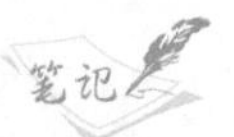

临床上掌纤维瘤病需要与上皮样肉瘤、钙化性腱膜纤维瘤、腱

鞘巨细胞瘤、腱鞘囊肿等疾病进行鉴别。

（1）上皮样肉瘤：是一种软组织肉瘤，青年男性多见，好发于四肢远端，肿瘤沿筋膜和肌腱缓慢生长，形成多个无痛结节，可导致手指屈曲畸形，这与掌纤维瘤病相似，容易误诊，肿瘤最终可出现坏死和溃疡。但上皮样肉瘤的组织病理表现为真皮及皮下组织内结节状的肿瘤团块，瘤体由大的多边形和梭形细胞这两类上皮样细胞组成，瘤体中央常出现变性和坏死，肿瘤细胞免疫组化示 CD34、EMA、波形蛋白及低分子量角蛋白阳性。

（2）钙化性腱膜纤维瘤：好发于儿童和青少年，主要累及手掌和足底，表现为缓慢生长的无痛性肿块，组织病理可见增生的成纤维细胞、丰富的胶原纤维，与掌纤维瘤病表现相似，但与掌部纤维瘤病不同的是，成纤维细胞间还可见大小不一的钙化灶，部分钙化灶周围可见破骨样多核巨细胞、胶原间质散在纤维软骨小灶。

（3）腱鞘巨细胞瘤：通常出现在 30 ~ 50 岁的患者中，40 ~ 50 岁时达高峰，超过 60 岁很少见，女性多见。皮损呈坚实无痛性肿块，生长缓慢。肿瘤由大量上皮样组织细胞和数量不等的多核破骨细胞样巨细胞组成。这些巨细胞胞质呈嗜酸性，有数量不等的细胞核。

（4）腱鞘囊肿：女性多见，起病缓慢，呈圆形肿块，多发生于腕背和足背部，也可见于手指底部，肿块附着在肌腱腱鞘上，囊内含浓稠黏液，囊壁为致密纤维结缔组织。

（邓　敏　李亚萍）

参考文献

1. GUDMUNDSSON K G, ARNGRIMSSON R, SIGFUSSON N, et al. Epidemiology of Dupuytren's disease-Clinical, serological, and social assessment. The Reykjavik study. Journal of Clinical Epidemiology, 2000, 53(3): 291 – 296.

2. HINDOCHA S, MCGROUTHER D A, BAYAT A. Epidemiological evaluation of

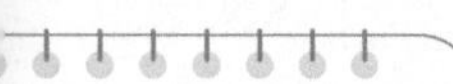

Dupuytren's disease incidence and prevalence rates in relation to etiology. Hand (New York, NY), 2009, 4(3): 256 – 269.

3. RAYAN G M. Dupuytren disease: anatomy, pathology, presentation, and treatment. Journal of Bone and Joint Surgery-American Volume, 2007, 89(1): 190 – 198.

4. SHAW R B J R, CHONG A K S, ZHANG A, et al. Dupuytren's disease: history, diagnosis, and treatment. Plastic and Reconstructive Surgery, 2007, 120(3): 44e – 54e.

5. GRAZINA R, TEIXEIRA S, RAMOS R, et al. Dupuytren's disease: where do we stand?. EFORT Open Reviews, 2019, 4(2): 63 – 69.

6. HURST L C, BADALAMENTE M A, HENTZ V R, et al. Injectable collagenase clostridium histolyticum for Dupuytren's contracture. New England Journal of Medicine, 2009, 361(10): 968 – 979.

7. KADHUM M, SMOCK E, KHAN A, et al. Radiotherapy in Dupuytren's disease: a systematic review of the evidence. Journal of Hand Surgery-European Volume, 2017, 42(7): 689 – 692.

8. VAN DIJK D, FINIGAN P, GERBER R A, et al. Recognition, diagnosis and referral of patients with Dupuytren's disease: a review of current concepts for general practitioners in Europe. Current Medical Research and Opinion, 2013, 29(3): 269 – 277.

9. ERDMANN M W, QUABA A A, SOMMERLAD B C. Epithelioid sarcoma masquerading as Dupuytren's disease. British journal of plastic surgery, 1995, 48(1): 39 – 42.

10. 谢乐，毛荣军，王娟，等. 钙化性腱膜纤维瘤 6 例临床病理分析. 临床与实验病理学杂志，2015，31(1)：40 – 43，47.

病例 45　鼻尖部皮肤红色斑块 1 个月

病历摘要

【一般情况】

患者，女，7 岁，学生。

【主诉】

鼻尖部皮肤红色斑块 1 个月。

【现病史】

患者 1 个月前发现鼻尖部花生大小红色丘疹，无自觉不适。之后皮损稍增大到蚕豆大小，隆起皮面，表面光滑无破溃，曾在当地医院局部注射曲安西龙及庆大霉素治疗，无明显改善，发病前无外伤史。起病以来无发热、头疼及流脓血、鼻涕等现象。

【既往史及家族史】

既往体健，家族中无遗传病病史。

【体格检查】

一般情况良好，未触及淋巴结肿大，全身系统体查无明显异常。

【皮肤科专科检查】

鼻尖部可见 1.2 cm × 1.5 cm 红色斑块，稍隆起，边界尚清楚，中央部稍有发白，质略坚实，表面光滑无破溃，无压痛。其他部位未见皮损。

临床照片见图 6 – 22。

【实验室检查】

血常规、尿常规、大便常规均无明显异常。肝肾功能无明显

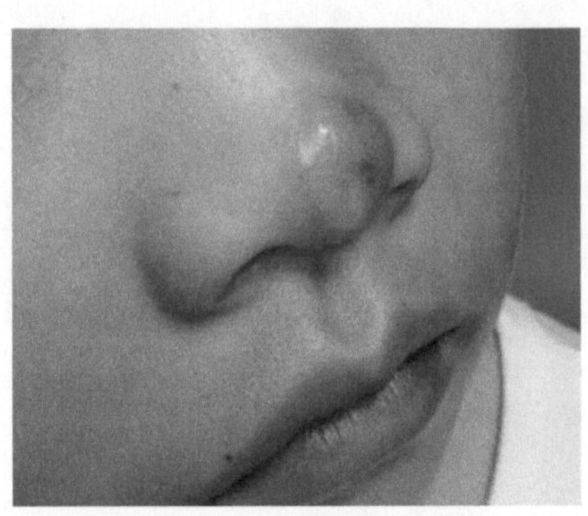

图 6-22　临床照片

异常。

【思考：可能的诊断】

（1）Spitz 痣？

（2）皮肤假性淋巴瘤？

（3）皮肤混合瘤？

（4）皮肤原发小至中等 CD4 阳性 T 细胞增生性疾病？

【进一步检查】

皮肤组织病理检查：（鼻部结节）表皮形态结构基本正常，真皮中部片状分布的肿瘤细胞，呈腺样排列，细胞有异型，胞质透明，局部可见腺泡状的空隙（图 6-23）。免疫组织化学：Desmin、MyoD1、Myogenin、Vimentin 等弥漫阳性，CK 和 Syn 弱阳性表达，Ki-67（30% +），Myoglobin（灶性表达），CD3、CD20、CD9、S100、SMA 等阴性，符合腺泡状横纹肌肉瘤（alveolar rhabdomyosarcoma，ARMS）。

【最后诊断】

鼻部腺泡状横纹肌肉瘤。

【诊断依据】

（1）7 岁儿童，鼻部红色斑块 1 个月，进展快，无自觉不适。

（2）皮肤组织病理检查及免疫组织化学结果支持腺泡状横纹肌

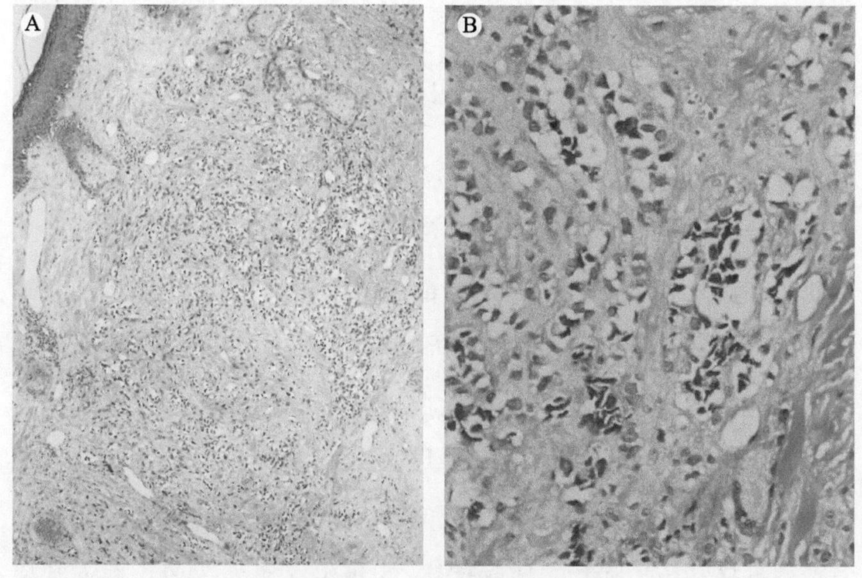

A：HE 染色 ×100；B：HE 染色 ×400。

图 6－23　皮肤组织病理

肉瘤。

【治疗经过】

切除鼻尖、两侧鼻翼、部分鼻黏膜；局部皮瓣转移（腹部取皮术）修复缩小创面，全厚皮片移植覆盖剩余创面。术后 2 个月因“发现右侧面部肿物 1 天”入住肿瘤医院，右侧面部可扪及一约 2 cm×1 cm 大小肿物。CT：右侧腮腺内可见一软组织密度结节影，大小约为 1.6 cm×1.3 cm，边界尚清。颅脑 CT 平扫未见明显异常。B 超：双侧颈部多发低回声结节，考虑肿大淋巴结可能；双侧腮腺低回声结节。行双侧腮腺肿瘤切除术及双侧颈部淋巴结清扫术，术后再次发生面颈部广泛转移，半年后患者死亡。

病例分析与讨论

横纹肌肉瘤（rhabdomyosarcoma，RMS）是儿童最常见的软组

织肉瘤，发病率约占儿童恶性实体肿瘤的6%，占软组织肉瘤发病率的53%左右。发病多见于5岁以前。儿童RMS最常见的原发部位为头颈部，占所有RMS的45%。RMS分型：①胚胎型RMS（预后良好型）：包括经典型、多形型、平滑肌瘤型、侵袭细胞型；②腺胞状RMS（预后不良型）：包括经典型及实性型；③多形型RMS；④其他RMS。发生于头颈部的RMS可分为3种亚型：眼眶部，脑膜外，非眼眶部和非脑膜外。

腺泡状横纹肌肉瘤作为横纹肌肉瘤的一个亚型，主要发生于10～25岁青少年，好发为四肢和头颈部。一般为无痛性的快速生长的肿块，手术难以切除干净，易导致畸形。肿瘤可侵犯周围组织器官产生疼痛和压迫症状，预后较差，5年生存率为54%。腺泡状横纹肌肉瘤一般多发生于鼻腔内，首发于皮肤的占全部RMS病例不到1%。鼻部腺泡状横纹肌肉瘤是一种以形成腺泡状结构为特征的横纹肌肉瘤，显微镜下主要表现为原始圆形细胞和嗜伊红巨细胞衬覆腺泡状腔隙。本例患者的皮肤病理表现为在真皮浅层可以看到呈巢或呈片排列的圆形肿瘤细胞，局部可见腺泡状的空隙。结合免疫组化显示肿瘤细胞Vimentin、Desmin、MyoD1、Myogenin强阳性，不表达CK、S100、HMB45、CD34、LCA、CD3，符合腺泡状横纹肌肉瘤的诊断。MyoD1主要表达于幼稚的未分化细胞，Myogenin则在多核的肌管样细胞中表达，MyoD1和Myogenin的表达与横纹肌肉瘤中肿瘤细胞的分化程度密切相关。此外，腺泡状横纹肌肉瘤一般伴有*PAX3-FOXO1A*或*PAX7-FOXO1A*融合基因。融合基因对预后有提示作用，*PAX3-FOXO1A*型患者预后较差，容易发生远处转移特别是骨髓转移。本例患者因经济原因未能行融合基因的检测。

本病的治疗以根治性手术为主，最好能结合术前或术后化疗，以及放疗，包括外放疗、局部放疗（放射性粒子植入术）。此外，还可以采用自体外周血造血干细胞移植技术。本病预后与很多因素

笔记

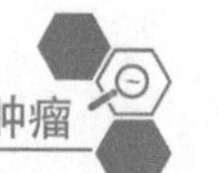

相关：如肿瘤的大小和类型，肿瘤是否侵犯邻近组织，局部淋巴结是否累积，是否远处转移。但是本例患者仅仅做了原发肿瘤的扩大切除和转移到腮腺的肿瘤切除加淋巴结清扫，未进行放化疗，在发病后 1 年死于颈部转移瘤。

本病需要和以下疾病鉴别。

（1）Spitz 痣：多见于儿童，亦可发生于青年。皮损好发于面部。临床常表现为0.5 cm 左右的丘疹、结节，可为粉红色、红色或红褐色，但也可为黑色，表面光滑无毛，外伤后易出血。Spitz 痣由梭形细胞和上皮样细胞构成，梭形细胞常成束状排列，并与表皮垂直，上皮样细胞排列成巢或散在分布。免疫组化示痣细胞表达黑素细胞标志物，如 S100 表达阳性。

（2）皮肤假性淋巴瘤：目前这个病名已经被弃用，根据其病理及免疫组化特点，目前称为 B 细胞皮肤淋巴样增生。临床上本病可表现为面部单发的光滑红色结节，触诊柔软，病理表现为真皮内致密的淋巴细胞为主伴嗜酸性粒细胞、浆细胞浸润。免疫组化示浸润的细胞有 T 细胞及 B 细胞，主要是 B 细胞。

（3）皮肤混合瘤：是一种少见的皮肤附属器肿瘤，是一种向毛囊、皮脂腺及外泌汗腺分化的错构瘤，好发于头、面、颈部，临床上主要表现为单发的、缓慢生长的、边界清楚的坚实的皮下结节，无自觉不适。组织病理表现为肿瘤细胞由上皮细胞及黏液样或软骨样间质构成，其中上皮成分包括皮脂腺、大小汗腺、毛发等，间质主要呈均质淡蓝染的软骨样外观。

（4）皮肤原发小至中等 CD4 阳性 T 细胞增生性疾病：少见，好发于成年人，常表现为面部孤立的红色丘疹、结节，界限清楚。因发现其呈良性经过，现有 WHO 分类已把该疾病从淋巴瘤中修订为淋巴增生性疾病。组织病理表现为真皮内弥漫浸润的淋巴样细胞，无亲表皮性，主要为 CD4 阳性 T 淋巴细胞，不表达 CD8、

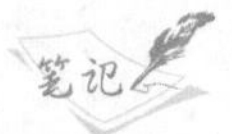

*CD*30，*TCR* 克隆重排阳性，Ki-67 常低于 20%。

（付思祺　张桂英）

参考文献

1. IATROU I, THEOLOGIE-LYGIDAKIS N, SCHOINOHORITI O, et al. Rhabdomyosarcoma of the maxillofacial region in children and adolescents: report of 9 cases and literature review. J Craniomaxillofac Surg, 2017, 45(6): 831 – 838.

2. TURNER J H, RICHMON J D. Head and neck rhabdomyosarcoma: a critical analysis of population-based incidence and survival data. Otolaryngol Head Neck Surg, 2011, 145(6): 967 – 973.

3. KIM Y S, LEE J H, LEE J Y, et al. Primary cutaneous rhabdomyosarcoma: case report and review of published work. J Dermatol, 2015, 42(10): 1014 – 1015.

4. MARBURGER T B, GARDNER J M, PRIETO V G, et al. Primary cutaneous rhabdomyosarcoma: a clinicopathologic review of 11 case. J Cutan Pathol, 2012, 39(11): 987 – 95.

5. MERMELSTEIN C S, MARTINS E R, PARTILBO D M, et al. Association between the muscle-specific proteins desmin and caveolin- 3 in muscle cells. Cell Tissue, 2007, 327(2): 343 – 351.

6. THUAULT S, HAYASHI S, LAGIRAND-CANTALOUBE J, et al. P-cadherin is a direct PAX3-FOXO1A target involved in alveolar rhabdomyosarcoma aggressiveness. Oncogene, 2013, 32(15): 1876 – 1887.

7. SORENSEN P H, LYNCH J C, QUALMAN S J, et al. PAX3-FKHR and-PAX7-FKHR gene fusions are prognostic indicators in alveolar rhabdomyosarcoma: a report from the children's oncologygroup. J Clin Oncol, 2002, 20(11): 2672 – 2679.

8. WURM J, CONSTANTINIDIS J, GRABENBAUER G G, et al. Rhabdomyosarcomas of the nose and paranasal sinuses: treatment results in 15 cases. Otolaryngol Head Neck Surg, 2005, 133(1): 42 – 50.

9. AKYUZ C, SARI N, YALCIN B, et al. Long-term survival results of pediatric rhabdomyosarcoma patients: a single-center experience from Turkey. Pediatric

hematology and oncology, 2012, 29(1): 38-49.

10. Gilson D, Whittaker S J, Child F J, et al. Cutaneous Lymphoma Group guidelines for the management of primary cutaneous lymphomas 2018. Br J Dermatol, 2019, 180(3): 496-526.

病例 46　躯干起油腻性红色丘疹伴肛周赘生物

病历摘要

【一般情况】

患儿，男，3 岁，14 kg。

【主诉】

躯干起疹 1 年，肛周赘生物 2 个月。

【现病史】

患儿于 1 年前无明显诱因出现背部散在黄红色丘疹，局部无瘙痒、渗出不适，未引起重视，后皮疹逐渐增多，曾在当地医院间断予以外用药物（具体不详）治疗，皮疹无好转。2 个月前偶然被发现肛周出现一个黄豆大小红色肉芽新生物，渐增多、增大，赘生物呈花瓣状排列，在当地诊断为“尖锐湿疣”，行激光治疗无好转。患儿自起病以来无咳嗽、发热、腹泻等不适，精神、食欲及睡眠可，大小便正常。

【既往史及家族史】

既往体健，否认食物、药物过敏史，否认湿疹病史，否认家族中类似病史。

【体格检查】

营养中等，慢性病容，全身浅表淋巴结无肿大，双肺呼吸音清，心音可，腹部软，肝脾肿大，肝肋下5 cm，脾肋下5 cm。

【皮肤科专科检查】

躯干弥漫分布米粒大小暗红色丘疹，上覆棕黄色油腻性鳞屑，皮疹间夹杂紫癜样损害，下腹部可见暗褐色斑疹。肛周可见花瓣状排列鲜红色赘生物，表面光滑，可见少量分泌物。

临床照片见图6－24。

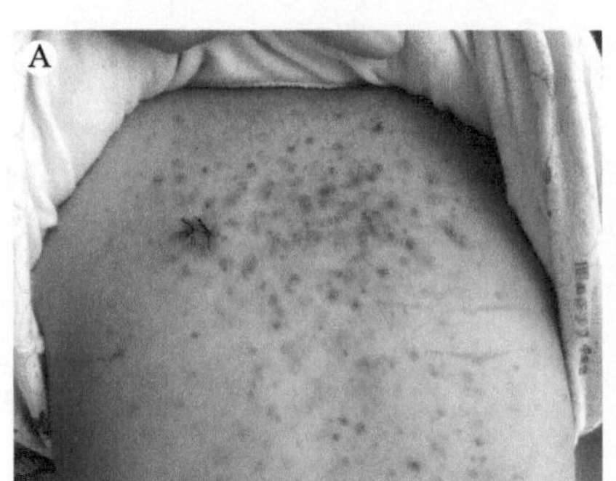

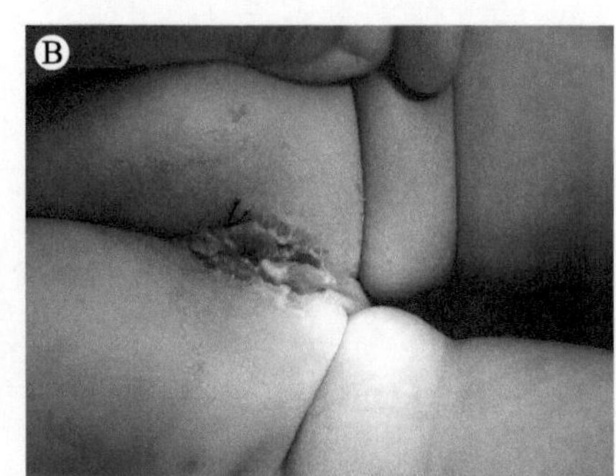

图6－24　临床照片

【实验室检查】

血常规：白细胞计数 $5.39\times10^9/L$［参考值：(3.5～9.5)×$10^9/L$］，中性粒细胞比值50%（参考值：40%～75%），血红蛋白117 g/L↓（参考值：130～175 g/L），血小板计数 $177\times10^9/L$［参考值：(125～350)×$10^9/L$］。

【思考：可能的诊断】

（1）朗格汉斯细胞组织细胞增生症？

（2）梅毒？

（3）艾滋病？

（4）肛周皮肤肿瘤？

【进一步检查】

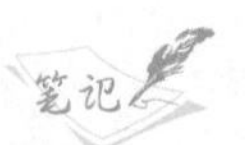

醋酸白试验阴性。HPV6/11 DNA检测阴性。梅毒血清学试验及

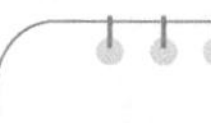

HIV 初筛试验均阴性。肝肾功能正常。皮肤组织病理（图 6－25）：背部和肛周皮损可见真皮大量组织样细胞浸润，胞质丰富，伴散在淋巴细胞、大量嗜酸性粒细胞浸润。免疫组化：组织样细胞 CD1a 阳性，S100 阳性，CD68 阳性，CD207 阳性。胸部 X 线检查示右肺纹理增粗模糊。腹部彩超示肝大、肝实质弥漫性病变、脾大。

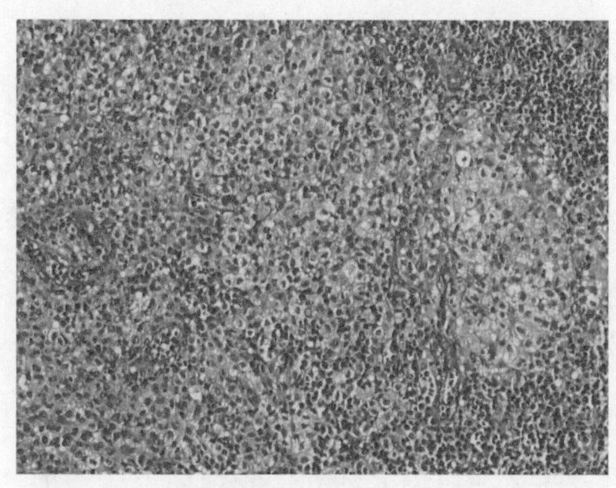

图 6－25　皮肤组织病理（HE 染色 ×200）

【最后诊断】

朗格汉斯细胞组织细胞增生症（勒雪病）。

【诊断依据】

（1）皮疹呈多形性，可见丘疹、鳞屑、紫癜、赘生物等多种皮损。

（2）皮肤病理可见真皮大量组织样细胞，免疫组化示 CD1a、S100、CD207 等阳性。

（3）腹部彩超提示肝脾肿大，肝实质弥漫性病变；胸部 X 线检查可见右肺纹理增粗模糊。

【治疗】

确诊后转入血液内科完善相关检查，考虑患儿为高危型朗格汉斯细胞组织细胞增生症，予以 LCH-Ⅲ化疗方案（泼尼松＋长春地辛＋甲氨蝶呤）进行化疗，并辅以碱化水化治疗。化疗期间曾出现

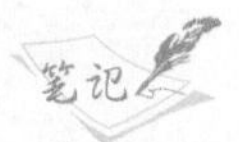

肺炎、真菌感染，予以相应的对症支持治疗，肛周予以 1：8000 高锰酸钾溶液坐浴。本例患儿经 LCH-Ⅲ化疗方案化疗 1 年后皮疹复发，后家长放弃西医治疗，继续行中药治疗 1 年后死亡。

病例分析与讨论

朗格汉斯细胞组织细胞增生症又称组织细胞增多症 X（histiocytosis X），是一种以朗格汉斯细胞在多器官和各种组织中克隆性、肿瘤性增生为特征的罕见疾病，发病高峰年龄为 1～4 岁，临床表现差异大，轻者仅表现为孤立的无痛性骨骼病变，重者可累及全身多器官系统。临床上分为勒雪病、嗜酸性细胞肉芽肿、韩—薛—柯病和先天性自愈性组织细胞增生症 4 种类型，其中以勒雪病最为严重，好发于 2 岁以内婴幼儿，表现为皮肤多形性皮疹，可出现发热、肝脾肿大、淋巴结肿大、肺部浸润、骨髓受累及进行性贫血等系统损害，起病急、进展快、病情凶险，可于数周至 1 年内死亡。朗格汉斯细胞组织细胞增生症诊断多依赖临床表现，确诊需病理支持，目前主要根据国际组织细胞协会 2009 年颁布的《朗格汉斯细胞组织细胞增生症评估和治疗指南》中的诊断条件，即病变组织中可见典型朗格汉斯细胞和免疫组织化学示 CD1a 或 Langerin 染色阳性。本例患儿 2 岁发病，躯干可见典型暗红色斑丘疹夹杂紫癜样损害，病理可见皮损内大量组织样细胞浸润，免疫组织化学示 CD1a 和 Langerin 染色阳性，且伴有肝脾肿大，肝实质弥漫性病变，右肺纹理增粗模糊，诊断朗格汉斯细胞组织细胞增生症（勒雪病）明确。

国际组织细胞协会 2009 年在《朗格汉斯细胞组织细胞增生症评估和治疗指南》中将 LCH 分为单系统和多系统两型：①单系统型（SS-LCH）：仅有骨骼、皮肤或淋巴结单一组织系统病变，包括单部位型和多部位型，好发于 5 岁以上儿童；②多系统型

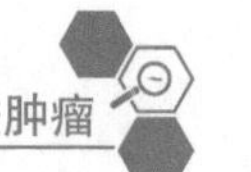

（MS-LCH）：出现两个或两个以上组织系统同时受累，好发于2岁以下儿童，而对于累及肝、脾、造血系统及肺部等危险器官的患者称为高危型LCH。目前对于SS-LCH的治疗取决于患者发病部位，当病变累及骨骼呈单灶性时可通过刮除术、病灶内注射糖皮质激素或低剂量辐射治疗达到根治；而对于单系统皮肤受累可通过外用糖皮质激素、氮芥和口服甲氨蝶呤或沙利度胺得到有效治疗。对于MS-LCH的治疗普遍以化学治疗为主。国际组织细胞协会先后进行了3项国际前瞻性研究：LCH-Ⅰ、LCH-Ⅱ和LCH-Ⅲ。研究结果显示LCH-Ⅲ化疗方案显著优于LCH-Ⅱ，无危险器官受累的MS-LCH患者5年生存率达100%，有危险器官受累的MS-LCH患者5年生存率达84%。LCH-Ⅲ化疗方案是目前MS-LCH患者的首选化疗方案，包括诱导治疗（泼尼松+长春新碱+甲氨蝶呤）和维持治疗（泼尼松+长春新碱+6-巯基嘌呤+甲氨蝶呤），总疗程为52周。本例患儿按照LCH-Ⅲ化疗方案治疗有效，但1年后患儿出现皮疹复发，复发后家长放弃西医治疗，接受中药治疗1年后死亡，属于难治性LCH。难治性LCH是指具有多脏器浸润尤其是危险器官浸润而对一线治疗无效的病例，多于2岁以内发病，目前临床上缺乏难治性LCH明确的二线治疗方案，可考虑使用克拉屈滨或大剂量阿糖胞苷联合长春新碱及泼尼松或基因靶向治疗或造血干细胞移植，还有待在进一步研究中证实其疗效。

本例患儿皮疹表现为躯干、胸腹背红色丘疹，表面覆盖油腻性棕黄色鳞屑，应注意与婴幼儿特应性皮炎和脂溢性皮炎鉴别。后两者均可出现红色斑丘疹基础上黄色鳞屑，但常以头面部为主，且极少出现紫癜样损害，且后两者在病理上均表现为海绵水肿及真皮浅层炎症细胞浸润，本例患儿无论从临床表现还是病理均不符合。此外，患者肛周表现为菜花样增生物，这在临床上较为罕见，应注意与肛周尖锐湿疣和扁平湿疣鉴别。肛周尖锐湿疣和扁平湿疣均可表

现为肛周赘生物，前者初起为红色丘疹，逐渐增大后亦可呈菜花状，但本例患儿醋酸白试验及 HPV 检查均阴性不符合。扁平湿疣为二期梅毒皮疹，主要表现为成群扁平湿润的斑丘疹，表面光滑，本例患儿梅毒血清试验阴性可以排除。

（罗鸯鸯　张桂英）

参考文献

1. 马琳. 儿童皮肤病学. 北京：人民卫生出版社，2014：352 - 357.
2. 方凯弘，徐倩玥. 儿童朗格汉斯细胞组织细胞增生症病因和治疗进展. 临床儿科杂志，2019，37(3)：228 - 232.
3. 张珍，余红. 多系统累及朗格汉斯细胞组织细胞增生症治疗进展. 临床儿科杂志，2014(12)：1191 - 1193.
4. 吴方方，高怡瑾，潘慈，等. 儿童多脏器受累朗格汉斯细胞组织细胞增生症 131 例临床研究. 中华儿科杂志，2016，54(5)：349 - 353.
5. THACKER N H，ABLA O. Pediatric Langerhans cell histiocytosis：state of the science and future directions. Clin Adv Hematol Oncol，2019，17(2)：122 - 131.

病例 47　右小腿紫褐色丘疹、斑块伴疼痛

病历摘要

【一般情况】

患者，男，25 岁，未婚。

【主诉】

右小腿紫褐色丘疹、斑块伴疼痛半年。

【现病史】

患者自诉半年前无明显诱因右小腿出现紫褐色丘疹、斑块，右足第五趾青紫，伴疼痛，无关节痛。于外院就诊，具体不详，症状逐渐加重，近日疼痛明显。2 天前有过发热，最高体温 40 ℃，1 天前腹泻 1 次。起病以来体重无下降，精神睡眠好。

【既往史及家族史】

患者既往体健，承认有同性性交史，家族史无特殊。

【体格检查】

贫血貌，体型消瘦，未触及淋巴结肿大，全身系统体查无明显异常。

【皮肤科专科检查】

右小腿可见多个紫褐色丘疹、斑块，部分斑块表面破溃结痂，触痛明显。右足第五趾青紫，1 ~5 趾趾甲增厚。

临床照片见图 6 –26。

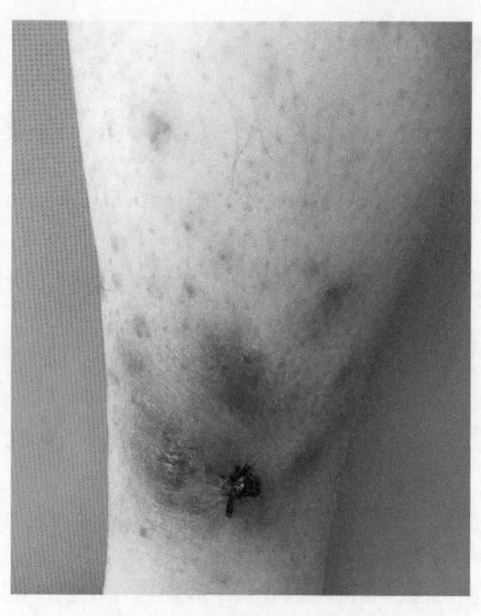

图 6 –26　临床照片

【实验室检查】

血常规：白细胞计数 9.49 × 10^9/L［参考值：（3.5 ~ 9.5）× 10^9/L］，中性粒细胞比值 87% ↑（参考值：40% ~ 75%），红细胞计数 2.80 × 10^{12}/L↓［参考值：（3.8 ~ 5.1）× 10^{12}/L］。红细胞沉降率 110 mm/h↑（参考值：0 ~ 15 mm/h）。乳酸脱氢酶 255.9 U/L↑（参考值：120.0 ~ 250.0 U/L）。血管炎三项、ANA、抗 dsDNA 抗体、抗 ENA 抗体谱均阴性。补体 C3 及补体 C4 均正常。

【思考：可能的诊断】

（1）皮肤血管炎？

（2）卡波西肉瘤？

（3）梭形细胞血管瘤？

（4）卡波西样血管内皮瘤？

【进一步检查】

单侧下肢动静脉 B 超：右下肢动脉频谱改变，不排除炎性改变；右下肢深静脉血流通畅。皮肤组织病理：真皮内见多处斑片状增生的不规则形或锯齿状薄壁淋巴管样、血管样管腔和梭形细胞，部分管腔内含红细胞，内覆的内皮细胞无异型性，管腔周围可见红细胞外渗、含铁血黄素沉积及少许淋巴细胞、浆细胞浸润（图 6 – 27）。免疫组织化学显示 CD34（+++）、CD31（+++）、D2-40（+）、F8（灶+）、人类疱疹病毒 8（HHV-8）（+）、Ki-67（15% +）（图 6 – 28），考虑为血管源性肿瘤，倾向卡波西肉瘤。人免疫缺陷病毒（HIV）抗体阳性。

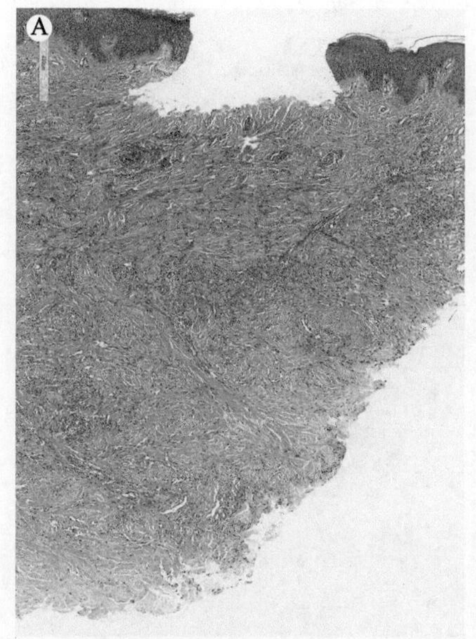
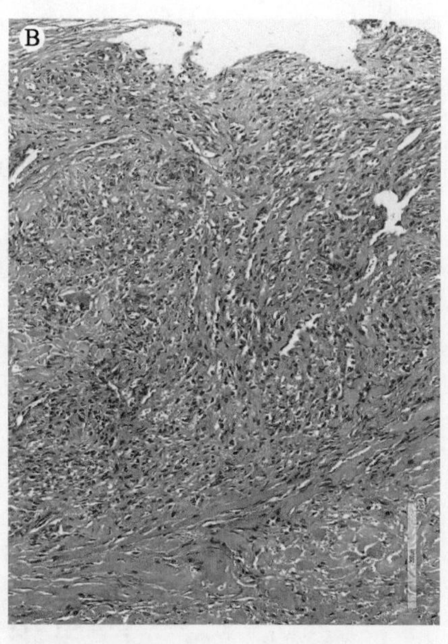

A：HE 染色×40；B：HE 染色×200。

图 6－27　皮肤组织病理

【最后诊断】

艾滋病相关型卡波西肉瘤（斑块期）。

【诊断依据】

（1）患者为 25 岁男性，右小腿紫褐色丘疹、斑块伴疼痛半年，近日出现高热、腹泻等症状。贫血貌，体型消瘦，血常规示贫血，血管炎及自身免疫抗体均阴性。

（2）右小腿可见多个紫褐色丘疹、斑块，部分斑块表面破溃结痂，触痛明显。

（3）皮肤组织病理示真皮内增生的梭形细胞，呈淋巴管样、血管样管腔，内皮细胞无异型性，部分管腔内含红细胞，管腔周围可见红细胞外渗。免疫组织化学示 CD31、CD34 强阳性，HHV-8 阳性，D2-40 阳性。人免疫缺陷病毒抗体阳性。

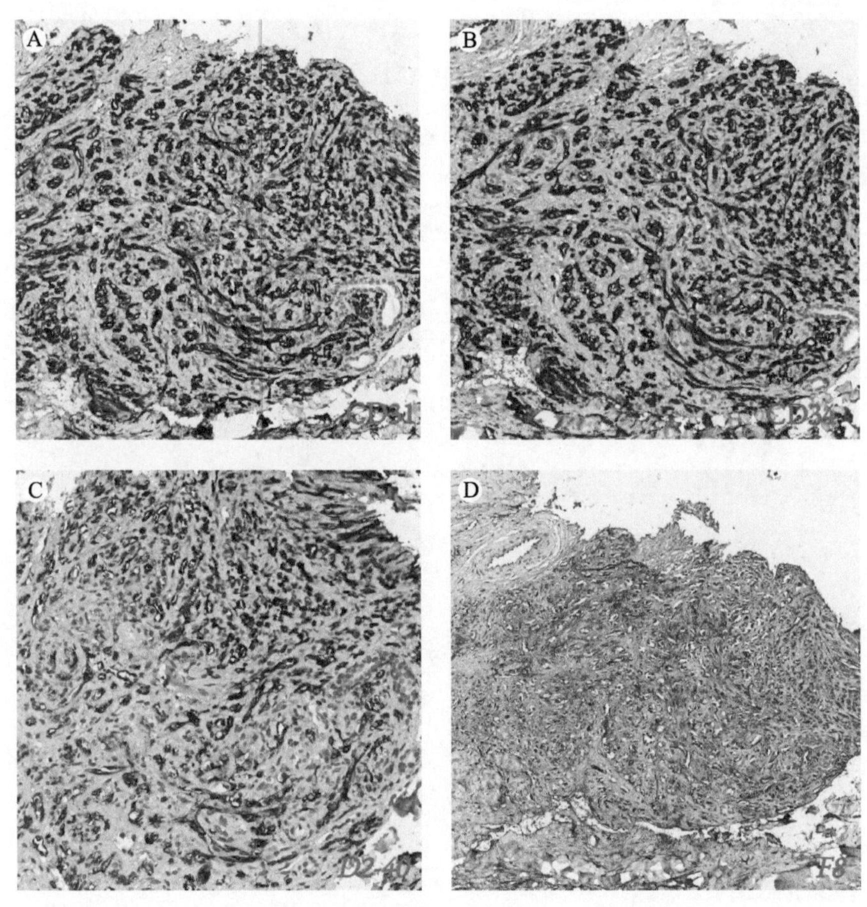

图 6－28　免疫组织化学

病例分析与讨论

卡波西肉瘤是一种多中心起源的由血管和梭形细胞混合组成的恶性肿瘤。目前认为由于免疫系统缺陷，正常内皮细胞在某种血管生成因子的刺激下持续增生，从而导致卡波西肉瘤的发生。卡波西肉瘤分为经典型、非洲地方型、医源性免疫抑制型、艾滋病相关型（流行型）。这些类型都与 HHV-8 有关。尽管卡波西肉瘤的临床表

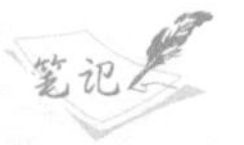

现各种各样，但4种临床类型组织形态学表现基本一致，即梭形细胞增生、纵横交错排列、裂隙样腔隙结构、红细胞外渗、含铁血黄素及慢性炎性细胞浸润，但在疾病的不同阶段，皮肤损害的临床表现不同，组织病理学形态也有较大差异。临床上分为斑片期、斑块期和结节期。艾滋病相关型卡波西肉瘤临床表现多样化，皮损可为单个或播散性分布，常发生于头、颈、躯干上半部和四肢，表现为紫红色斑疹、丘疹、斑块、结节及肿物，除皮肤外，也可累及口腔、生殖器黏膜，少数病例累及呼吸道、肺和胸膜。由于卡波西肉瘤是常见的与艾滋病相关的恶性肿瘤，在临床中进行卡波西肉瘤诊断时，应做HIV抗体筛查，以减少卡波西肉瘤误诊，有助于HIV感染者早期诊断及治疗。本例患者为25岁男性，单侧下肢出现紫褐色斑块和结节，一般状况欠佳，来我院门诊经及时进行皮肤病理和HIV筛查得到确诊。

本病需进行个体化治疗，目前治疗包括高效反转录病毒治疗（highly active anti-retroviral therapy，HAART）、化疗和局部治疗等方法。艾滋病相关型卡波西肉瘤的抗肿瘤治疗首选方案为脂质体多柔比星，若耐药则选用二线方案紫杉醇。皮损内注射长春新碱、外涂咪喹莫特对浅表的斑片或斑块有效。在个别情况下虽然 $CD4^{+}$ T淋巴细胞 >400/μL 且处于低病毒载量，仍可能发生肿瘤恶化。因此，建议每6～12个月检查皮肤和黏膜、肺部（X线检查）和胃肠道（大便隐血、超声、内镜）。

临床上遇见下肢疼痛性紫红色斑块的病例，首先要判断是否为系统性疾病的皮肤表现，明确斑块的性质是炎症还是肿瘤，通过皮肤活检明确炎症累及部位是真皮内还是皮下脂肪层，有无累及血管，或明确肿瘤细胞来源。

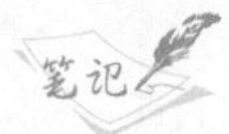

本病需与皮肤血管炎、梭形细胞血管瘤、卡波西样血管内皮瘤等疾病鉴别。

(1) 皮肤血管炎：是由血管壁及其周围发生炎症所导致的出血性或缺血性病变，即可仅累及皮肤，也可继发于系统性疾病，可伴有关节痛、发热、体重下降等全身症状。小血管病变时皮损一般表现为红斑、丘疹、水疱、瘀点，中等血管受累时主要表现为网状青斑或紫癜、溃疡、皮下结节和肢端坏死。根据取材皮损的类型、发病阶段和所受累血管大小的不同，皮肤血管炎的病理表现也不同，如小血管炎表现为白细胞碎裂性血管炎，小血管管壁及周围有中性粒细胞浸润和核碎裂及管壁出现纤维素样坏死，也可出现内皮细胞肿胀、红细胞外溢和炎性细胞浸润，严重者可有血栓形成甚至整个血管的破坏。

(2) 梭形细胞血管瘤：也称梭形细胞血管内皮瘤，为良性血管肿瘤，好发于青年和儿童的四肢末端，表现为多发的坚实性蓝色至红色结节，有时伴疼痛。患者有时伴有血管淋巴管畸形（Klippel-Trenaunary 综合征）或静脉畸形（Maffucci 综合征）。病理表现为真皮和皮下见不同比例混合的海绵状血管样区域和实性梭形细胞区域，血管腔内可见机化血栓，梭形细胞局灶表达肌动蛋白而不表达血管内皮标志物。

(3) 卡波西样血管内皮瘤：是一种罕见的低度恶性血管肿瘤，好发于婴幼儿和儿童，呈边界不清的紫红色坚实斑块或肿块，常伴卡萨巴赫-梅里特综合征（Kasabach-Merritt syndrome）(顽固而致命的血小板减少)。组织病理示真皮和皮下组织内浸润性生长的结节内可见梭形细胞条索及裂隙样管腔，管腔内可见红细胞和微血栓，梭形细胞表达 CD31、CD34、VEGFR-3。

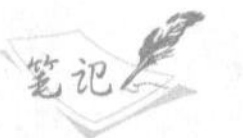

（王妤娓　周　英）

参考文献

1. ETEMAD S A, DEWAN A K. Kaposi sarcoma updates. Dermatol Clin, 2019, 37(4): 505-517.

2. TOURLAKI A, GERMINIASI F, ROSSI L C, et al. Paclitaxel as first-or second-line treatment for HIV-negative Kaposi's sarcoma: a retrospective study of 58 patients. J Dermatolog Treat, 2020, 31(2): 183-185.

3. KONDO T. Hemangioma related to Maffucci syndrome in a man: a case report. J Med Case Rep, 2011, 5: 224.

4. TRIBOLET S, HOYOUX C, BOON L M, et al. A not so harmless mass: Kaposiform hemangioendothelioma complicated by a Kasabach-Merritt phenomenon. Arch Pediatr, 2019, 26(6): 365-369.

病例 48 右手拇指黑褐色斑 2 年，出现溃疡半年

病历摘要

【一般情况】

患者，男，73 岁。

【主诉】

右手拇指甲板变黑 2 余年。

【现病史】

2 年多前无明显诱因右手拇指甲板中央开始变黑，未处理，黑斑范围逐渐扩大至整个甲板。近半年多来自认为是灰指甲，自行外用“亮甲”后甲板出现溃烂，黑变范围扩大到指甲周边皮肤。患者

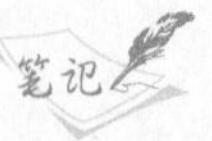

自起病以来，精神、睡眠可，体重无明显改变。

【既往史及家族史】

既往体健，家族中无类似病史。

【体格检查】

一般情况好，浅表淋巴结无肿大，心肺腹未见明显异常。

【皮肤科专科检查】

右手拇指病变皮肤呈黑褐色斑片，颜色深浅不一，累及右拇指第一指节伸侧和指尖；中央甲床呈不规则溃疡，基底肉芽凹凸不平，伴有较多脓性分泌物（图6－29）。

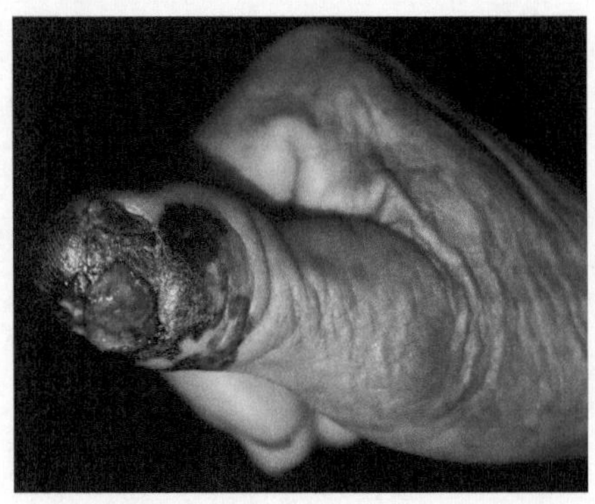

图6－29　临床图片

【实验室检查】

血尿常规、肝肾功能、血糖、血脂、乳酸脱氢酶无明显异常。

【思考：可能的诊断】

（1）非典型分枝杆菌感染?

（2）甲真菌病?

（3）甲下出血?

（4）鳞状细胞癌?

（5）恶性黑素瘤?

【进一步检查】

皮肤组织病理（图6－30）：浅表坏死溃疡，沿表皮见大量非

典型性黑素细胞，可见单个或小巢状非典型性黑素细胞上移至表皮浅层；真皮内见大量成巢的黑素细胞结节状浸润达真皮深层，细胞圆形，核大、核周较空染，其中较多细胞胞质内含黑素，未见明显淋巴细胞浸润，核分裂象 3 个/10 HPF；Breslow 厚 5 mm，T4b 级。抗酸染色及 PAS 染色阴性。考虑为肢端雀斑样痣恶性黑素瘤。补充免疫组化结果：S100（+），Melan-A（+），CK（-），CD34（-），Ki-67（20% +），PD-1（-），PD-L1（CPS：+）。诊断：恶性黑素瘤。基因检测：*C-KIT* 基因、*BRAF-600E* 基因、*NRAS* 基因均为野生型。

PET/CT：右拇指第一指骨背侧糖代谢增高影，结合病史，符合恶性黑素瘤；右侧腋窝区域可见两个糖代谢增高肿大淋巴结，考虑淋巴结转移可能性大。

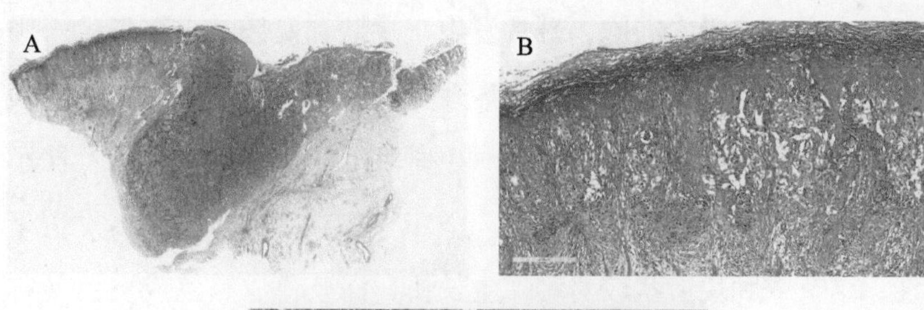

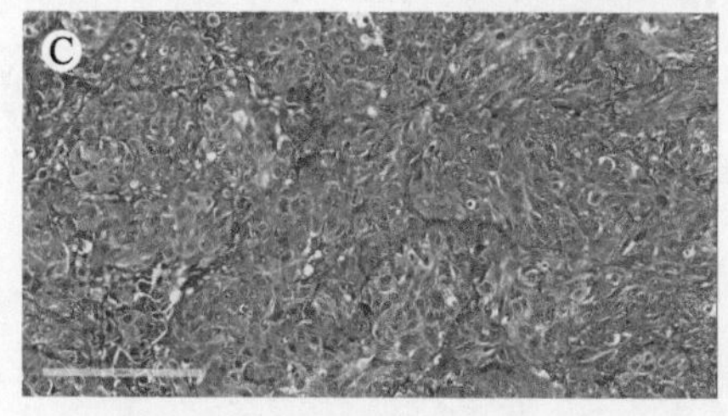

A：沿表皮分布大量非典型性黑素细胞，中央肿瘤细胞呈结节状分布，右侧皮肤糜烂（HE 染色 ×20）；B：沿表皮见大量非典型性黑素肿瘤细胞，可见单个或小巢状非典型性黑素肿瘤细胞上移至表皮浅层（HE 染色 ×100）；C：真皮内见大量成巢的黑素细胞结节状浸润，部分细胞胞质内含黑色素（HE 染色 ×200）。

图 6-30　皮肤组织病理

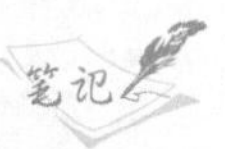

【最后诊断】

肢端雀斑样痣黑素瘤（acral-lentiginous melanoma，ALM）伴淋巴结转移。

【诊断依据】

（1）右手拇指甲板变黑 2 年、出现溃疡半年，外观不对称，直径 >6 mm。

（2）皮肤组织病理学改变支持皮肤黑素瘤。

【治疗】

右手拇指截肢手术 + 右腋窝淋巴结清扫。

病例分析与讨论

恶性黑素瘤（malignant melanoma）是最严重的皮肤肿瘤且有转移倾向，来源于黑素细胞，最常发生于皮肤和黏膜，也可发生于眼葡萄膜和脑膜等。皮肤恶性黑素瘤在显微镜下有不同类型：①浅表播散型（SSM，70%）：多发生于 40 岁以上的成人，主要是女性小腿和男性背部；②结节型黑素瘤（NM，10%～15%）：更多发生于男性，结节或肿块形状较对称、生长快，深蓝色、黑色或皮色（称无色素性黑素瘤）；③恶性雀斑样痣黑素瘤（LMM，10%）：一般表现为面、颈部等日光暴露部位扁平褐黑色斑；④肢端雀斑样痣黑素瘤（ALM，2%～8% 白种人，40%～60% 亚裔、非洲裔或西班牙裔）：生于甲下和掌跖部位，也有作者将甲黑素瘤从此类型中独立分出。

癌基因组图谱（Cancer Genome Atlas）显示黑素瘤主要存在 *BRAF* 突变型、*RAS* 突变型、*NF1* 丢失型和三项野生型，可造成有丝分裂原活化的蛋白激酶途径功能异常。有家族史的黑素瘤患者中 20%～40% 存在 *CDKN2A* 基因突变，该基因编码的肿瘤抑制因子

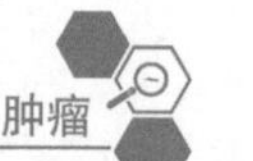

P16 通过视网膜母细胞瘤蛋白 PRb 来调节黑素细胞的 G1-S 期进程。肢端雀斑样痣黑素瘤的重要的突变基因有 *KIT*、*TERT*、*CDDN1*、*CDK4*、*CDKN2A*、*MITF*、*PTEN*、*RB1*、*TP53*、*ERBB2*、*ERBB3*、*MDM2*、*KDR*（*VEGFR2*）、*BCL2*、*GNAQ*（uveal melanoma）、*APC*、*ABCB5*，在肿瘤产生中起重要作用。在肢端雀斑样痣黑素瘤和黏膜黑素瘤中涉及 MAPK 和 *PI3K/AKT/PTEN* 途径活化的 *KIT* 突变明显高于其他类型黑素瘤。

对黑素瘤的临床观察和诊断，强调 ABCDE 原则：A：不对称（asymmetry）；B：边界不规则（border irregularity）；C：颜色不均匀（color variability）；D：直径（diameter）大于 6 mm；E：进展或以上特征的变化（evolving）。皮肤镜检查可观察到色素平行的皮嵴模式、不规则网状、条纹状、不规则点状、小球状、不规则血管、退行性结构、蓝白幕等特征。皮肤病理显示病变结构呈不对称性，黑素细胞和色素分布不均匀。原位黑素瘤或水平生长期的黑素瘤可见不典型黑素细胞在表皮内扩展，单个细胞或小细胞巢可上升至表皮中上部。当肿瘤处于垂直生长期时可见真皮内大量成巢的非典型性黑素细胞，呈结节状或团块状分布。黑素瘤的组织病理学报告应包括恶性黑素瘤的诊断、肿瘤的厚度（Breslow 厚度）、溃疡（如果存在）、边界，以及是否有消退、肿瘤浸润淋巴细胞或存在浆细胞、侵袭血管、镜下卫星灶、有丝分裂率等情况。采用目镜测量仪测量 Breslow 厚度，从颗粒层或溃疡底部测量至肿瘤浸润的最深处。免疫组化有助于判断肿瘤细胞的来源，对于诊断困难的黑素瘤可做多种相关抗原标志物检查，如 S100、SOX10、MART-1/Melan-A、HMB-45 等。对于诊断十分困难的病例，如 Spitz 样黑素瘤，还可借助分子学方法如荧光原位杂交（FISH）、比较基因组杂交（CGH）、基因表达谱（GEP）来辅助诊断。

肢端雀斑样痣黑素瘤起初可表现为长轴走向的黑甲，可延伸至

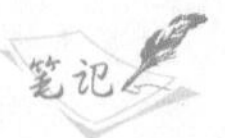

甲下皮或指侧皮肤、近端甲皱襞（Hutchinson 征），当发展至垂直生长期时黑斑中可出现小结节或溃疡，正如本例患者的临床表现。病理表现见浅表溃疡，沿表皮见大量不典型性黑素细胞，并见单个或小巢状非典型黑素细胞分布于表皮浅中层；真皮内见大量非典型性黑素细胞结节状浸润，可见散在核分裂象。关于黑素瘤的预后，肢端雀斑样痣黑素瘤和结节型黑素瘤型的生存率比浅表播散型和恶性雀斑样痣黑素瘤差，手术后的复发率也更高。

美国癌症联合委员会（AJCC）修订的黑素瘤分期系统（TNM），根据肿瘤的厚度、区域淋巴结累及和转移数目、远处转移情况对黑素瘤进行分期，这对于评估预后和选择治疗方案都有重要意义。《中国临床肿瘤学会（CSCO）黑素瘤诊疗指南 2021》对我国人群适用的用药方案和随访方式都做了推荐。恶性黑素瘤的首要治疗是扩大切除病灶（依据 Breslow 厚度确保安全边距）和区域淋巴结清扫。高级别的恶性黑素瘤还需采用如放射治疗、化疗、免疫治疗、靶向治疗等。美国 FDA 批准的免疫治疗用药包括免疫检查点抑制剂（如 PD-1 阻断剂纳武单抗和帕博利珠单抗、CTLA-4 阻断剂伊匹木单抗）、树突状细胞活化溶瘤病毒（T-VEC）、T 细性胞刺激因子（如 IFN-α2b 和 IL-2）。靶向治疗方面，如靶向 MAPK 通路的针对 BRAFV600E 的酪氨酸蛋白激酶抑制剂（达拉菲尼、威罗菲尼）、针对 MEK1/2 的抑制剂（曲美替尼、考比替尼）都已经被应用于临床并取得不错的效果，一些针对突变成分的小分子抑制物也在进行药物实验中。有趣的是，在肢端黑素瘤中虽常见的是 *KIT* 突变，但约 1/3 患者从 BRAF 或 KIT 抑制剂中获益，酪氨酸蛋白激酶抑制剂伊马替尼可增加缓解率。

按照《中国临床肿瘤学会（CSCO）黑素瘤诊疗指南 2021》的随访要求，前 2 年为 3～6 个月 1 次，第 3～5 年为 3～12 个月 1 次，第 5 年后每年 1 次，一旦出现症状恶化或复发则随时随访。本例患

者为ⅢD 期（T4bN3cM0），经过手术切除 + 淋巴结清扫后，已转肿瘤科就诊和随访。

对于肢端棕黑色斑片或无色素性溃疡，应警惕肢端恶性黑素瘤，有时应与皮肤非典型分枝杆菌感染、甲真菌病、甲下出血及甲部位鳞状细胞癌相鉴别。

（1）皮肤非典型分枝杆菌感染：表现为肢端皮肤（接种部位）溃疡。病理学表现为结核样肉芽肿或广泛坏死，有时可找到抗酸杆菌。组织培养或 PCR 鉴定基因序列可确诊。

（2）甲真菌病：指甲可呈灰黑色、白色或灰黄色增厚浑浊外观，通过真菌镜检和培养可确诊。

（3）甲下出血：指甲受压或外伤后可出血黑红色改变，并随甲生长可向远端迁移，通过皮肤镜可区别。

（4）鳞状细胞癌：发生于手指的鳞癌常与 HPV-16 有关，一般是缓慢生长的甲周或甲下疣状肿物，可破溃、出血，通过组织病理检查可确诊。

（周　英）

参考文献

1. TOD B M, SCHNEIDER J W, BOWCOCK A M, et al. The tumor genetics of acral melanoma: what should a dermatologist know? JAAD Int, 2020, 1(2): 135 – 147.
2. ABBAS O, MILLER D D, BHAWAN J. Cutaneous malignant melanoma: update on diagnostic and prognostic biomarkers. Am J Dermatopathol, 2014, 36(5): 363 – 379.
3. RABBIE R, FERGUSON P, MOLINA-AGUILAR C, et al. Melanoma subtypes: genomic profiles, prognostic molecular markers and therapeutic possibilities. J Pathol, 2019, 247(5): 539 – 551.
4. CRISCITO M C, STEIN J A. Improving the diagnosis and treatment of acral melanocytic lesions. Melanoma Manag, 2017, 4(2): 113 – 123.

5. BERNARDES S S, FERREIRA I, ELDER D E, et al. More than just acral melanoma: the controversies of defining the disease. J Pathol Clin Res, 2021, 7(6): 531-541.

6. SKUDALSKI L, WALDMAN R, KERR P E, et al. Melanoma: an update on systemic therapies. J Am Acad Dermatol, 2022, 86(3): 515-524.

笔记